Experimentelle Medizin, Pathologie und Klinik

Band 16

Herausgegeben von

R. Hegglin · F. Leuthardt · R. Schoen

H. Schwiegk · H. U. Zollinger

Das Membransyndrom der Früh- und Neugeborenen

Anatomie, Klinik, Ätiologie, Pathogenese und Therapie
des Syndroms der pulmonalen hyalinen Membranen und
verwandter Krankheitsbilder

Ulrich Keuth

Mit 10 Abbildungen

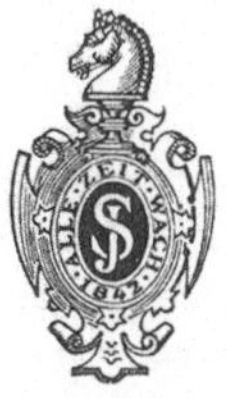

Springer-Verlag · Berlin · Heidelberg · New York · 1965

Privatdozent Dr. med. ULRICH KEUTH, Universitäts-Kinderklinik Köln
Aus der Univ.-Kinderklinik Köln (Direktor: Prof. Dr. C. BENNHOLDT-THOMSEN)

ISBN-13: 978-3-642-86070-6   e-ISBN-13: 978-3-642-86069-0
DOI: 10.1007/ 978-3-642-86069-0

Titel-Nr. 6539

Inhaltsverzeichnis

I. Einleitung

Die Säuglingssterblichkeit ist heute weitgehend eine Neugeborenensterblichkeit geworden. Diese Verschiebung ist einerseits Folge der ruhmreichen Bekämpfung der Sterblichkeit jenseits der Neugeborenenperiode, andererseits aber Zeichen dafür, daß unseren prophylaktischen und therapeutischen Bemühungen innerhalb der Neugeborenenperiode bisher vergleichsweise nur geringere Erfolge beschieden waren. Bei dem größten Teil der Neugeborenentodesfälle handelt es sich um Frühgeborene. In über 30% aller Frühgeborenensektionen, seltener auch bei reifen Neugeborenen, findet sich das anatomische Syndrom der pulmonalen hyalinen Membranen, sei es als Haupt- oder als Nebenbefund. Es hängt, wie gezeigt werden wird, eng zusammen mit dem Problem der intrauterinen und postnatalen akuten und chronischen asphyktischen Störungen. Schon von der Statistik her gesehen haben wir es also bei dem Membransyndrom und verwandten Syndromen, wie „respiratory distress syndrome", „congestive pulmonary failure", „chronischer Asphyxie" u. a., mit einem dringenden pädiatrischen Problem zu tun.

Die erste Beschreibung hyaliner Membranen in den Lungen von zwei Neugeborenen durch HOCHHEIM im Jahre 1903 hat wenig Beachtung gefunden. Erst 1925 wieder befaßten sich JOHNSON u. MEYER damit und stellten erste Tierversuche zur Klärung der Ursache an. Sie wiesen auf die obligate Kombination mit Atelektasen hin, während auf die typische Dreierkombination des anatomischen Vollbildes mit vasculärer Kongestion, Atelektasen und Membranen erst später aufmerksam gemacht wurde. Abgesehen von wenigen Arbeiten, u. a. FARBER u. WILSON (1932) sowie ROSENTHAL (1935), begann die breitere Erkennung und Erforschung des anatomischen und klinischen Membransyndroms aber erst um 1950. Seither nimmt die Literatur entsprechend der Bedeutung des Syndroms ständig rascher zu, derart, daß sie heute kaum noch in lückenloser Vollständigkeit zu verfolgen ist. Nach wie vor im Mittelpunkt des Interesses stehen die Fragen nach Ätiologie und Pathogenese sowie die prophylaktischen und therapeutischen Bemühungen.

Zusammenfassende Übersichten erschienen in den letzten Jahren u. a. von CURTIS, GAIRDNER, GREGG u. BERNSTEIN, JAMES (1959), KEUTH (1962), KLOOS (1957, 1959), KLOOS u. WULF (1962), SILVERMAN (1961 b). Eine ausführlichere Darstellung und Diskussion der bisherigen Befunde und Deutungen

— als Basis für die weitere Arbeit — liegt jedoch noch nicht vor. Sie soll
im folgenden versucht werden unter Berücksichtigung der zugänglichen
Literatur und eigener anatomischer, klinischer und tierexperimenteller Untersuchungen.

II. Pathologische Anatomie

Da das Syndrom der pulmonalen hyalinen Membranen von der pathologischen Anatomie entdeckt und aus dem Sammeltopf der „Lebensschwäche"
herausgenommen worden ist, sollen die anatomischen Befunde an erster
Stelle, wenn auch bewußt relativ kurz im Vergleich zu den anschließenden
Kapiteln, besprochen werden.

1. Makroskopische Befunde

Makroskopisch sind die Lungen der „Membrankinder" nicht kollabiert
wie bei normaler fetaler oder asphyktischer Atelektase, sondern sie zeigen
die Größe von gut entfalteten Lungen. Ihre Farbe ist nicht gelblich-rosa
wie die lufthaltiger Lungen, nicht hellviolett wie bei fetaler Atelektase oder
bei Unreife, sondern dunkelrot. Die Konsistenz ist auffallend derb, der
Luftgehalt vermindert. Die Schwimmprobe ist in allen oder fast allen Abschnitten negativ, obwohl die Kinder meist mehrere Stunden bis Tage gelebt haben. Größe, Derbheit und Farbe lassen an gestaute Leber oder Milz
denken und führten zu dem Terminus technicus „Splenisation" (Abb. 1).
Die Splenisation, die in der Mehrzahl der Fälle praktisch die ganze
Lunge betrifft, ist durch Atelektasen und insbesondere Hyperämie (Kongestion) bedingt, die Anwesenheit von hyalinen Membranen im engeren
Sinne ist nicht nötig. Es gibt typisch splenisierte Lungen, die keine Membranen enthalten. Sie laufen unter der Bezeichnung „congestive pulmonary
failure" und gehören, wie noch gezeigt werden wird (s. S. 85 f.), im Prinzip
ebenfalls zum „Membran"-Syndrom. Derbheit und Fehlen des Kollapses
sind auch die makroskopischen Zeichen der stark unreifen Lunge der kleinsten Frühgeborenen. Soweit hier die schwarz-rote Verfärbung fehlt, kann
nicht von „Splenisation" gesprochen werden. Es ist dabei aber die relative
Gefäßarmut der besonders unreifen Lunge zu berücksichtigen. Auf Grund
histologischer Befunde und unter Berücksichtigung dieser Besonderheit muß
doch ein Teil dieser Lungen dem Membransyndrom zugeordnet werden.
Umgekehrt können gelegentlich auch teilweise oder gut entfaltete, weiche,
nicht verfärbte Lungen einzelne Membranen enthalten. Dieser diagnostisch
unwichtige Zufallsbefund ist aber selten. Häufiger schon finden sich an einer
mehr oder minder typisch splenisierten Lunge vereinzelte emphysematische
Abschnitte oder aber, vor allem bei stark unreifen Lungen, ein diffuses

granuläres Emphysem, das an der Pleuraoberfläche noch besser zu fühlen als zu sehen ist.

Ausgedehntere gröbere alveoläre und interstitielle Emphyseme sind ungewöhnlich, am ehesten noch sind sie nach forcierten Beatmungsversuchen zu finden (GREGG u. BERNSTEIN). Bei der seltenen Kombination von Membran-

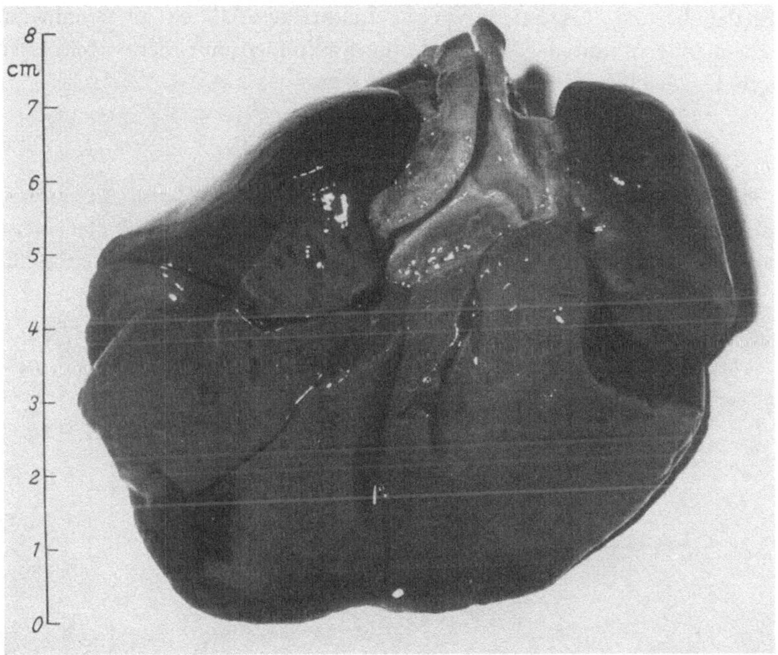

Abb. 1. Typische Splenisation bei Membransyndrom. Frühgeborenes von 2300 g. Dorsalansicht der Lunge

lunge und Pneumomediastinum bzw. Pneumothorax fällt bereits die Deutung als Ursache bzw. Komplikation schwer (siehe FITCH u. RUBENSTONE, SMITH 1964 b). Echte, z. T. sogar obligate, makroskopische Begleit- bzw. Parallelbefunde dagegen sind Herzdilatation, Lebervergrößerung, Perikard-, Pleura- und Peritonealergüsse, subcutane, meningeale oder cerebrale Ödeme, Liquorvermehrung, asphyktische Blutungen. Nach POTTER (1957) beträgt die Liquormenge beim normalen Neugeborenen nur wenige ml, beim Frühgeborenen 10—15 ml, beim Membransyndrom jedoch 40—60 ml. Finden sich dann bei der Sektion neben der Membranlunge zusätzlich (meist asphyktische) intrakranielle Blutungen (nach KLOOS u. WULF 1962 liegt diese Kombination in 32% der Membranfälle vor), so ist man zu leicht geneigt, die klinisch aufgetretene Fontanellenspannung mit diesen und nicht mit Liquorvermehrung und damit Membransyndrom in Verbindung zu bringen. Dieser Vorbehalt gilt natürlich nicht für die sehr seltenen Fälle einer Kombination von massiver, klinisch bedeutsamer, vor allem subduraler, evtl. auch intraventrikulärer Blutung mit Membransyndrom. In diesen Fällen mag der Blutung u. U. sogar eine ätiologische Teilrolle zuzusprechen sein (s. S. 80). MÜLLER (1959) berichtet über den Hirnbefund von 21 Membrankindern: 9mal Parenchym- und Ventrikelblutungen, 4mal ausgedehnte subarachnoidale Blutungen, 12mal Hirnödem, 3mal Erweichungen, nur 3mal normaler Befund. OSBORN u. FLETT beschrieben Ulcera an Stimm- und Taschenbändern, unter 32 Neugeborenensektionen mit derartigen Ulcera waren 13 Membranfälle.

2. Mikroskopische Befunde

Mikroskopisch (Abb. 2) fallen im allgemeinen zunächst die massiven Atelektasen ins Auge. Die Wände vieler Alveolargänge und der meisten Alveolen sind kollabiert, das Lungengewebe scheint parenchymatös-solide

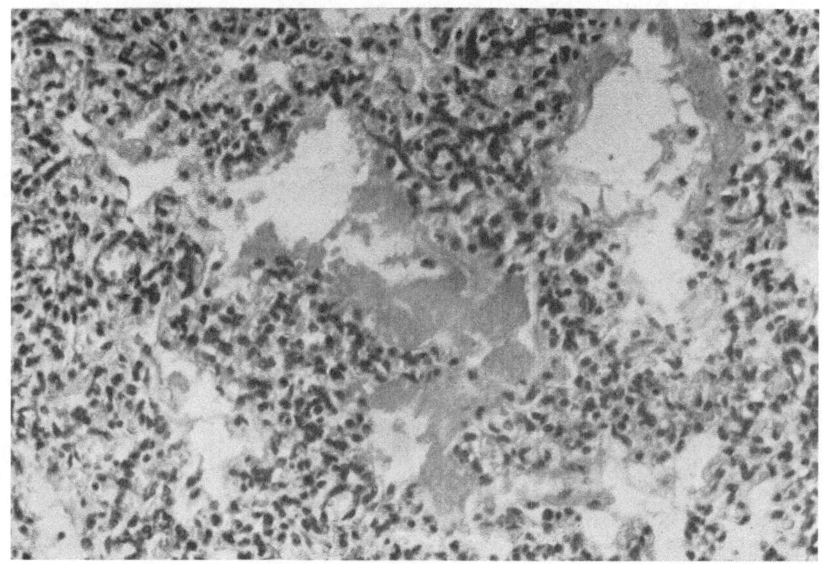

Abb. 2. Mikroskopischer Vollbefund einer Membranlunge. Frühgeborenes von 2300 g (dasselbe Kind wie in Abb. 1). H.E.-Färbung, Vergrößerung 1 : 280

zwischen den wenigen offen gebliebenen Alveolen und Alveolargängen und den Bronchiolen. Die Bronchiolen und ein Teil der Alveolargänge sind gering bis (KLOOS u. WULF 1957) stark gebläht. Die Ausdehnung dieses atelektatischen Bildes ist sehr verschieden, von leichten herdförmigen Befunden bis hin zum totalen Befall der ganzen Lunge.

Ferner findet sich in den betroffenen Abschnitten eine meist intensive Blutfülle der Gefäße, gewöhnlich als capilläre Hyperämie oder Kongestion beschrieben. Bei geeigneter Färbung beherrscht sie oft weitgehend das Bild. Ebenso wie die Atelektasen ist die Kongestion als obligat und, wie später gezeigt werden wird (s. S. 85 f.), pathogenetisch vorrangig zu betrachten. In besonders unreifen Membranlungen scheint sie bei oberflächlicher Betrachtung zu fehlen. Dies ist Folge der allgemeinen Capillararmut der unreifen Lunge. Bei Vergleich mit einer gleich unreifen Nicht-Membranlunge zeigt sich, daß auch bei der stark unreifen Membranlunge eine relative Blutfülle vorliegt.

Wie gesagt gibt es Fälle, bei denen sich der mikroskopische Befund auf die obligatorischen Veränderungen, Atelektasen und Kongestion, beschränkt (congestive pulmonary failure). Meist jedoch sind über Atelektase und Kongestion hinaus auch mehr oder minder intensive Spuren einer erhöhten Gefäßpermeabilität und Transsudation vorhanden. So vor allem die auffälligen und daher namengebenden Membranen, ferner Ödeme und Hämorrhagien.

Die Membranen finden sich anfangs z. T. unter der letzten Grenzmembran (KLOOS u. WULF 1957) oder unter den Deckepithelien (KEUTH 1962) von Alveolen oder Alveolargängen oder Bronchiolen. Erst nach Aufreißen und Zugrundegehen dieser Bedeckung sehen wir den als üblich beschriebenen Befund. Die Membranen liegen dann frei an den jetzt z. T. epithellosen Wänden und im Lumen von Alveolen und Alveolargängen sowie an den Wänden von Bronchiolen. BARTER u. MADDISON sind der Meinung, daß die Membranen nur an den Bronchiolenwänden auftreten, doch wird diese Ansicht von den anderen Untersuchern nicht geteilt. Vielmehr fiel den meisten eine gewisse Bevorzugung der Alveolargänge auf. Membranen können vereinzelt oder dicht, in einzelnen oder allen Lungenabschnitten vorkommen, jedoch ist fast immer die Lungenperipherie deutlich und meßbar bevorzugt (GOEBEL et al., KEUTH 1962, KOBURG et al.). Kongestion und Atelektasen sind regelmäßig im gleichen Blickfeld vorhanden. Gelegentlich jedoch fehlt die Atelektase teilweise, bevorzugt andere Abschnitte, wird stellenweise vertreten durch emphysematische Bezirke, die dann aber höchstens leichten Membranbefall zeigen. Die Membranen liegen als dünneres oder dickeres, durchgehend tapetenförmiges Band oder in Schollen unterbrochen der Innenwand an. Häufig auch haben sie sich von der Wand teilweise oder ganz abgelöst. Massive Membranpfröpfe können das ganze Lumen ausfüllen. Dickere und dichtere, kurze, klumpenartige Membranen sitzen vor allem über vorspringenden Capillarschlingen (KLOOS u. WULF 1957). Die Membranen sind eosinophil, gelegentlich jedoch (BARTER u. MADDISON) findet sich auch Basophilie. Meist sind sie dicht und homogenhyalin. Aber auch körnige, krümelige oder fädige Strukturen sowie Übergänge zum alveolären Ödem sind zu sehen. Epithelien, Kern- und Zelltrümmer sind fast regelmäßig eingeschlossen oder liegen auf den Membranen oder in der Nähe.

GITLIN u. CRAIG sowie GAJL-PECZALSKA demonstrierten mit fluorescierenden Antikörpern, daß ein Hauptbestandteil der Membranen Fibrin ist. Der negativ verlaufende Fibrin-Färbeversuch spricht nach Auffassung von KLOOS u. WULF (1957) nicht dagegen. Auch nach DURAN-JORDAN et al. sowie LELONG u. LAUMONIER (1953 a) handelt es sich überwiegend um Blutplasmabestandteile. Nach den histochemischen Untersuchungen von KLOOS u. WULF (1957) liegen saure und neutrale Mucopolysaccharide, Muco- und Glykoproteide vor, das Grundgerüst wurde elektronenmikroskopisch (ebenso VAN BREEMEN et al., siehe aber auch COSSEL) als Fibrin bestätigt. Zusätzlich fanden sie fakultativ Fette, Desoxyribonucleoproteide (ähnlich BUCKINGHAM u. SOMMERS) und atmungsaktive Fermente, also Substanzen, die auf untergehende Alveolarepithelien zurückgeführt werden können. CAMPICHE et al. (1961) sahen elektronenmikroskopisch das Endothel der Lungencapillaren generalisiert verdickt, das Alveolarepithel dagegen beschädigt oder zerstört, zumindest dort, wo ein enger Kontakt zu Membranen bestand (s. o.). Auch das Bronchialepithel kann beschädigt gefunden werden (TREGILLUS). GRONIOWSKI u. BICZYSKOWA betonen neben der Verdickung der Basalmembran eine Pinocytose der Capillarendothelien.

Die alveolären Ödeme finden sich in denselben Abschnitten wie die Membranen, meist eher spärlich, oft ganz fehlend. SINAPIUS vermißte sie in über einem Drittel der Fälle, WEBER (1956) dagegen hält sie für obligatorisch. Zelltrümmer sind seltener als in den Membranen eingeschlossen, bei membranfreien Ödemalveolen fällt die Zerstörung von Alveolarepithel kaum ins Auge im Gegensatz zu membranhaltigen Abschnitten. Auch Alveolarsepten (GAJL-PECZALSKA) und andere Lungendetails (KEUTH 1962) können ödematös durchsetzt sein.

Hämorrhagien sind häufiger als Ödeme. Auch sie sitzen in denselben Abschnitten wie die Membranen, darüber hinaus aber gelegentlich auch in membran- und ödemfreien Bezirken, dies besonders bei starken Hämorrhagien. Meist handelt es sich um kleinere oder mittelstarke Erythrocytenaustritte ins Interstitium sowie in Alveolen und Alveolargänge. KLOOS u. WULF (1962) fanden sie in 56% ihrer Membranlungen, darüber hinaus starken Befall bis hin zur hämorrhagischen Pneumonie dagegen nur in weiteren 12%. ZIEGLER (1957) allerdings spricht bei 14 seiner 35 Membranlungen die pulmonale Hämorrhagie als letzte Todesursache an. OBES-POLLERI et al. stellen die Lungenblutung sogar ganz in den Vordergrund ihrer Neu- und Frühgeborenenpathologie. Diese Auffassung wird jedoch von kaum einem anderen Autor geteilt. In massiver Ausprägung als führend gewordenen Faktor sahen wir die Hämorrhagie (mit oder ohne Membranen) nur in etwa 1—2% unserer Früh- und Neugeborenensektionen. SMITH (1964 b) fand einen Fall unter 56 Membranlungen.

Als zusätzliche, aber unwesentliche mikroskopische Befunde in Alveolen, Alveolargängen und Bronchiolen sind noch Fruchtwasserbestandteile zu erwähnen, insbesondere Vernixreste mit entsprechend fettpositiver Reaktion. Wesentlich und zugehörig dagegen ist das Auftreten von Leukocyten im Interstitium und in den Lichtungen membran- oder hämorrhagiebefallener Abschnitte, und zwar (KEUTH 1962, POTTER 1957, WEBER 1957) jenseits des Alters bzw. der Krankheitsdauer von 36—48 Std. Wie im Abschnitt über die Rückbildung der Lungenveränderungen bei Überleben des Membransyndroms (s. S. 59 f.) gezeigt werden wird, darf diese Reaktion nicht verwechselt werden mit einer superponierten infektiösen Pneumonie. Aber auch sie kommt vor (HUTCHISON et al., s. S. 56). Wird die Unterscheidung nicht getroffen, so ergeben sich erstaunliche Zahlen für die Häufigkeit der Kombination von anatomischem Membransyndrom und „Pneumonie", z. B. 14⁰/₀ der bei Tod unter einem Tag alten Membrankinder, 46⁰/₀ der bei Tod 1 Tag alten Membrankinder, 87⁰/₀ der bei Tod 5 Tage alten Membrankinder (AHVENAINEN 1959, s. S. 56). Die echte infektiöse Pneumonie zählt ebenso wie pulmonale Mißbildungen u. ä. zu den konkurrierenden Lungenveränderungen, die KLOOS u. WULF (1962) in 22⁰/₀ ihrer Membranlungen fanden. Hinsichtlich evtl. trotzdem bestehender kausaler Verknüpfungen ist hiermit noch nichts vorweggenommen.

Extrapulmonale mikroskopische Befunde sind häufig und zahlreich, aber weniger ins Auge fallend. Erwähnenswert ist die Albuminocholie, d. h. eiweißreiche Transsudate in den Gallencapillaren (MÜLLER 1959, VEITH, WADE-EVANS 1961 a, ZIEGLER 1957, siehe auch BENITEZ). Das schon genannte Hirnödem erweist sich mikroskopisch als teils diffus, teils herdförmig (MÜLLER 1959, VEITH). SCHNECK u. NEUBUERGER berichten darüber hinaus über Schwund von Purkinje-Zellen im Kleinhirn, über Gliahypertrophie und schichtförmige Erbleichungen der Großhirnrinde. Die Myokardveränderungen sind denen des Asphyxieherzens wesensgleich. Über die makroskopisch sichtbaren Blutungen hinaus finden sich in zahlreichen Organen mikroskopische Asphyxie-Hämorrhagien. BLACK u. BALDI schließlich sahen in 70⁰/₀ ihrer anatomischen Membranfälle perivasculäre Ansammlungen von eosinophilen Leukocyten in den Thymussepten gegenüber 10⁰/₀ bei einer Kontrollgruppe. Ähnlich fanden sie eine Vermehrung der Eosinophilen in den Lymphknoten. Ob ein statistischer oder pathogenetischer Zusammenhang besteht zu den gelegentlich zu beobachtenden eosinophilen Leukocyteninfiltraten in der Nachbarschaft der Inseln im Pankreas von Kindern diabetischer Mütter (GIBB, KLOOS 1952, WARREN u. LE COMPTE), ist unbekannt.

3. Vorkommen und Häufigkeit des pathologisch-anatomischen Befundes

Bei dem weitaus größten Teil der anatomischen Membranfälle handelt es sich um Frühgeborene. In 25—55⁰/₀ aller Frühgeborenensektionen wird eine gering bis maximal ausgeprägte Membranlunge gefunden (BRAUN u. MANN, CLAIREAUX 1953, CROSSE 1957 b, GAVALLER 1957, KEUTH 1962,

KLOOS 1959, KLOOS u. WULF 1962, KONRATH, LATHAM et al., McKAY u.
SMITH, MILLER u. JENNISON, MÜLLER 1959, POTTER 1957, REUTTER, SHUL-
MAN-SATIN, SILVERMAN 1961 b, SIVANESAN, SMITH 1958 b, SWYER, VOGEL,
ZIEGLER 1957 u. a.). Die Angaben schwanken, da die örtliche Höhe der
Frühgeborensterblichkeit, die Spätsterblichkeit, die nicht immer vollzogene
Trennung von Früh- und Neugeborenen und schließlich Intensität der Un-
tersuchungen sowie Definitionsfragen das Ergebnis beeinflussen müssen. Unter
unseren verstorbenen Frühgeborenen war der Anteil der histologisch ge-
sicherten Membranlungen zuletzt 33,8% (KEUTH 1962).

Allgemein wird angegeben, daß innerhalb der Frühgeborenen die Gewichtsklasse zwischen 1000 und 2000 g bzw. 1500 und 2000 g am stärksten
betroffen ist. Dies gilt nur bei Bezug auf die Todesfälle jeder Gewichtsgruppe. Bei dem sinnvolleren Bezug auf die Lebendgeborenen jeder Gruppe
dagegen scheint sich eine durchgehende Korrelation zwischen Häufigkeit
und Unreife herauszustellen, die Gewichtsgruppen unter 1000 und von

Tabelle 1. *Häufigkeit des pathologisch-anatomischen Membransyndroms bei den
einzelnen Frühgeborenen-Gewichtsklassen, bezogen auf Lebendgeborene je Gewichtsklasse. Daten nach* SILVERMAN *(1961 b). Vergleiche mit der Verteilung des
klinischen Membransyndroms in Tab. 12, S. 46*

Geburtsgewicht	Lebendgeborene	pathologisch-anatom. Membransyndrom
—1000 g	116	19 = 16,4%
1001—1500 g	216	35 = 16,2%
1501—2000 g	360	32 = 8,9%
2001—2500 g	keine Angabe, da unvollständiges Kollektiv	

1000 bis 1500 g sind bevorzugt befallen (AVERY u. DROLETTE, CROSSE 1957 b,
SILVERMAN 1961 b, SIVANESAN), siehe Tab. 1 und vergleiche auch mit der
klinischen Verteilung in Tab. 12 (S. 46). MILLER (1962 b) sah dabei aber
eine gewisse Diskordanz der Stärke der mikroskopischen Komponenten in
den einzelnen Gewichtsgruppen. Unter 1250 g fielen vor allem die Atelektasen ins Auge, erst oberhalb 1250 g drängten sich die Membranen selbst
mehr auf. Eine Regel, die wir bestätigen können, die aber selbstverständlich auch zahlreiche Ausnahmen hat. Hämorrhagien fanden sich bevorzugt
zwischen 1500 und 2500 g. Erstgeborene Zwillingsfrühgeborene sind etwas
seltener betroffen als Einlinge, zweitgeborene Zwillingsfrühgeborene dagegen deutlich häufiger (CROSSE 1957 b im Gegensatz zu ROKOS, SILVERMAN
1961 b), siehe Tab. 2 und vergleiche auch mit der klinischen Verteilung in
Tab. 4 (S. 13). Diese Aussage ist statistisch zu verstehen, selbstverständlich
gibt es infolge konkurrierender Faktoren Ausnahmen, so die von RAUTEN-
BACH publizierte Drillingsgeburt (im Gegensatz zu den Drillingsgeburten
von GAIRDNER). Das Geschlechtsverhältnis männlich : weiblich ist 1,3 : 1 bis
2,6 : 1 (AREY u. DENT, CANTOR et al., CROSSE 1957 b, KLOOS u. WULF 1956,

MILLER 1963, MÜLLER 1959, SCHUBEL, TROELSTRA et al., USHER 1961 d,
VOGEL u. a.).

Tabelle 2. *Häufigkeit des pathologisch-anatomischen Membransyndroms (einschließlich leichter Fälle, sog. „eosinophiles Material") bei Zwillingen gegenüber Ein-
lingen, bezogen auf Lebendgeborene (bzw. -aufgenommene) je Gruppe. Daten
nach* CROSSE *(1957 b). Vergleiche mit der Verteilung des klinischen Membransyndroms in Tab. 4, S. 13*

	lebend aufgenommen	pathologisch-anatomisches Membransyndrom
Einlings-Frühgeborene	722	117 = 16,2⁰/o
Zwillings-Frühgeborene I	95	14 = 14,7⁰/o
Zwillings-Frühgeborene II	106	24 = 22,6⁰/o

Reife Neugeborene werden wesentlich seltener betroffen. Nach LATHAM
et al. sowie POTTER (1957) ist der histologische Befund bei etwa 4⁰/o aller
lebendgeborenen Frühgeborenen, aber nur bei 0,1⁰/o aller lebendgeborenen
Neugeborenen zu erheben. Nach BRAUN u. MANN, KLOOS u. WULF (1962),
KONRATH sowie VOGEL findet sich in etwa 20⁰/o der sezierten reifen Neu
geborenen eine Membranlunge. ROGERS u. GRUENWALD hatten unter 56
histologischen Membranfällen nur 5 Neugeborene (VOGEL 39 von 260).
Dabei handelt es sich, wie meist anerkannt (Widerspruch siehe VOGEL), zu
einem nennenswerten Teil um Kaiserschnittkinder (sog. Kaiserschnitt-Syn-
drom), ihre Chance auf das anatomische Membransyndrom ist dreimal
(CANTOR et al.) bis achtmal (LATHAM et al.) höher als die Durchschnittserwartung. Die negative Rolle des Kaiserschnitts an sich wird jedoch z. T.
bezweifelt (SMITH 1960 b), worauf wir noch zu sprechen kommen (s. S. 75 f.).
Ein weiteres Kontingent stellen die Kinder diabetischer oder „prädiabetischer" Mütter (DRISCOLL et al., FARQUHAR, FISCHER, GELLIS u. HSIA, LEHN-
DORFF, MILLER 1956, ÖSTERLUND u. RANTAKALLIO, RAMON GUERRA et al.,
REARDON et al. 1957, SILVERMAN 1961 b, WINTER u. GELLIS u. a.). Ihre Erwartung ist achtzehnmal größer als die Durchschnittserwartung (LATHAM
et al.). In über der Hälfte der Todesfälle von Kindern diabetischer Mütter
findet sich eine Membranlunge (DRISCOLL et al., GELLIS u. HSIA).
Neben Sectio und mütterlichem Diabetes lassen sich als dritte provozie-
rende Faktorengruppe andere schwere Geburtskomplikationen herausschälen,
wie (siehe auch Tab. 5, S. 14) vorzeitige Lösung, Placenta praevia, andere
schwere Blutung, Nabelschnurkomplikationen, Lageanomalie, verzögerte
Geburt, Zwilling II u. a., also alles Faktoren, die bekanntermaßen zur
latenten oder manifesten intrauterinen Asphyxierung führen (AVERY u.
DROLETTE, COHEN et al., CROSSE 1957 b, GAIRDNER, KEUTH 1962, LATHAM
et al., MILLER 1962 b, MÜLLER 1959, ROGERS u. GRUENWALD, SHUMAN-
SATIN, USHER 1961 d u. a.). Nach COHEN et al. ist die Häufigkeit des anatomischen Membransyndroms nach mütterlicher Blutung, gleichgültig, ob
Vaginal- oder Schnittgeburt, 13- bis 16mal höher als die Durchschnitts-

erwartung. 29⁰/₀ (GAIRDNER) bzw. 30⁰/₀ (COHEN et al.) der tödlichen Membranfälle ging eine schwere mütterliche Blutung voraus. Mütterliche Toxikose dagegen soll nach CROSSE (1957 b) die Membranhäufigkeit nicht erhöhen. Hierbei ist jedoch zu bedenken, daß infolge der bei Toxikose nicht seltenen Untergewichtigkeit (pränatale Dystrophie) der Kinder Fehler durch die übliche Einordnung nach Gewichtsgruppen statt Reifegruppen entstehen können.

Die drei Faktorengruppen Sectio, mütterlicher Diabetes bzw. Prädiabetes und asphyxierende hämorrhagische bzw. mechanische Komplikationen gelten hinsichtlich ihrer das Membransyndrom provozierenden Wirkung selbstverständlich nicht nur für reife Neugeborene, sondern noch mehr für Frühgeborene.

Bei jüngeren Säuglingen können ausnahmsweise geringfügige Membranen, meist ohne die übrigen typischen histologischen Komponenten, als Überreste nach in der Neugeborenenperiode überstandener latenter oder manifester Membrankrankheit gefunden werden (s. S. 58 f.). Bei älteren Säuglingen, Kindern und Erwachsenen sind hin und wieder hyaline Membranen beschrieben worden, meist ohne die übrigen voll ausgeprägten Komponenten und meist als geringfügiger Nebenbefund, so daß die Identität dieser Veränderungen mit dem eigentlichen histologischen Syndrom der hyalinen Membranen zumindest für einen Teil der Fälle bezweifelt wird (POTTER 1957). Berichtet wurde über entsprechende Befunde bei Aspiration, Poliomyelitis, Varicellen-, Grippe- oder rheumatischer Pneumonie, Endokarditis, Sulfonamidüberempfindlichkeit, Lungenmetastasen, Urämie, Phosgenvergiftung u. a. (s. CAPERS, CURTIS, KLOOS 1959, POTTER 1957). CAPERS publizierte eine größere Serie von 37 Fällen aus 1260 Sektionen. Wir sahen einen Fall geringfügiger vereinzelter Membranen ohne sonstige typische Veränderungen nach poliomyelitischer Atemlähmung.

4. Stärke, zeitliche Korrelation und Wertigkeit des pathologisch-anatomischen Befundes

Der Befund einer Membranlunge mit vollständiger Trias setzt in der Regel voraus, daß das Kind einige Stunden bis Tage gelebt hat. Bei Totgeborenen werden nur ganz ausnahmsweise und in geringer bzw. noch nicht ganz typischer Ausprägung Membranen gefunden (AHVENAINEN 1951, BRUNS u. SHIELDS 1951, ESSBACH, KLOOS 1959, KONRATH, MILLER u. JENNISON, WEBER 1957 u. a.). Tierversuche (KEUTH 1962) und klinische Beobachtungen lassen aber vermuten, daß im Gegensatz hierzu das congestive pulmonary failure bei Totgeborenen nicht ganz so selten sein dürfte. Die frühesten mit der vollständigen Trias behafteten Fälle von POTTER (1957) sowie BRAUN u. MANN waren 1 Std alt. Zweifellos gibt es aber auch jüngere mit nahtlosem Anschluß an die Totgeborenen, wir selbst sahen einige derartige Kinder. Jenseits der ersten Stunden werden die voll ausgeprägten Membranlungen immer häufiger. Die Erklärung liegt darin, daß es sich bei der Bildung der Membranlunge um einen Prozeß handelt. Hierbei ist der Zeitfaktor für Kongestion und Atelektasen kleiner als der für die übrigen histologischen Komponenten einschließlich der Membranen (s. S. 85 f., 92).

Handelt es sich bei der Membrankrankheit um einen Prozeß, so läßt sich folgerichtig nicht nur eine positive Relation der Krankheits- bzw. Lebensdauer zur Häufigkeit, sondern auch zur Stärke des Lungenbefundes annehmen, wie sie z. B. RAUTENBACH am Einzelfall einer Drillingsgeburt und SNYDER (1959 a) bei seinen Kaiserschnittkindern sahen. Tatsächlich ist dies unter günstigen Vergleichsbedingungen zu beobachten, aber überwiegend nur in den ersten 12 bis etwa 24 Std. Im allgemeinen jedoch kann man lediglich sagen, daß sich die stärksten Befunde in der Regel jenseits der ersten 1—3 Std und innerhalb der ersten 48 Std erheben lassen. Bei später gestorbenen Kindern dagegen sind die Lungenveränderungen in zunehmender Häufigkeit wieder leichter. CROSSE (1957 b) z. B. fand das Durchschnitts-Sterbealter der Kinder mit massivem Membranbefall deutlich unter dem der Kinder mit nur leichteren Lungenveränderungen („eosinophiles Material"). Dies hat zwei Ursachen. Erstens sind Geschwindigkeit und Stärke des lungenverändernden Prozesses stark variabel und abhängig von Stärke und Kombinationsverhältnis der verschiedenen ätiologischen und pathogenetischen Faktoren exogener, endogener, extrapulmonaler und pulmonaler Art. Und zweitens tritt die Krisis der Membrankrankheit selbst im allgemeinen innerhalb der ersten 48—72 Std ein, anschließend werden die Veränderungen rückläufig (s. S. 57 ff.). Spätere Todesfälle sind in der Regel auf eine andere Todesursache oder eine Komplikation allein oder zusätzlich zurückzuführen und damit im Prinzip unabhängig von der Stärke der Membranlunge.

Bei quantitativer Auswertung von 117 mit 6 Std bis 7 Tagen verstorbenen Membranfällen fand ROBERTSON die Dicke der Membranen mit dem postnatalen Alter zunehmend und ein Maximum am 3.—4. Tag erreichend, danach nahmen die gemessenen Werte durchschnittlich wieder ab. Das intra-alveoläre Ödem war nur bei den innerhalb der ersten 24 Std verstorbenen Fällen etwas stärker ausgeprägt, anschließend Abnahme und keine wesentlichen Unterschiede mehr. Die intra-alveoläre Hämorrhagie war am 1. und 2. Tag durchschnittlich geringer, die stärksten Ausprägungen fanden sich meist am 3. und 4. Tag.

Jenseits der ersten Lebenswoche sind Voll- oder Restbefunde nur sehr selten und ohne direkten Zusammenhang mit der Todesursache zu erheben. SILVERMAN (1961 b) sah Membranen bis zum Alter von 8 Tagen. ZIEGLER (1959) beobachtete bei 9 Tage alten Kindern noch starken Membranbefall, bei einem 26 Tage alten Kind noch geringe Reste. Wir fanden bei einem 8 Tage alten Frühgeborenen, das die Membrankrankheit klinisch eindeutig überstanden hatte und an Coli-Dyspepsie gestorben war, einen massiven

Vollbefund (KEUTH 1959). Bei einem anderen Frühgeborenen von 860 g Geburtsgewicht waren mit 32 Tagen noch geringe Reste von hyalinen Membranen ohne die sonstigen typischen Veränderungen nachweisbar (KEUTH 1962). Die Seltenheit dieser Spätbefunde ist einmal dadurch bedingt, daß die Säuglingssterblichkeit jenseits der ersten Lebenswoche und damit die Gelegenheit, solche Spätbefunde überhaupt zu Gesicht zu bekommen, sehr gering geworden ist. Zum anderen erfolgt die Rückbildung der meisten Komponenten des Lungenbefundes ziemlich rasch, gleichgültig, ob sie in der Neugeborenenzeit klinisch eine Rolle gespielt haben oder nicht (s. S. 57 ff.)

Auf Grund dieser zeitlichen Zusammenhänge und unter gleichzeitiger quantitativer Abschätzung des makroskopischen und mikroskopischen Befundes lassen sich in einem Teil der Fälle und in grober Weise bereits Aussagen über die Wertigkeit des anatomischen Befundes für Krankheitsverlauf und Todesursache machen. WEBER (1957) sprach von 56 Membranlungen 36 als massiv und 20 als gering (d. h. im Sinne eines Nebenbefundes) an. GAVALLER (1957) deutete in 65⁰/₀ seiner sezierten Fälle das Membransyndrom als Todesursache, in 35⁰/₀ als Nebenbefund. SIVANESAN erklärte in 47⁰/₀ seiner Früh- und Neugeborenensektionen die Membranlunge zur einzigen Todesursache, MILLER u. JENNISON geben einen noch höheren Prozentsatz an. Es wird jedoch gezeigt werden (s. S. 95 f., 103 ff.), daß die Zusammenhänge meist etwas verwickelter sind, insbesondere bei Beachtung ätiologischer, pathogenetischer und funktioneller Gesichtspunkte. Anamnese, Klinik, Verlauf, zeitliche Faktoren, quantitativer und qualitativer Lungenbefund ebenso wie Befunde außerhalb des Syndroms müssen sorgfältig zusammengetragen und gegeneinander abgewogen werden, ehe eine fundierte Aussage über die Wertigkeit des anatomischen ebenso wie des klinischen Membransyndroms im Individualfall gemacht werden kann.

III. Klinik

Dem anatomischen Membransyndrom, vorausgesetzt, daß es sich nicht um einen Bagatellbefund handelt, aber gleichgültig, ob die volle Trias oder nur das congestive pulmonary failure vorliegt, geht ein klinisches Bild voraus, das in mehreren Varianten vorkommt und das man klinisches Membransyndrom nennen kann. Wie im Abschnitt über die Diagnosestellung dargelegt werden wird, besteht nur Überschneidung, aber nicht Identität mit bzw. Einordnung unter dem wesentlich weiter gefaßten Begriff des idiopathic respiratory distress syndrome (RDS).

1. Geburtsanamnese und Krankheitsbeginn

Im vorigen Abschnitt (s. S. 7 ff.) wurde berichtet, daß das anatomische Membransyndrom sich hauptsächlich bei Frühgeborenen findet, ferner bei Neugeborenen dann, wenn eine besondere Belastung vorliegt, wie Kaiserschnitt, mütterlicher Diabetes bzw. Prädiabetes oder mechanische bzw. hämorrhagische, asphyxierende Geburtskomplikationen. Dasselbe gilt naturgemäß für das klinische Membransyndrom sowie auch für das weiter gefaßte RDS. Zahlenmäßige Angaben über die Korrelation der beiden Syndrome mit dem Unreifegrad geben die Tab. 10 und 12 auf Seite 45, 46. Die Korrelation des RDS zum Kaiserschnitt zeigt Tab. 3 nach Daten von MIL-

Tabelle 3. *Korrelation zwischen Kaiserschnittsgeburt und RDS, ausgewertet aus 716 Frühgeborenen, nach* MILLER *(1962 a)*

	Vaginalgeburt (500 Kinder)	Sectio (216 Kinder)
Kein RDS	456 = 91,2%	170 = 78,7%
Leichtes RDS	41 = 8,2%	34 = 15,7%
Schweres RDS	3 = 0,6%	12 = 5,6%

Tabelle 4. *Korrelation zwischen Zwillings-Zweitgeburt, Asphyxiefolgen und klinischem Membransyndrom, lückenlose Reihe von 78 Paaren von Zwillings-Frühgeborenen, Universitäts-Kinderklinik Köln. Vergleiche mit Tabelle 2, S. 9*

	Zwilling I	Zwilling II
Beeinträchtigung oder Atemstörung erheblich stärker als beim Partner	8	42
Nur einer der Partner gestorben	3	9
11mal starben beide Partner, die durchschnittliche Lebenszeit war	16,5 Std	5,6 Std
Klinisches Membransyndrom	6	22

LER (1962 a), die des klinischen Membransyndroms zum asphyxierenden (siehe KEUTH et al. 1964) Faktor Zwillingsgeburt II Tab. 4 nach eigenen Beobachtungen (ähnlich CORNELISSEN et al. an einer kleineren Zahl von Zwillingen). Aus Tab. 3 ist zu entnehmen, daß für Kaiserschnittskinder die Chance auf ein RDS etwa dreimal, auf ein schweres RDS etwa zehnmal höher ist als die Chance für Vaginalgeborene. USHER et al. fanden mit 7 : 1 ähnliche Werte.

Angesichts der Häufung von Unreife sowie insbesondere intrauterinen bzw. Geburtsbelastungen ist zu erwarten, daß der größere Teil der Kinder mit späterem Membransyndrom bereits bei Geburt irgendwelche pathologischen Symptome zeigt. Dies ist tatsächlich der Fall. So fanden JAMES u. BURNARD unter 94 nach dem System von APGAR beurteilten Frühgeborenen mit später auch histologisch gesichertem Membransyndrom 70, die bei Geburt die schlechte Gesamtnote 0—6 hatten, 19, die das nicht ganz einwandfreie Ergebnis von 7—8 Punkten hatten, und nur 5, welche die einwandfreien Werte von 9—10 erreichten. AHVENAINEN (1962) allerdings fand mit 13 zu 6 zu 7 Kindern diese enge Korrelation nicht. Besonders häufig findet sich als Folge der genannten Geburtsbedingungen die Neugeborenenasphyxie. Wir faßten sie mit vorzeitiger Lösung, Placenta praevia, Toxikose (nur schwerste Fälle gewertet), Lageanomalie, Nabelschnurvorfall, stark verzögerter Geburt, Geburt als zweiter Zwilling sowie Kaiserschnitt zusammen unter dem Begriff perinatale Komplikationen bzw. Vorschäden und fanden 76,4% unserer Frühgeborenen mit klinischem Membransyndrom damit belastet (Tab. 5). Die Bedeutung einer mütterlichen Toxikose allein für ein kindliches Membransyndrom ist allerdings umstritten (s. S. 10, 82).

Tabelle 5. *Korrelation von perinatalen Komplikationen (s. Text) und klinischem Membransyndrom bei einer lückenlosen Reihe von 589 Frühgeborenen, Universitäts-Kinderklinik Köln*

	kein Membransyndrom (466 Kinder)	klin. Membransyndrom (123 Kinder)
Perinatale Komplikationen bzw. Vorschäden	165 = 35,4%	94 = 76,4%
Keine Komplikationen, kein Vorschaden	277 = 59,4%	22 = 17,9%
Unbekannt	24 = 5,2%	7 = 5,7%

Tabelle 6. *Korrelation von Geburtsapnoe und RDS, nach* MILLER *(1962 b)*

		gesamt	kein RDS	leichtes RDS	schweres RDS
Frühgeborene	nicht apnoisch	793	561=70,7%	149=18,9%	83=10,4%
	apnoisch	183	73=39,9%	40=21,8%	70=38,3%
Neugeborene (Vaginalgeb.)	nicht apnoisch	492	451=91,6%	39= 8,0%	2= 0,4%
	apnoisch	8	5=62,5%	2=25,0%	1=12,5%
Neugeborene (Sectio)	nicht apnoisch	176	148=84,1%	26=14,8%	2= 1,1%
	apnoisch	40	25=62,5%	8=20,0%	7=17,5%

MILLER (1962 b) sowie MILLER u. CALKINS fanden bereits bei Berücksichtigung nur der Geburtsapnoe (Einsetzen der Atmung erst 1 min nach von Geburtsapnoe und dem gegenüber dem klinischen Membransyndrom Geburt oder später) aufschlußreiche Zahlen. Tab. 6 gibt die Korrelation weiter gefaßten RDS wieder. 47,3% der RDS-Fälle hatten eine Geburtsapnoe durchgemacht. In weiteren Untersuchungen konnte MILLER (1962 b) dann auch Beziehungen zwischen Geburtsapnoe und mechanischen bzw. hämorrhagischen Geburtskomplikationen sowie der Narkoseart aufzeigen, womit sich der Kreis schließt. Für eine weitere Gruppe des RDS ergeben sich zwar keine Beziehungen zur totalen Geburtsapnoe, aber immerhin zur initialen Bradypnoe (HADDAD et al., MILLER et al. 1958).

Mit Rücksicht auf die dargestellten hohen Belastungen und initialen Komplikationen wäre zu erwarten, daß der Großteil der Kinder mit späterem klinischen Membransyndrom, gleichgültig, ob 1 min nach Geburt eine Geburtsapnoe bzw. eine niedrige Apgarnote vorlag oder nicht, auch jenseits der 1. min und mit fließendem Übergang ins Membransyndrom

Zeichen der Beeinträchtigung bietet. Im Widerspruch hierzu wurde jedoch häufig berichtet, daß die Kinder zunächst überhaupt oder zunächst wieder in gutem Zustand seien und erst nach wenigen Stunden sich verschlechterten. Dieses sog. freie Intervall wurde als geradezu typisch für die Membrankrankheit angesehen (BLYSTAD et al., FRIEDRICH, POTTER 1953, TRAN-DINH-DE u. ANDERSON 1953 und viele andere). Bei eingehenderen Untersuchungen zeigten sich jedoch erwartungsgemäß 50—90% der Kinder bereits sofort nach Geburt und durchgehend beeinträchtigt (CANTOR et al., CROSSE 1957 b, GELLIS, GILMER u. HAND, JAMES 1959, KEUTH 1962, KLOOS u. WULF 1962, LATHAM et al., MILLER et al. 1958, ROGERS u. GRUENWALD, SILVERMAN 1961 b, SINGLETON et al. u. a.). ROGERS u. GRUENWALD fanden 90% der später als anatomisches Membransyndrom autoptisch bestätigten Fälle durchgehend beeinträchtigt. Wir fanden für 123 Frühgeborene mit klinischem Membransyndrom einen ähnlichen Satz zumindest ab Aufnahme in die Klinik (Tab. 7). Bei Vergleich von Tab. 7 mit Tab. 5 ist zu schließen, daß bei Kindern mit späterem Membransyndrom eine frühe und rasche Verschlechterungstendenz vorzuliegen scheint, im Gegensatz zu Kindern ohne späteres Membransyndrom.

Tabelle 7. *Zustand bei Klinikaufnahme, lückenlose Reihe von 589 Frühgeborenen, davon 123 mit späterem klinischem Membransyndrom, Universitäts-Kinderklinik Köln. Vergleiche mit Tabelle 5*

	kein Membransyndrom (466 Kinder)	klin. Membransyndrom (123 Kinder)
Bei Klinikaufnahme beeinträchtigt oder schlecht	177 = 38,0%	119 = 96,7%
Bei Klinikaufnahme gut	289 = 62,0%	4 = 3,3%

Tabelle 8. *Alter bei Diagnose des RDS, nach* MILLER *(1962 a). Das Prodromalstadium ist nicht berücksichtigt*

Alter bei Diagnose (Stunden)	0—2	3	4	5	6	7—12	13—18	19—30
Leichtes RDS	119	27	18	19	12	39	19	11
Schweres RDS	97	15	9	5	6	17	3	3
Zusammen	216	42	27	24	18	56	22	14

Die also in der Regel vorhandene initiale und intervallfreie Beeinträchtigung findet sich, wie auch die Tabellen zeigen, naturgemäß nicht ausschließlich bei den späteren Membranfällen. Sie gehört jedoch, wie wir später sehen werden (s. S. 73 f.), wesentlich zum Membransyndrom, wir können sie daher als Prodromalstadium bezeichnen. Bis zur Ausbildung der als typisch angesehenen erregten Form des klinischen Membransyndroms vergehen meist ein bis mehrere Stunden. Analoge Daten fand MILLER (1962 a) bei dem verwandten RDS (Tab. 8). Die sich unter zunehmender Gegenwehr des Kindes unter dem Bild schwerer oder schwerster Atemnot entwickelnde erregte Form ist jedoch, im Gegensatz zur Ansicht zahlreicher Autoren, keineswegs obligat für das klinische Membransyndrom. Nach unserer Erfahrung fehlt sie bei einer nennenswerten Zahl von Kindern. Sie verfallen oder „verblühen" aus ihrem postnatal bereits beeinträchtigten oder schlechten Zustand heraus ohne besondere Gegenwehr. Diese Auffassung wird auch von einigen anderen Autoren geteilt (BAUMAN u. NADELHAFT, BLYSTAD 1956 a, MÜLLER 1959 u. a.).

2. Atmung und Atemorgane

Das Verhalten der Atemfrequenz beim klinischen Membransyndrom ist nicht einheitlich. Im Prodromalstadium finden sich zunächst, wie im vorigen Abschnitt gezeigt wurde, häufig Geburtsapnoe oder Bradypnoe. Im weiteren Verlauf des Prodromalstadiums ebenso wie im eigentlichen Membranstadium können wir dann Bradypnoe, Normopnoe oder konstante bzw. inkonstante Tachypnoe beobachten, in einigen Fällen untersetzt mit Apnoeanfällen, besonders bei Brady- oder Normopnoe. Wie bereits im vorigen Abschnitt angedeutet, wird von einigen Autoren nur die tachypnoische, erregte Form als klinisches Membransyndrom angesprochen. Bei einem erheblichen Teil der später autoptisch verifizierten Membranfälle fehlt die Tachypnoe jedoch durchgehend oder über große Strecken. Umgekehrt findet sich Tachypnoe naturgemäß auch bei anderen Krankheitsbildern der Neugeborenenperiode.

Ähnlich verhält es sich mit den inspiratorischen Einziehungen. Sie finden sich intercostal, epigastrisch, jugulär, schließlich auch sternal und an den Flanken. Der retraction score (s. SILVERMAN 1961 b) versucht sie notenmäßig zu erfassen, allerdings unter zusätzlicher Berücksichtigung auch der übrigen Dyspnoezeichen (s. auch S. 43). Verteilung und Stärke der Einziehungen sind von der Lungenstarre, dem Ausmaß der Atelektasen, der Weichheit (Unreife) des Thorax und, was häufig vergessen wird, auch von Geschwindigkeit und Tiefe der Zwerchfellkontraktionen abhängig. Daraus folgt, daß sich nennenswerte Einziehungen nur bei entsprechend starken Lungenveränderungen und nicht bei jeder Atemform finden. Flache, kraftlose Brady- und Normopnoen haben trotz sicherer Membranlunge häufig keine nennenswerten Einziehungen. Diese Regel hat aber Ausnahmen, wie auch Zahlen von MILLER (1962 a) über das Vorkommen von Einziehungen ohne RDS (d. h. ohne Tachypnoe oder Stöhnen) erweisen (s. S. 44). Umgekehrt fallen die Einziehungen nach unserer Erfahrung auch bei allzu hohen Tachypnoen wieder teilweise oder ganz fort infolge zwangsläufig flacherer Atmung. Während also beim Membransyndrom Einziehungen evtl. fehlen oder schwinden, können sie durchaus bei anderen Krankheitsbildern wie z. B. reiner Fruchtwasseraspiration, reiner Lungenunreife oder akuter pulmonaler Hämorrhagie vorhanden sein.

Gleiche Verhältnisse haben wir schließlich beim exspiratorischen Stöhnen. Auf der einen Seite kann es, wie übrigens auch das Nasenflügelatmen als zweite dyspnoische Komponente, bei sicheren Membranfällen zeitweise oder durchgehend fehlen, auf der anderen Seite kommt es auch, zumindest in ähnlicher Form, bei anderen pulmonalen, cardiovasculären und cerebralen Krankheiten der Neugeborenenperiode vor. Immerhin fand MÜLLER (1959), daß 80% seiner später autoptisch gesicherten Membranfälle irgendwann gestöhnt hatten. Exspiratorisches Stöhnen kann ohne inspiratorische Einziehungen vorkommen und (MILLER 1962 a) umgekehrt. Stöhnen kann trotz normaler Sauerstoffsättigung des Blutes vorhanden sein (SWYER u. WRIGHT) und umgekehrt. Dagegen sahen wir eine gewisse Parallität zum Acidosegrad. Sie war jedoch nicht sehr streng, offenbar durch Konkurrenz mit anderen Abhängigkeiten. So fanden wir das Stöhnen bevorzugt bei normaler bis mäßig erhöhter Atemfrequenz. An eine kurze Inspiration schließt sich sofort eine verlängerte Exspiration an (MÜLLER 1959). Durch exspiratorische Verengung der Stimmritze (man denkt hierbei unwillkürlich an die von OSBORN u. FLETT berichteten Stimmbandulcera) scheint der intrapulmonale Druck erhöht zu werden, möglicherweise (dafür sprechen auch Tierversuche von HILDING u. HILDING) als Versuch zur Erzwingung einer besseren Entfaltung und damit Vergrößerung des Atemvolumens. Zunahme des Einzelatemvolumens unter besonders starker Dyspnoe wurde von MILLER et al. (1958) tatsächlich gemessen.

Die Perkussion ist nicht sehr ergiebig. Auch der auskultatorische Befund ist unterschiedlich und im Verlauf wechselnd. Atelektatische Bezirke mit nur fortgeleitetem, fernem Atemgeräusch wechseln ab mit Bezirken, die normal beatmet erscheinen oder deren Atemgeräusch exspiratorisch ganz leicht verschärft ist in Richtung auf das pneumonische Bronchialatmen. Feine Knistergeräusche ebenso wie etwas gröbere Bronchialgeräusche können vorhanden sein oder fehlen. McKAY u. SMITH vermuten, daß Rasselgeräusche immer eine Begleitpneumonie anzeigen. Dieser Auffassung kann man aber nicht zustimmen, schon nicht mit Rücksicht auf die alveolären Hämorrhagien. Bei deletärem Verlauf nimmt der atelektatische Befund ständig zu, während die Rasselgeräusche vor allem durch die zunehmende Verflachung der Atmung eher abnehmen.

Eine Cyanose tritt evtl. schon im Prodromalstadium auf, nämlich bei Geburtsapnoe, bei Apnoeanfällen und bei protrahierter Hypopnoe sowie bei zunächst bzw. scheinbar außerhalb des Membransyndroms gelegenen Lungen- oder Herzaffektionen. Auch im eigentlichen „Membranstadium" ist die Cyanose nicht streng obligat, bei leichteren Fällen kann sie ganz oder zumindest ab der glücklichen Wendung fehlen, oft ist sie intermittierend. Bei allen ausgeprägten oder schweren Fällen ist sie aber über Stunden oder Tage zu beobachten, obligat und besonders stark ausgeprägt ist sie bei der schlaffen, ohne Abwehr kontinuierlich verfallenden Krankheitsform sowie

bei allen Kindern im Finalstadium. Der anfangs reine, angedeutete bis
schwere cyanotische Farbton verschiebt sich bei entsprechend langer Überlebenszeit durch das Hinzukommen der Ödeme zunehmend in ein typisches
Grau. Nach USHER (1961 a) läßt sich in etwa 50% der Fälle die Cyanose
durch therapeutische Sauerstoffanreicherung beheben. Zumindest in schweren
Fällen bzw. Stadien ist jedoch nach unserer Erfahrung kein vollständiges
Schwinden der Cyanose zu erreichen. Bei einem gewissen Prozentsatz, besonders bei der stillen Form und im Finalstadium, ist der Effekt praktisch
Null. Wie noch besprochen werden wird, ist nur ein Teil der Cyanose auf
eine Ventilationsstörung, der andere jedoch auf eine zusätzliche pulmonale
Perfusionsstörung zurückzuführen.

Der für das klinische Membransyndrom typische Röntgenbefund ist
eine feine, diffuse, reticulogranuläre Zeichnung (Abb. 3) bei vermindertem

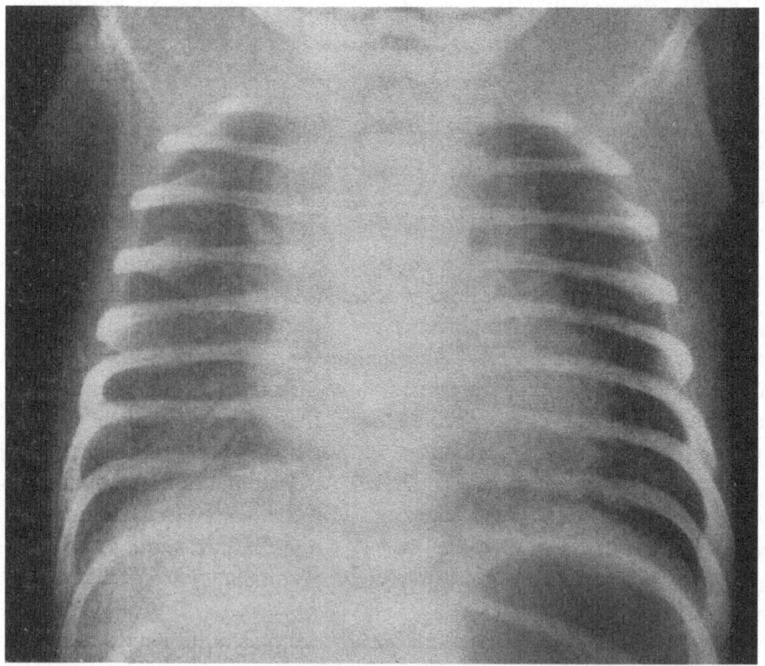

Abb. 3. Typische reticulo-granuläre Zeichnung bei klinischem Membransyndrom, mäßig vergrößerte
Herzfigur (und Thymusschatten). Frühgeborenes von 2400 g vor der Krise, hat überlebt

Luftgehalt (BAUMANN u. NADELHAFT, DONALD u. STEINER, FAWCITT, FEIN-
BERG u. GOLDBERG, PETERSON u. PENDLETON, SCHULTZE, SINGLETON et al.,
USHER 1961 d, ZSEBÖK). Während beim normalen Neugeborenen die Lunge
röntgenologisch im allgemeinen schon nach wenigen Minuten relativ gut entfaltet scheint und bleibt (ADAMS et al. 1958, JAMES 1957, LIND et al.), findet

sich die reticulogranuläre Zeichnung bei Membransyndrom oft schon innerhalb der ersten Lebensstunde, z. T. schon mit 15 min (FEINBERG u. GOLD-
BERG), regelmäßig aber zumindest innerhalb der ersten 12 Std (FAWCITT),
hier und da schon vor Auftreten anderer, zumindest anderer eindrucksvoller
klinischer Zeichen (FEINBERG u. GOLDBERG, GREGG u. BERNSTEIN, SINGLETON
et al.). Mit Progression der Krankheit nimmt der Röntgenbefund zu und
kann sich zu dicht konfluierenden Verschattungen steigern (DONALD u. STEI-
NER, FEINBERG u. GOLDBERG), terminal können die Lungenfelder praktisch
ohne Luftzeichnung sein (GREGG u. BERNSTEIN). Von der unregelmäßigen,
groben Zeichnung der Aspirationspneumonie ist die reticulogranuläre Zeichnung deutlich zu unterscheiden (PETERSON u. PENDLETON), nicht dagegen
von einigen Fällen diffus verzögerter Entfaltung, wie sie bei Lungenunreife,
bei anfänglicher leichter Atemdepression, nach ZSEBÖK angeblich auch bei
„cerebralen Mikrotraumen", zu beobachten ist. Auch bei diffusen Hämorrhagien sahen wir ähnliche Bilder. Die volle histologische Trias ist für das
Zustandekommen des Befundes nicht nötig, Kongestion und Atelektasen
genügen, die Membranen können fehlen. Zumindest für massive Fälle des
klinischen Membransyndroms ist nach unserer Erfahrung der Röntgenbefund
obligat, nicht dagegen (SCHULTZE) für das RDS. Neben der reticulogranulären Zeichnung der Lungenfelder findet sich beim klinischen Membransyndrom häufig auch eine Erweiterung des Tracheobronchialbaumes, im
Röntgenbild als „Luftbronchogramm" (WEISSER 1963 a) erkennbar.
   Messungen der Atemmechanik und Atemfunktion beim Membransyndrom müssen von Messungen an gesunden Neugeborenen (ADAMS et al.
1958, CHU et al., COOK et al. 1955 u. 1957, DRORBAUGH et al., GEUBELLE
et al., KARLBERG 1959 a u. 1960, KARLBERG u. KOCH, KLAUS et al., NELSON
et al. 1962 a, SMITH 1958 a, STAHLMAN 1957) ausgehen. Die Belüftung ist beim
normalen Kind bereits nach wenigen Atemzügen ausreichend, die Entfaltung,
ablesbar an der Zunahme von Residualkapazität und Compliance, hat
schon nach etwa einer Stunde einen vorläufigen Abschluß gefunden, was im
Widerspruch zu früheren Anschauungen steht. Bemerkenswerterweise stimmen der Totraumanteil am einzelnen Atemzug, der Ventilationskoeffizient
und der Oxydationseffekt der Alveolarventilation beim Neugeborenen und
beim Erwachsenen weitgehend überein. Dieses Ergebnis widerspricht den
früheren Annahmen über eine ungünstige Totraumatmung des Neugeborenen, die man aus der relativen Übergröße des Bronchialbaumes beim Neugeborenen (ENGEL) abgeleitet hat. Entsprechend der gegenüber dem Erwachsenen niedrigen Compliance liegt das Minimum der Atemarbeit bei
einer höheren Frequenz als der des Erwachsenen, eben bei der physiologischen Atemfrequenz des Neugeborenen (45—50/min). Effektiv ist aber doch
das Arbeitsminimum pro ml Sauerstoffaufnahme beim Neugeborenen etwas
höher als beim Erwachsenen. Beim Frühgeborenen allerdings sind die Verhältnisse schon normalerweise ungünstiger, vor allem scheint der relative

tote Raum hier doch größer (Cross 1961 a, Cross et al. 1957, Malm), die
Compliance ist niedriger (Chu et al., Craig 1961, 1963).

Daten von Graham et al., Oliver et al. sowie Prod'hom et al. (1962)
lassen vermuten, daß auch beim gesunden Neugeborenen in der ersten
Anpassungsphase die Relation von Ventilation und Perfusion noch nicht
ausgeglichen ist. Die letztgenannte Autorengruppe fand im Alter von 6 bis
74 Std einen alveo-arteriellen Sauerstoffgradienten von 27,2 mm Hg gegenüber der Erwachsenennorm von 9 mm Hg. Immerhin aber halten sich das
gesamte (extra- und intrapulmonale) Rechts-links-Shuntvolumen nach Warley u. Gairdner sowie die Nonperfusion nach Nelson et al. (1961) beim
gesunden Neugeborenen der ersten Tage unter 10%. Beim Frühgeborenen
dagegen scheint man nach anatomischen Untersuchungen von Groniowski
mit einem höheren Anteil rechnen zu müssen. Die Diffusion fand Stahlman (1957) beim Neugeborenen gegenüber dem älteren Kind und Erwachsenen nur geringfügig verringert, bei sehr unreifen Frühgeborenen dagegen
scheint eine stärkere Verminderung vorzuliegen (s. S. 83).

Beim Membransyndrom kann, wie bereits gesagt, die Atemfrequenz
beschleunigt, normal oder erniedrigt sein, die Atmung kann flach bis ver-
tieft sein. Von Karlberg (1959 b) Karlberg et al., Prod'hom sowie
Prod'hom et al. (1962) liegen Messungen nur von den Fällen mit beschleunigter und dyspnoisch verstärkter Atmung vor. Sie fanden das einzelne
Atemvolumen normal oder gering vermindert bzw. erhöht, das Minutenvolumen auf Grund der Tachypnoe stark erhöht. Die Residualkapazität
war infolge der Atelektasen vermindert, der funktionelle Totraum vergrößert. Erhöhter Totraum kann unter gewissen Umständen durch erhöhtes
Atem-Minutenvolumen kompensiert werden. Tatsächlich fanden Karlberg
et al. die Alveolarventilation, gemessen am CO_2-Austausch, noch in normalen Grenzen. Nach eigenen pCO_2-Messungen muß sie aber zumindest
in schweren Fällen und in der Endphase vermindert sein, womit auch Ergebnisse von Nelson et al. (1961) und Angaben von Curtis übereinstim-
men. Eine Ventilations- oder Verteilungsstörung ist also gesichert. Die
Vergrößerung des funktionellen Totraumes kann aber zum andern Teil
auch noch auf eine zusätzliche Durchblutungsstörung zurückgehen. Vorwiegend auf sie beziehen Nelson et al. (1962 b) den sehr hohen arterio-
alveolären CO_2-Spannungsgradienten von durchschnittlich 13,9 mm Hg.
Nelson et al. (1961, 1962 b) stellten eine Nonperfusion von durchschnittlich 36% (im Einzelfall bis 60% und mehr) fest, der folgerichtig ein erhöhter und z. T. innerhalb der Lungen zu suchender Rechts-links-Shunt bis
zu 60 und 80% (Prod'hom et al. 1962, Strang u. MacLeish, Warley u.
Gairdner) gegenübersteht. Als dritte Komponente für die Vergrößerung
des funktionellen Totraumes beim Membransyndrom hielten Karlberg
et al. auch noch eine Diffusionsstörung für möglich. Nach den zitierten
neueren Untersuchungen jedoch wird eine nennenswerte Verminderung über

die Befunde von STAHLMAN (1957) hinaus vorerst abgelehnt, trotz der elektronen-mikroskopischen Befunde von CAMPICHE et al. (1961) am Capillarendothel.

Der elastische und der Strömungswiderstand der Membranlunge ist durch die anatomischen Veränderungen stark erhöht, die Compliance erheblich erniedrigt (COOK et al. 1957, KARLBERG 1959 b, KARLBERG et al., PROD'HOM), was auch an Sektionspräparaten (CRAIG 1961 u. 1963, GRIBETZ et al.) bestätigt wurde. Die Atemarbeit steigt dadurch und bei Berücksichtigung der erhöhten Atemfrequenz auf das Zehn- und Zwanzigfache der Norm. Das Verhältnis wird noch ungünstiger, wenn man bei verminderter Alveolarventilation und angesichts oft nachweislich (MILLER et al. 1962) verminderter Sauerstoffaufnahme die aufgewandte Atemarbeit auf den effektiven Gasaustausch bezieht. Anstieg der Atemfrequenz ist aber nicht nur als bis zu einer bestimmten Grenze sinnvolle Anpassung zwecks Aufrechterhaltung einer möglichst normnahen effektiven Alveolarventilation zu betrachten, sondern ebenso als Anpassung an die zunehmende Lungenstarre bzw. absinkende Compliance mit Verschiebung des Arbeitsminimums zu höheren Frequenzen. MILLER et al. (1958) demonstrierten dies an 3 messend verfolgten Fällen, denen eine Tachypnoe nicht möglich war, und die daher ihr Atemminutenvolumen durch besonders starke Hubzunahme vergrößern mußten. Diese energetisch ungünstige Hubvergrößerung gelang, eine Kompensation der Hypoxie und Acidose gelang aber nicht, die Kinder starben.

3. Herz und Kreislauf

Zum typischen Röntgenbefund des klinischen Membransyndroms wird neben der reticulogranulären Lungenzeichnung oft auch eine Vergrößerung der Herzfigur gezählt (Lit. s. S. 18), sie ist aber nicht streng obligat und findet sich umgekehrt auch bei Asphyxie, Entfaltungsstörungen und Dyspnoen anderer Ursache (BURNARD 1959 b, BURNARD u. JAMES, MARTIN u. FRIEDELL). Pathologisch-anatomisch handelt es sich um eine reine Dilatation. Ferner findet sich ein erniedrigter Venendruck (CARTER et al., TEGELAERS), um so häufiger, je schwerer der Zustand (CARTER et al.). Demgegenüber geben JAMES u. BURNARD bei „Dyspnoe nach Asphyxie" einen erhöhten Venendruck an. Der arterielle Druck des gesunden Neugeborenen steigt nach Messungen von WALLGREN et al. mit den ersten Atemzügen zunächst an, fällt dann aber (BERGER et al., NELIGAN u. SMITH) wieder um durchschnittlich rund 25 mm Hg ab, wobei der tiefste Wert 1—4 Std nach der Geburt erreicht wird, anschließend stetiger und endgültiger Wiederanstieg. Der arterielle Druck von Frühgeborenen liegt im Durchschnitt tiefer als der von reifen Neugeborenen (MOSS et al. 1963 c u. a). Die auch von BLYSTAD (1962), BÖHM u. O'BRIEN, RUDOLPH et al. (1961), USHER (1961 d) fest-

gestellte arterielle Hypotonie der Membrankinder unterschritt nach NELIGAN
u. SMITH diesen physiologischen Tiefstand der ersten 4 Std signifikant. In
den ersten 15 min jedoch scheint noch keine signifikante Erniedrigung des
durchschnittlichen Blutdrucks gegenüber der Norm nachweisbar zu sein
(s. SMITH 1960 b). BUCCI et al. fanden eine nennenswerte Hypotonie nur bei
deletären Verläufen.

Verwickelter werden Symptomatik und Deutung bei Kenntnis der
neueren Shuntvolumenmessungen. Bekanntlich erfolgt der funktionelle Verschluß des Ductus arteriosus Botalli entgegen früherer Auffassung nicht
sofort nach Geburt, sondern erst im Verlauf von einigen Tagen (Lit. s.
LIND 1959). Vor der Geburt läuft ein Rechts-links-Shunt durch den Ductus
Botalli. Auch in neuerer Zeit (SALING 1960) wurde noch angenommen, daß
dieser Rechts-links-Shunt einige Stunden bis Tage nach der Geburt in
geringerer Stärke fortbestehe. Neuere eingehende Untersuchungen haben
jedoch ergeben, daß beim gesunden Neugeborenen ebenso wie beim gesunden
Versuchstier in den ersten Stunden bis Tagen ein Links-rechts-Shunt durch
den Ductus Botalli vorliegt (ADAMS u. LIND, CONDORELLI u. UNGARI,
DAWES 1961 a, HIRVONEN u. PELTONEN, HIRVONEN et al. JAMES u. ROWE,
LIND 1957 u. 1959, MOTT 1961 a, PELTONEN, PELTONEN u. HIRVONEN,
ROWE u. JAMES u. a.). Nach OLIVER et al. und RUDOLPH et al. (1961) ist die
Shuntrichtung nicht ausschließlich und obligat links-rechts, der Shunt ist
vielmehr zumindest z. T. gemischt mit Links- oder Rechtsüberwiegen, gelegentlich auch scheint ein geringfügiger reiner Rechts-links-Shunt vorzuliegen. In 50%/o der gesunden Neu- und Frühgeborenen fanden RUDOLPH
et al. (1961) keinen Ductus-Botalli-Shunt. Laufende Messungen von MOSS
et al. (1963 b) bieten eine Ordnung der widersprüchlichen Ergebnisse durch
eine zeitliche Folge an insofern, als die Autoren, abgesehen von seltenen
Rechts-links-Shunts, zunächst Doppelshunts fanden, die jedoch nur bis zum
Alter von 6 Std persistierten. Sofern sich aus ihnen reine Links-rechts-Shunts
entwickelten, waren auch diese etwa 15 Std nach der Geburt nicht mehr
sicher nachweisbar. ROWE u. JAMES allerdings fanden noch bis zum Alter
von 11 Tagen Hinweise für einen Links-rechts-Shunt. Auf Befunde, die
für die Annahme eines unabhängig vom Ductus Botalli bestehenden, beim
gesunden Neugeborenen allerdings zumindest geringfügigen, wahrscheinlich
intrapulmonalen Rechts-links-Shunts sprechen, wurde bereits hingewiesen.
Ein Shunt durch das Foramen ovale läßt sich in den ersten Stunden gelegentlich nachweisen, spielt aber nach übereinstimmender Meinung der
meisten Autoren weder beim gesunden Neugeborenen noch beim Membransyndrom eine wesentliche Rolle.

ADAMS u. LIND, JAMES u. ROWE, LIND (1957), PELTONEN u. HIRVONEN
u. a. nahmen zunächst an, daß ganz allgemein bei Atemstörungen der Links-
rechts-Shunt durch den Ductus Botalli infolge einer auftretenden Druck-
steigerung in der Arteria pulmonalis wieder zum Rechts-links-Shunt nach

fetalem Muster werde. RUDOLPH et al. (1961) haben dagegen durch Messungen beim schweren RDS, das wir bei diesen Autoren weitgehend mit dem klinischen Membransyndrom gleichsetzen dürfen, gezeigt, daß unerwarteterweise in der Regel der Links-rechts-Shunt oder die Links-rechts-Komponente des Doppelshunts durch den Ductus Botalli stark erhöht ist, die Relation des Lungenkreislauf-Minutenvolumens zu dem des Körperkreislaufs betrug beim Membransyndrom 3 : 1 gegenüber dem Kontrollwert 1,6 : 1. Der Ductus Botalli war weit geöffnet, der arterielle Mitteldruck sowohl in Pulmonalis als auch in Aorta um durchschnittlich etwa 10 mm Hg gegenüber den Kontrollen erniedrigt, ebenso waren die Drucke beider Vorhöfe im Durchschnitt gesenkt. JAMES u. BURNARD dagegen fanden bei „Dyspnoe nach Asphyxie" erhöhten Vorhofdruck beiderseits. Untersuchungen von Moss et al. (1964) zeigen, daß diese Erweiterung des Ductus Botalli und der erhöhte Links-rechts-Shunt kein Specificum des Membransyndroms sind, sondern auch bei normalen Neugeborenen in den ersten Stunden durch experimentelle Hypoxämie provoziert werden können.

Die Untersuchungen von RUDOLPH et al. (1961) werden ergänzt durch die Ventilations- und Perfusionsuntersuchungen von STRANG u. MACLEISH sowie WARLEY u. GAIRDNER. Wie bereits oben (s. S. 20) vermerkt, läßt sich bei Fällen von klinischem Membransyndrom neben dem überwiegenden und verstärkten Links-rechts-Shunt durch den Ductus Botalli ein evtl. bis 60 oder 80% angestiegener Rechts-links-Shunt nachweisen, der vermutlich zumindest zu einem beträchtlichen Teil in der Lunge zu lokalisieren ist. Ebenso wie beim Links-rechts-Shunt durch den Ductus Botalli scheint eine Korrelation zum Grad der Unterbeatmung bzw. zur Verminderung der Residualkapazität (PROD'HOM) zu bestehen.

Im Licht der Befunde am Ductus Botalli sind die Geräuschphänomene zu betrachten. BRAUDO u. ROWE registrierten in 56% der gesunden Neugeborenen ein systolisches Austreibungsgeräusch und in 14% während der ersten 8 Std kontinuierliche Geräusche. Die Autoren brachten nur die zweite Gruppe in Zusammenhang mit einem Links-rechts-Shunt durch den Ductus Botalli. BURNARD (1959 a) fand bei gesunden Neugeborenen während der ersten Stunden nur in 6% ein Ductus-Geräusch, bei unausgelesenen Frühgeborenen in 57%, bei Berücksichtigung nur der Frühgeborenen mit Dyspnoe oder Membransyndrom, manchmal durch das Dyspnoegeräusch etwas überdeckt, in 68%. Nach Hypoxieversuchen von DAWES (1961 a) sowie HIRVONEN et al. tritt das Ductusgeräusch dann auf, wenn mit steigender Sauerstoffsättigung (siehe auch Moss et al. 1964) sich der Ductus verengert. Demnach würde es sich bei den Membrankindern mit Ductusgeräusch eher um die leichten und mittelschweren Fälle handeln. Ob dies zutrifft, kann noch nicht entschieden werden. Auch ist für die Lautstärke eines Strömungsgeräusches neben der Stufengröße die Strömungsgeschwindigkeit und damit auch die Stromstärke mit ausschlaggebend (BONDI, KEUTH 1961 a).

KEITH et al. glauben die Widerstands- und Shuntverhältnisse aus dem präcordial abgeleiteten EKG ablesen zu können. Eine hohe R-Zacke rechts präcordial soll einen hohen Widerstand im kleinen Kreislauf und relativ günstige Prognose anzeigen, eine tiefe S-Zacke dagegen niedrigen Widerstand, der Verschluß des Ductus wird aus einer Änderung der S-Zacke abgelesen. Die Autoren fanden PQ- und QRS-Zeit beim RDS leicht verlängert, nach BLYSTAD (1962) ist die Frequenz mit im Durchschnitt 124/min gegenüber einer Norm von 111/min leicht erhöht. USHER (1959, 1961 a u. e.) sah EKG-Veränderungen nie vor 12 Std, meist irgendwann zwischen 12 und 60 Std. Er beschreibt Abflachung und Verlängerung der P-Zacke, leichte Verlängerung der PQ-Zeit auf 0,11—0,13 sec, der QRS-Zeit auf 0,06—0,08 sec, evtl. Linksdrehung des QRS-Typs, Verlängerung der relativen QT-Zeit, evtl. auch spitze T-Zacke, gelegentlich 2 : 1-Block. Irgendwelche dieser Veränderungen fand er in der großen Überzahl seiner klinischen Membranfälle, und zwar in einer gewissen Abhängigkeit vom Kaliumspiegel im Blutserum, normale EKG-Befunde waren mit Spiegeln unter 7 mÄq/l verbunden. Aber auch schon unterhalb 7 mÄq/l können typisch veränderte Elektrokardiogramme gefunden werden (KERPEL-FRONIUS et al. 1961 u. 1962, SMITH 1961 b). USHER (1959, 1961 a) deutet die EKG-Veränderungen als direkte Folge der Hyperkaliämie. JAMES (1959) dagegen weist auf die Häufigkeit einer T-Abflachung und Seltenheit einer spitzen T-Zacke hin und interpretiert die EKG-Veränderungen als typisch für intracellulären Kaliummangel des Myokards. Bei Akzentverlagerung auf die acidotische Schädigung der Zellmembran und auf die verstärkte Katabolie (s. S. 38 ff.) wird dieser scheinbare Widerspruch beseitigt.

4. Ödematose und andere klinische Befunde

Neben den zunächst ins Auge fallenden Veränderungen an Thorax und Atmung stehen als weiteres eindrucksvolles und typisches Symptom die Ödeme. Auch beschwerdefreie Frühgeborene zeigen in den ersten Tagen eine auffällige Ödembildung mit Abwanderung eiweißhaltiger Flüssigkeit ins Gewebe und Ansteigen des Hämatokritwertes (CLARK u. GAIRDNER, GAIRDNER et al.). Derselbe Vorgang findet auch bei reifen Neugeborenen statt (GAIRDNER et al., LIND 1963, SCHÄFER 1953, STEELE u. a.), nur daß hier die Ödeme klinisch meist nicht manifest werden. Nach den jüngsten Untersuchungen von LIND (1963) wird das Ausmaß dieser Wasser- und Plasmaverschiebung zumindest bei reifen Neugeborenen überwiegend vom Ausmaß der placentaren Übertransfusion, also von der Abnabelungstechnik bestimmt.

Bei Kindern mit Membransyndrom sind die Ödeme darüber hinaus aber besonders früh, meist schon nach einigen Stunden (USHER 1963 allerdings gibt 12 Std als durchschnittliche untere Grenze an), augenfällig, bei entsprechend langer Überlebenszeit werden sie oft ungewöhnlich stark und zunehmend wachsähnlich fest im Sinne des Sklerödems. Besonders betroffen sind die unteren Extremitäten, später auch der übrige Körper, der bei entsprechend langer Verlaufsdauer nicht selten völlig steif und holzpuppenähnlich werden kann. Wir sahen völliges Fehlen von Ödemen nur bei Tod in den ersten Stunden oder bei sehr leichter und flüchtiger, also fraglicher Membrankrankheit. FRIEDRICH fand Ödeme bei später histologisch gesicherten Membranzellen doppelt so häufig verzeichnet wie bei Atemstörungen ohne späteren anatomischen Membranbefund. Die stärkste, wachsartige, sklerödematöse Form beobachtete USHER (1961 d) in 25⁰/⁰ seiner klinischen Membranfälle. Der capilläre Filtrationskoeffizient ist bei Membrankindern mehr als doppelt so hoch wie bei ungestörten Frühgeborenen (CELANDER).

SUTHERLAND et al. (1959) haben die laufende Zunahme der Beinödeme (als pars pro toto) bei gegenüber gesunden Vergleichskindern zumindest normaler laufender postnataler Gewichtsabnahme gemessen. Dementsprechend fanden DOBBS et al., LIND (1963) sowie SISSON im Gegensatz zu ALLIET et al. Blut- und Plasmavolumen bei klinischem Membransyndrom gegenüber gesunden Früh- und Neugeborenen vermindert. Sinngemäß stellten CLAPP et al. einen normalen extracellulären und totalen Wassergehalt fest. SISSON dagegen gibt einen erhöhten extracellulären, SMULL darüberhinaus auch einen erhöhten totalen Wassergehalt an, wozu Stoffwechseluntersuchungen von NICOLOPOULOS u. SMITH (ähnlich OSLER u. PEDERSEN sowie PEDERSEN bei Kindern diabetischer Mütter im Gegensatz zu COOK et al. 1960) passen würden mit dem Befund eines verstärkten Gewebsabbaues und einer Wasserverschiebung vom intra- zum extracellulären Raum. Zweifellos sind diese Differenzen mit Unterschieden in Methodik und Untersuchungsgut zu erklären. Insbesondere auch der Zeitpunkt der Untersuchungen und der Stand der Urinproduktion scheinen eine Rolle zu spielen.

Nach unserer Erfahrung ist die Urinmenge zumindest anfangs, bei deletären Fällen dauernd vermindert. Nach SUTHERLAND et al. (1959) kann sie auch normal sein. Vorwiegend nur für überlebende Kinder scheint unseres Erachtens die häufige Angabe einer insgesamt vermehrten Urinausscheidung zu gelten. Vom Tierversuch her ist bekannt, daß die infolge verstärkter Katabolie anfallende erhöhte Menge extracellulären Wassers verzögert ausgeschieden wird (WIDDOWSON 1964). Der bei 72 Std alten, also fast ausschließlich überlebenden Membrankindern gefundene vermehrte Gewichtsverlust von 12⁰/⁰ gegenüber 6⁰/⁰ bei gesunden Vergleichskindern (USHER 1961 a) wird z. T. auf diese vermehrte Urinausscheidung zu beziehen sein. Zum anderen Teil ist er jedoch auf den, wie gesagt, bei Membransyndrom verstärkten Gewebsabbau (s. S. 38 ff.) zurückzuführen. Nach den Zahlen von BEARD et al. müßte letzterer sogar die Hauptrolle spielen. Sie fanden nämlich bei Vergleich von 14 RDS-Kindern mit normalen Frühgeborenen trotz steiler und länger abfallender Gewichtskurve in den ersten drei Tagen normale, vom 4. bis 6. Tag eher sogar niedrige Urinvolumina (allerdings durch dreitägigen Durst und Hunger ungewöhnliche Versuchsbedingungen).

Entsprechend der Abnahme des Blutvolumens durch Abwanderung in den extravasalen Raum findet sich eine erhöhte Hämoglobinkonzentration. Für die Proteinkonzentration des Blutes läßt sich das gleiche dagegen nicht nachweisen. Schon normalerweise ist der Gesamteiweißgehalt des Plasmas bei Frühgeborenen (KÜNZER et al., McMURRAY et al., OPITZ u. PLÜCKTHUN, PLÜCKTHUN, SMITH 1953, WERDER-KIND u. a.), bei Kindern diabetischer Mütter (ROSE) und bei Kaiserschnittskindern (DOBBS et al., OLIVER et al., REARDON 1958) gegenüber normalen Neugeborenen vermindert. Nach PINCUS et al. und WERDER-KIND scheint er sogar innerhalb der Frühgeborenengruppe proportional dem Geburtsgewicht. YOUNG et al. fanden ihn ganz allgemein bei ödematösen Frühgeborenen nicht stärker vermindert als bei nicht-ödematösen. Für das klinische Membransyndrom bzw. RDS dagegen geben COOKE sowie USHER (1961 d u. e) einen darüber hinaus verminderten und zur Schwere des Krankheitsbildes umgekehrt proportionalen Proteingehalt des Plasmas an. Dementsprechend ist der Proteingehalt der Ödeme beim Membransyndrom wesentlich höher als bei gesunden Neu- und Frühgeborenen. Es wurden Werte von 1—7 g-%o gefunden (CROSSE 1957 b, USHER 1961 d u. e), im Durchschnitt 1,8 g-%o (MÜLLER 1959), Albumine sind bevorzugt (MÜLLER 1959, USHER 1961 e).

Die Ödeme beschränken sich nicht nur auf die Haut. Bereits im Abschnitt über die pathologisch-anatomischen Befunde (s. S. 3, 6 f.) wurden die ödematösen bzw. transsudativen Veränderungen an Lunge, Pleura, Perikard, Peritoneum, Leber, Meningen und Gehirn dargestellt. Klinisch „greifbar" wird meist nur die Liquorvermehrung in Form einer deutlichen Fontanellenspannung. Sie ist häufig vorhanden und tritt oft schon nach wenigen Stunden auf. Auf die dadurch gegebene Verwechslungsmöglichkeit des klinischen Membransyndroms mit einer intrakraniellen Blutung wurde bereits oben (s. S. 3) hingewiesen.

Auch in und auf den Schleimhäuten kann es zu erhöhter Absonderung kommen (CROSSE 1957 b). ÖSTERLUND u. HJELT fanden in Rachenabstrichen membranähnliches Material. Sie glaubten, dabei hochgeförderte Lungenmembranen vor sich zu haben. Es ist jedoch wahrscheinlicher, daß es sich um örtliche Schleim- und Extravasatprodukte im Rahmen der allgemeinen Störung handelt. Dafür spricht auch die Tatsache, daß in den großen Bronchien nur ausnahmsweise membranähnliches Material anzutreffen ist.

Ein weiteres, neben Atmungsveränderungen und Neigung zu Cyanose und frühen Ödemen häufig ins Auge fallendes Symptom ist der Tonusverlust, solange er noch nicht von der Brettsteife des späten Ödemstadiums überdeckt ist. Muskeltonus und Reaktionsfähigkeit sind ebenso wie die (GREGG u. BERNSTEIN, MILLER et al. 1962, USHER 1961 b) Körpertemperatur oft herabgesetzt. Und zwar nicht nur bei den Kindern, die still verfallen, sondern z. T. sogar bei denen, die in ihrer Gegenwehr angestrengt, unruhig oder gequält wirken.

Auf Lebervergrößerungen wurde bereits im anatomischen Kapitel hingewiesen. Ihre klinische Manifestation ist abhängig von der Stärke der Ödematose, Höhe des Venendruckes, Atemlage bzw. Stand des Zwerchfells und Ausmaß eines evtl. Meteorismus. Die Einschränkung verschiedener Funktionen der Nieren ist anläßlich Ödematose und Wasserausscheidung (s. S. 24 f.), Blutchemie (s. S. 31 ff.), Unreife (s. S. 84 f.) sowie Schock (s. S. 91) besprochen. Die Nebennierenfunktion ist S. 91 und im Zusammenhang mit therapeutischen Prednisolonversuchen (KEUTH 1964 b) besprochen. Die häufig auch extrapulmonal manifest werdende Blutungsneigung wurde bereits bei Besprechung der makroskopischen (s. S. 3) und mikroskopischen (s. S. 7) Sektionsbefunde erwähnt. Klinisch zeigt sie sich vor allem an Petechien der Haut, an Nabel- und Injektionsstichblutungen, und zwar im allgemeinen um so häufiger und schwerer, je schwerer das klinische Membransyndrom ist. Angesichts der vielfältigen Faktoren, die mit der Asphyxie hinsichtlich ihres Einflusses auf Blutungs- und Gerinnungsstatus konkurrieren, ist jedoch eine strenge oder obligate Korrelation gar nicht zu erwarten.

5. Blutgase, Säure-Base-Haushalt, Elektrolyte etc.

a) Blutgase und Säure-Base-Haushalt bei normalen Neu- und Frühgeborenen

Blutgasverhältnisse und Säure-Base-Haushalt sind, wie neuere Untersuchungen gezeigt haben, von zentraler Bedeutung für Pathogenese und Verlauf der Membrankrankheit. Als Vergleichsbasis müssen zunächst die Verhältnisse beim gesunden Neu- und Frühgeborenen besprochen werden.

Bei reifen und gesunden Neugeborenen ist die Sauerstoffsättigung im Blut der Nabelgefäße schon von zahlreichen Autoren untersucht worden, Literaturangaben finden sich z. B. bei JAMES (1959), STAVE sowie WENNER (1961). Neuere Verlaufsuntersuchungen stammen u. a. von WEISBROT et al. Sie fanden bei Geburt im Nabelarterienblut eine durchschnittliche Sauerstoffsättigung von 17,0%. Im weiteren Verlauf benutzten sie Blut aus dem linken Vorhof und fanden durchschnittlich in der 1. Std 93,8%, in der 3. Std 94,7%, mit 24 Std 93,2%. JAMES et al. fanden im Nabelarterienblut bei Geburt 22,2%, REARDON et al. (1954) im Temporalarterienblut mit 4 Std 93,0%, mit 24 Std 95,0%. Die Individualwerte bei Geburt streuen sehr weit, beeinträchtigte Neugeborene haben zwar regelmäßig niedrige Werte, vitale Kinder können aber sowohl höhere als auch niedrige Werte haben. Nach dichteren Verlaufsmessungen aus Capillarblut (CALDWELL et al., MILLER et al. 1957, SMITH 1953, SMITH u. KAPLAN u. a.) bzw. Blut aus dem linken Vorhof (OLIVER et al.) erfolgt beim vitalen Neugeborenen der entscheidende Wiederanstieg zu hohen Werten meist schon in den ersten 10 bis

20 min. SMITH u. KAPLAN fanden anschließend in den ersten 2 Wochen eine durchschnittliche Sauerstoffsättigung von 93,0% gegenüber 94,7% bei Erwachsenen, der tiefste Einzelwert fand sich mit 82,0% bei einem Neugeborenen von 2 Tagen. Dabei herrschen anfangs auffallend niedrige arterielle Druckwerte, PROD'HOM et al. fanden mit 6—74 Std 79,3 mm Hg (ähnlich auch OLIVER et al.) bei entsprechend erhöhter alveo-arterieller Differenz, auf deren Bedeutung bereits auf S. 20 hingewiesen wurde.

Neuere Untersuchungen des arteriellen oder capillären pH sowie der zugehörigen pCO_2-, CCO_2- und Pufferwerte des gesunden Neugeborenen stammen u. a. von ENGSTRÖM et al., FISCHER u. TOUSSAINT, JAMES et al., OLIVER et al., REARDON et al. (1954, 1960), WEISBROT et al., ZINKANN et al., ihre Ergebnisse stimmen weitgehend überein. WEISBROT et al. fanden bei Geburt im Nabelarterienblut ein pH von 7,23, weiter im Blut des linken Vorhofs in der 1. Std 7,30, in der 3. Std 7,30, mit 24 Std 7,41. Die Normalisierung tritt also durchschnittlich erst irgendwann zwischen 3 und 24 Std ein. Besonders dichte Verlaufsmessungen von FISCHER u. TOUSSAINT (Capillarblut) und OLIVER et al. (Blut des linken Vorhofs) zeigen, daß der Geburtswert in den ersten 2—10 min noch erheblich unterschritten und erst etwa 30 min später wieder erreicht werden kann. Ähnliche Ergebnisse hatten ENGSTRÖM et al. FISCHER u. TOUSSAINT fanden im Durchschnitt bei Geburt ein pH von 7,19, mit 2 min 7,00, mit 15 min 7,11, mit 40 min 7,20. Ihr tiefster Einzelwert war 6,91, wohlverstanden bei einem normalen Neugeborenen.

Auch die pCO_2-Angaben der genannten Autoren beim gesunden Neugeborenen stimmen gut überein. WEISBROT et al. fanden bei Geburt im Nabelarterienblut 58,4 mm Hg, weiter im Blut des linken Vorhofs in der 1. Std 38,8, in der 3. Std 38,3, mit 24 Std 33,6 mm Hg. Wieder zeigen besonders dichte Verlaufsbeobachtungen von ENGSTRÖM et al., FISCHER u. TOUSSAINT sowie OLIVER et al., daß in den ersten 2 bis 10 min noch ein erheblicher Anstieg über die Geburtswerte hinaus folgen kann, daß der Wiederabfall etwa mit 10—20 min erfolgt analog dem Ansteigen der Sauerstoffwerte in diesem Zeitabschnitt, und daß die Erwachsenennorm von etwa 40 mm Hg im Durchschnitt nach 30—60 min bereits erreicht wird. FISCHER u. TOUSSAINT fanden als Durchschnittswerte im Nabelarterienblut bei Geburt 42,3 mm Hg, weiter im Capillarblut mit 2 min 56,3, mit 3 min 68,3, mit 15 min 48,3, mit 30 min 43,0. Der höchste Einzelwert war sogar 145 mm Hg. Da die Autoren die Methode nach ASTRUP et al. anwandten, sind ihre infolge des Sauerstoffehlers niedrigen Werte als Mindestwerte zu betrachten (siehe hierzu auch GANDY et al.), stimmen aber im Verlauf mit den etwas später einsetzenden, methodisch korrekteren Werten von OLIVER et al. überein. Die 30—60 min nach Geburt erreichte Erwachsenennorm wird anschließend und für einige Tage unterschritten, wie die genannten Werte von WEISBROT et al. zeigen. Dies mag z. T. als Kompensation für das Verhalten der Pufferwerte zu verstehen sein. Nach WEISBROT et al. könnte es sich aber

auch um das anfängliche starre Festhalten an einem auch bei der Gebären-
den nachweisbaren Reglerwert handeln. Nach Atemgasanalysen von WULF
(1960) ist der alveoläre pCO_2 im Mittel umgekehrt proportional der Atemfrequenz der Neugeborenen.

Die Angaben der genannten Autoren über die Pufferverhältnisse sind
wegen der Verschiedenheit der benutzten Meßgrößen nicht ohne weiteres
vergleichbar, dagegen stimmen sie in Aussage und Verlauf ohne weiteres
wieder überein. Alkalireserve, Standardbicarbonat bzw. Basenüberschuß
nach ASTRUP et al. und Gesamtpufferbase (umfaßt Alkalireserve sowie basi-
sche Protein- und Hämoglobinfunktion) sind im Nabelarterienblut des gesunden Neugeborenen vermindert. Nach JAMES et al. geht die Pufferver-
minderung, also die Ausprägung der metabolischen Komponente der unmittelbar nach Geburt gemessenen Acidose, der Geburtsverzögerung bzw.
Hypoxiebelastung deutlich parallel. In den anschließenden 2—10 min erfolgt nach den dichten Verlaufsbeobachtungen von ENGSTRÖM et al. sowie
FISCHER u. TOUSSAINT im Durchschnitt noch eine erhebliche Zunahme des
Defizits, die nach FISCHER u. TOUSSAINT erst 30—60 min nach Geburt, nach
ENGSTRÖM et al. sogar noch später zum Geburtswert zurückgekehrt ist.
FISCHER u. TOUSSAINT fanden den Basenüberschuß (bzw. Basendefizit, da
negative Werte) bei Geburt im Nabelarterienblut — 12,2 mÄq/l, weiter im
Capillarblut 2 min später — 19,3, 15 min nach Geburt — 15,5, 1 Std nach
Geburt — 12,0, 2 Std nach Geburt — 8,8 mÄq/l. Die Normwerte scheinen
erst jenseits 24 Std erreicht zu werden (REARDON et al. 1960, WEISBROT et al.).

Es ergibt sich, daß bereits das normale Neugeborene durch die Geburt
einer physiologischen Asphyxierung unterworfen ist. Bei Geburt liegen eine
Hypoxie und eine gemischte Acidose vor, die unter Nachwirkung der physiologischen initialen Apnoe und Hypopnoe sich in den nächsten Minuten
noch verstärken. Der Ausgleich der Hypoxie gelingt zuerst, dann folgt noch
in der 1. Std der der Hyperkapnie. Der Ausgleich der Acidose dagegen
gelingt erst nach einigen bis 24 Std, wobei eine hyperventilatorische, kom-
pensatorische, respiratorische Alkalosekomponente der Normalisierung von
Alkalireserve usw. vorauseilt. Die metabolische Komponente scheint nach
übereinstimmender Meinung der neueren Untersucher im wesentlichen auf
eine zeit- bzw. teilweise nach Art des anaeroben Cyclus ablaufende Glykolyse (s. u. a. KARLBERG 1964, KERPEL-FRONIUS et al. 1961, KILDEBERG,
STAVE, VILLEE) im Gefolge der passageren Hypoxämie zurückgeführt werden zu müssen.

Entsprechende Messungen an „normalen" Frühgeborenen wurden seltener durchgeführt, insbesondere fehlen dichte Verlaufsbeobachtungen der
ersten Minuten. Trotzdem können wir für den Zeitpunkt der Geburt eine
gegenüber dem reifen Neugeborenen oft noch stärker ausgeprägte „physiologische" Asphyxierung annehmen. Die gegenüber Neugeborenen durchschnittlich stärkere Geburtshypoxie geht aus Meßwerten von MAC KINNEY

et al. hervor. Ihr entspricht der schon beim „normalen" Frühgeborenen
häufigere und stärkere cyanotische Farbeinschlag. Die gegenüber Neugeborenen oft auch verlängerte Cyanosedauer spricht dafür, daß auch der Ausgleich der Geburtshypoxie gegenüber den durchschnittlichen Neugeborenen
verzögert ist. Messungen von SMITH u. KAPLAN bestätigen dies. Die durchschnittliche Sauerstoffsättigung für Frühgeborene von 1—26 Tagen lag bei
88⁰/₀ gegenüber 93⁰/₀ bei gesunden Neugeborenen, ein (gesundes) Frühgeborenes hatte noch mit 20 Tagen nur 78⁰/₀. Die gegenüber Neugeborenen
verstärkte Geburtsacidose ist mit entsprechender Vorsicht schon indirekt aus
der belegten stärkeren Geburtshypoxie, der Häufigkeit asphyxierender, insbesondere hämorrhagischer Geburtskomplikationen bei Frühgeburt, sowie
aus den unten genannten späteren Meßwerten zu schließen. Dies mag sinngemäß sowohl für die metabolische als auch die respiratorische Komponente
der Acidose gelten.

Bei eigenen (KEUTH u. ADENAUER) Verlaufsmessungen an 24 ungestörten
Frühgeborenen von 800—2500 g und 2 unreifen Kindern diabetischer Mütter von 1¹/₂—90 Std nach Geburt mit der Methode nach ASTRUP et al. aus

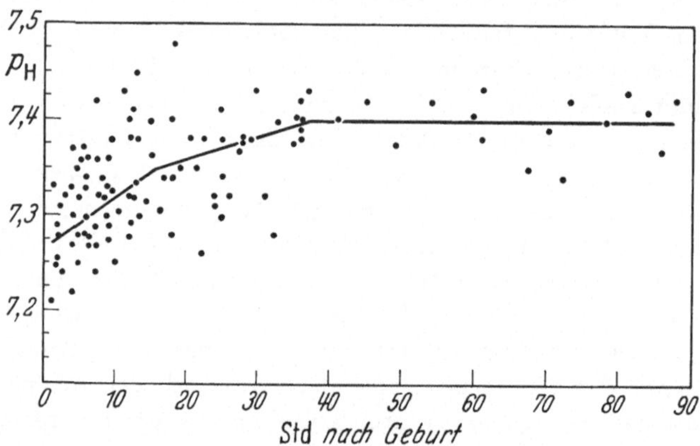

Abb. 4. pH-Werte im Capillarblut unreifer Kinder ab der 2. Lebensstunde bei ungestörter Anpassung,
24 Frühgeborene, 2 unreife Kinder diabetischer Mütter

Capillarblut fanden wir mit 3 Std einen mittleren pH von 7,28, mit 6 Std
7,30, mit 12 Std 7,33, mit 24 Std 7,37, mit 36 Std und weiter 7,40 (s.
Abb. 4). Die entsprechenden pCO_2-Werte waren (unter der Einschränkung,
daß es sich infolge des Sauerstoffehlers der Methode anfänglich, d. h. vor
Erreichen einer Sauerstoffsättigung von etwa 90⁰/₀, um Mindestwerte handelt) mit 3 Std 48 mm Hg, mit 6 Std 45, mit 12 Std 37, mit 24 Std 34, mit
36 Std 31 und mit 90 Std etwa 33 mm Hg. Das Standardbicarbonat betrug
mit 3 Std 19,7 mÄq/l, 6 Std 19,8, 12 Std 19,9, 24 Std 20,0, 36 Std 20,4
und mit 90 Std etwa 22,0 mÄq/l. Die interindividuelle und auch die intraindividuelle Streuung war besonders in den ersten 24 Std stark, immerhin

fand sich ab 1½ Std nach Geburt kein pH mehr unter 7,20 (ähnlich fand neuerdings GLEISS 1963 7,20 als unterste Grenze für apnoefreie Perioden der ersten Tage), kein Mindest-pCO_2 (s. o.) mehr über 65 mm Hg (mit einer Ausnahme von 88 mm Hg im Alter von 3 Std), kein Standardbicarbonat mehr unter 14,8 mÄq/l. ALVAREZ DE LOS COBOS et al. (1957) ermittelten im Alter von 6—8 Std sogar einen mittleren pH von nur 7,22. Ihr Plasma-CO_2-Gehalt betrug 19,11 mÄq/l gegenüber den Neugeborenenwerten (WEIS-BROT et al.) von 21,87 in der 3. Std und 21,38 mit 24 Std.

Wir können also beim „normalen" Frühgeborenen im Vergleich zum Neugeborenen einerseits eine stärkere initiale Asphyxierung annehmen, andererseits deren wesentlich langsameren Ausgleich belegen. Analog zum Neugeborenen versucht das Frühgeborene seine „physiologische", protrahierte, gemischte Acidose zunächst respiratorisch auszugleichen durch Unterschreitung der späteren Norm des pCO_2, jedoch gelingt ihm diese Kompensation durchschnittlich erst mit etwa 36 Std im Gegensatz zum Neugeborenen, das einen normalen pH durchschnittlich schon im Laufe des ersten Tages erreicht. Der Schwund der metabolischen Komponente zieht sich, wieder im Gegensatz zum Neugeborenen, durchschnittlich über mehrere Tage hin (s. a. SCALAMANDRE u. BUCCI), nach ALVAREZ DE LOS COBOS et al. (1957) bis zu 10 Tagen, nach REARDON et al. (1950) in Einzelfällen sogar bis in den zweiten Monat. Letztere fanden zu diesem späten Zeitpunkt nicht selten auch noch eine deutliche Instabilität des Säure-Base-Haushaltes, sie berichten sogar über gelegentlich bis unter 7,30 schwankende pH-Werte. Hierbei ist jedoch u. a. auch an die bekannte Gefahr der Überlastung mit Säuremilch zu denken. Siehe ferner die Untersuchungen von KILDEBERG. Davon abgesehen weist jedoch die metabolische Komponente noch mehr als beim Neugeborenen auf anaerobe Abläufe und auf renale Faktoren (s. S. 84 f.) hin. Ergebnisse von PINCUS et al., SCALAMANDRE u. BUCCI sowie USHER (1961 a) lassen schließen, daß innerhalb der Gesamtgruppe der Frühgeborenen noch eine umgekehrte Proportionalität zwischen Geburtsgewicht und Acidosegrad (besonders metabolische Komponente) anzunehmen ist.

b) Blutgase und Säure-Base-Haushalt bei Membransyndrom

Meßergebnisse von Membrankindern schon zum Zeitpunkt der Geburt liegen bisher nur vereinzelt vor. BRUNS et al. fanden durchschnittlich die mütterliche O_2-Sättigung und den O_2-Gradienten Mutter/Fet vermindert, den pCO_2-Gradienten erhöht, im Nabelvenenblut eine gemischte Acidose. LEVISON et al. dagegen fanden nur eine Milchsäure-Erhöhung im Blut des Kindes. Wir vermögen jedoch indirekte Anhaltspunkte zu gewinnen durch Beachtung der Meßergebnisse einer Gruppe von Neugeborenen, bei denen sich erfahrungsgemäß gehäuft ein späteres Membransyndrom bzw. RDS erwarten läßt. Dies ist, wie auf Tab. 6 (S. 14) gezeigt wurde, z. B. für Kinder mit verlängerter Geburtsapnoe der Fall (MILLER 1962 b). Bei solchen

Kindern fand z. B. Wulf (1961) in der Nabelarterie im Mittel einen pO_2 von 3,99 mm Hg gegenüber einer Norm von 19,0 mm Hg, einen pH von 7,18 gegenüber 7,32, einen pCO_2 von 65,5 mm Hg gegenüber 47,0. Ähnliche Verhältnisse fanden Rooth et al. Eine weitere, sich damit teilweise überschneidende und ebenfalls für die Membrankrankheit prädestinierte Gruppe sind, wie auf S. 13 dargestellt wurde, die Kinder mit besonders niedrigen Apgarnoten 1 min nach Geburt (James u. Burnard). James et al. fanden bei Apgarnote 8—10 im Mittel eine Sauerstoffsättigung von 22,2%, einen pH von 7,26, einen pCO_2 von 55,3 mm Hg, einen Pufferwert von 41,5 mÄq/l, bei Apgarnote 0—4 dagegen waren die Werte im Mittel Sauerstoffsättigung 6,3%, pH 7,04, pCO_2 82 mm Hg, Puffer 31,4 mÄq/l. Ebenso sind für Sectiokinder (Oliver et al. u. a.) und Kinder diabetischer Mütter (James 1959, Reardon et al. 1955), also für zwei weitere zur Membrankrankheit disponierte Gruppen, entsprechende Abweichungen belegt. Wir können mit einer gewissen Berechtigung diskutieren, daß bei künftigen Membrankindern im Durchschnitt schon bei Geburt eine über die bei gesunden Neu- und Frühgeborenen übliche physiologische Asphyxierung hinausgehende Hypoxie und gemischte Acidose bestehen könnte.

Auch über die Verhältnisse im — klinisch evtl. erscheinungsarmen (s. S. 15) — Prodromalstadium haben wir keine sicheren Unterlagen. Immerhin aber geben die Befunde stark verzögerter Erholung der Sauerstoff- und Aciditätswerte nach niedriger Apgarnote (James 1960) und betont verzögerten pH-Anstieges bei den niedrigsten Gewichtsgruppen (Pincus et al.) Anlaß, auch für das Prodromalstadium der Membrankrankheit z. T. unter der zeitbezogenen Norm liegende Werte zu diskutieren.

Ab dem manifesten klinischen Membransyndrom bzw. RDS dagegen liegen einige Werte vor, allerdings in Zeitpunkt und Dichte der Messungen und Schwere der Fälle sehr verschieden. Blystad (1956 b), Karlberg et al., Kerpel-Fronius et al. (1964), James (1961), Miller et al. (1957, 1958), Prod'hom, Prod'hom et al. (1962), Rudolph, Strang u. Mac Leish, Usher (1961 d) sowie Warley u. Gairdner führten arterielle oder capilläre Sauerstoffbestimmungen durch. Fast alle fanden interindividuell sehr unterschiedliche Werte. Es gibt Fälle mit praktisch normaler Sauerstoffsättigung ohne zusätzliche Sauerstoffgaben, typischerweise meist relativ kräftige Kinder mit starker Gegenwehr im Sinne der Tachy- oder Dyspnoe. Andere Fälle erreichten normale Sauerstoffsättigung bei zusätzlicher Sauerstoffzufuhr, die teilweise (s. Warley u. Gairdner) allerdings 40 Vol.-% weit übersteigen mußte. Wieder andere jedoch erreichten trotz hoher Sauerstoffanreicherung der Atemluft (z. T. bis zu 100%) Sättigungen von nur 60% (Miller et al. 1958, Warley u. Gairdner) oder sogar nur 10—20% (Strang u. Mac Leish). Es besteht eine ziemlich gute Korrelation zwischen Schwere des Bildes und Vorhandensein bzw. Ausmaß der Hypoxämie sowie zu Ansprechen oder Nichtansprechen auf therapeutische Sauerstoffgaben.

KERPEL-FRONIUS et al. (1964) fanden die O_2-Sättigung in der Regel auch um so tiefer, je näher vor dem Tod an Membransyndrom bzw. RDS gemessen. Verursacht wird die Hypoxämie durch die bereits oben besprochene Verteilungs- und Perfusionsstörung (s. S. 20). Letzterer entsprechend fanden PROD'HOM et al. (1962) bei ihren Fällen einen alveo-arteriellen Sauerstoffgradienten bis 54 mm Hg gegenüber 27,2 mm Hg beim gesunden Neugeborenen. Bei den ohne oder mit ungenügender Gegenwehr verfallenden Kindern kommt als weiterer Grund für die Hypoxämie die zentrale Depression hinzu.

Messungen der Aciditätsverhältnisse bei klinischem Membransyndrom oder RDS wurden von BLYSTAD (1956 b), KARLBERG et al., KERPEL-FRONIUS et al. (1964), MILLER et al. (1957, 1958), REARDON (1958), SEGAL sowie STAHLMAN durchgeführt, worüber JAMES (1959) zusammen mit eigenen Ergebnissen berichtete. Ferner von HUTCHISON et al., KEUTH (1962), KEUTH u. ADENAUER, PROD'HOM et al. (1962), RUDOLPH, SCALAMANDRE u. BUCCI,

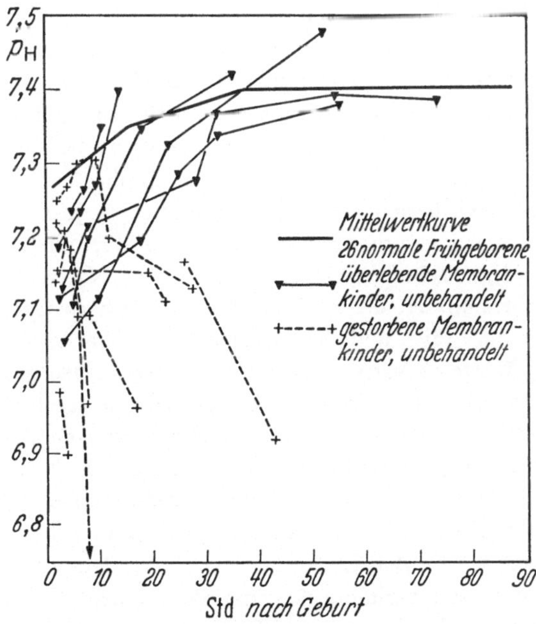

Abb. 5. pH-Werte im Capillarblut von 6 überlebenden und 7 gestorbenen Frühgeborenen mit Membransyndrom ohne Alkali-Glucose-Infusion

STRANG u. MAC LEISH, TROELSTRA et al., USHER (1961 a) sowie WARLEY u. GAIRDNER. Leider handelt es sich bei einem Teil dieser Untersuchungen nur um Einzel- und nicht um Verlaufswerte.

Abb. 5 zeigt der besseren Übersichtlichkeit wegen die pH-Verläufe nur eines Teils der von uns untersuchten 21 Kinder mit konservativ behandel-

tem klinischem Membransyndrom. Methode nach Astrup et al., Capillarblut, Meßbeginn 1½—32 Std nach Geburt. 6 Kinder der Abb. 5 überlebten
(Geburtsgewicht 1430—2400 g) bei konservativer Therapie ohne Alkali-
Glucose-Infusionen usw. Bei allen 6 ging der klinische Gesamteindruck dem
pH-Verlauf parallel. Alle 6 setzten mit dem pH unter der zeitbezogenen
Durchschnittskurve normaler Frühgeborener an, 5 davon auch unter dem
von uns gefundenen untersten normalen 1½-Std-pH von 7,20. Die Erholung erfolgte bei 2 leichteren Fällen und einem mittleren Fall relativ
rasch, so daß nach etwa 12—18 Std die zeitbezogene pH-Kurve gesunder
Frühgeborener erreicht wurde. 3 schwere Fälle erholten sich wesentlich langsamer, blieben noch unter unserem untersten normalen 12-Std-pH von 7,25
und erreichten die Norm erst nach 36—48 Std. 7 Kinder der Abb. 5 starben
(Geburtsgewicht 700—2300 g) und wurden bis ¼—2 Std vor Tod verfolgt.
Ein Teil dieser Kinder hatte sehr niedrige pH-Ausgangswerte unter 7,15,
ein anderer Teil jedoch überraschenderweise solche, die sich nicht von denen
der überlebenden Membrankinder oder sogar normaler Frühgeborener unterschieden. Auch zeigte ein Teil der früh erfaßten Fälle eine vorübergehende Besserungstendenz des pH mit dann erst anschließendem endgülti-
gem Absturz zu teilweise extrem tiefen Werten. Eine aus der o. g. Literatur
zusammengestellte Abbildung bei James (1959) sowie Mittelwertskurven
bei Usher (1961 a) stellen im Prinzip mit unseren übereinstimmende Verläufe dar, sowohl für die Überlebenden wie für die Gestorbenen, lediglich
finden sich bei den Überlebenden auch Fälle, die erst jenseits 48 Std in den
zeitbezogenen Normbereich münden. Vorläufig nur selten (ein Fall von
Jarre et al. mit Tris-Puffer, ein eigener Fall mit Natriumbicarbonat) finden sich Membrankinder, deren pH noch 1½ Std nach Geburt oder später
unter 7,0 liegt oder fällt, und die trotzdem überleben.

Die pCO_2-Werte verhalten sich im Gegensatz zu den gut in ein System
einzuordnenden pH- und Sauerstoffwerten sehr unregelmäßig. Unter 32
klinischen Membranfällen fanden wir (unabhängig vom Ausgang) bei Beginn der Messung gegenüber der zeitbezogenen Kurve normaler Frühgeborener 12mal erhöhte (bis 100 mm Hg, Sauerstoffehler nicht korrigiert),
10mal normale, 10mal sogar erniedrigte (bis 20 mm Hg, Sauerstoffehler
nicht korrigiert) Werte. Bei den konservativ behandelten überlebenden Fällen kam es, soweit sie überhöhte Ausgangswerte hatten, je nach Schwere mit
ca. 12—48 Std zur Erreichung oder Unterschreitung der Normkurve, vorherige passagere Verschlechterungen waren möglich. Bei den deletär verlaufenden Fällen mit erhöhten Ausgangswerten gab es solche, die nie zur Norm
sanken, sowie solche, die passager oder auch bis zur letzten Messung die
Norm erreichten oder sogar unterschritten. Deletäre Fälle mit normalen
oder erniedrigten Erstwerten zeigten ansteigende oder gleichbleibende Ver-
laufskurven. ¼—2 Std vor Tod konnten erhöhte (bis 180 mm Hg, Sauerstoffehler nicht korrigiert) oder normale Werte gemessen werden. Unmittel-

bar vor dem Tod dagegen sind infolge der nachlassenden Atemtätigkeit stark erhöhte Werte als obligat zu erwarten (siehe auch KERPEL-FRONIUS et al. 1964). Von HUTCHISON et al. (1962) stehen 29 therapiefreie Ausgangswerte zur Verfügung, Methode ebenfalls nach ASTRUP et al. 17 davon liegen innerhalb unserer zeitbezogenen Normwerte gesunder Frühgeborener. Unter 5 Pat. von BLYSTAD (1956 b) lagen bei mindestens 2, unter 7 Fällen von STRANG u. MAC LEISH bei 3 die Ausgangswerte in unserem zeitbezogenen Normbereich. Ausgangswerte von 100 mm Hg und mehr fanden wir nur 2, HUTCHISON et al. (1962) 3, STRANG u. MAC LEISH 2. Die Mittelwerte werden durch solche Extremfälle allerdings deutlich gehoben, USHER (1961 d) fand den pCO_2 im Mittel um 15 mm Hg gegenüber der Norm erhöht.

Wenn wir auch Werte, soweit sie nach der Methode von ASTRUP et al. bestimmt wurden, wegen des möglichen Sauerstoffehlers z. T. als Mindestwerte ansehen müssen, so können wir doch wenigstens sagen, daß eine kontinuierliche Hyperkapnie über die Normkurve des gesunden Frühgeborenen hinaus beim klinischen Membransyndrom keineswegs obligat ist. Dies wurde u. a. auch von RUDOLPH ausdrücklich betont. Als obligat ist sie lediglich für das unmittelbar prämortale Stadium zu betrachten. Die Gründe für dies sehr unregelmäßige Verhalten sind vielfältig. Die Diffusionskonstante der CO_2 ist gegenüber O_2 bekanntlich rund zwanzigfach größer. Die Abhängigkeit des pCO_2 von der Fähigkeit zur kompensatorischen Hyperventilation bzw. umgekehrt vom Grad der Depression konnten wir im tierexperimentellen Membransyndrom (Meerschweinchen unter Dolantin-Luminal, KEUTH 1962) deutlich zeigen. Auch in einfach gelagerten klinischen Einzelfällen läßt sie sich verfolgen. In der Mehrzahl der klinischen Fälle wird sie aber überdeckt durch die weiteren Faktoren, wie arterieller pO_2, Verschiedengradigkeit der asphyktischen Ausgangshypothek, Grad der pulmonalen Verteilungs- und Perfusionsstörung, interkurrente Apnoeanfälle, Doppelbedeutung niedriger Atemfrequenz als Zeichen ungünstiger Depression oder überstandener Krise und anderes.

Eine größere Regelmäßigkeit dagegen ist wieder bei den Pufferverhältnissen anzutreffen. Unter 28 Membranfällen fanden wir (unabhängig vom Ausgang) bei Beginn der Messung gegenüber der Normkurve gesunder Frühgeborener 14mal unter 15 mÄq/l (als grobe untere Normgrenze gesetzt) erniedrigte Standardbicarbonatwerte, 12mal Werte zwischen 15,0 und 19,9 mÄq/l und nur 2 Werte (20,6 und 21,4 mÄq/l) darüber. Ähnlich waren die Ausgangswerte von HUTCHISON et al. (1962), STRANG u. MACLEISH u. a. Im Falle des Überlebens ohne Infusionstherapie stiegen unsere Werte stetig oder zögernd oder sogar nach vorübergehendem Abfall innerhalb etwa 12 bis 48 Std zur zeitbezogenen Normkurve. Bei den gestorbenen Kindern fielen die Werte dagegen regelmäßig weiter ab, nur ganz vereinzelt und geringfügig fanden sich vorübergehende Besserungen. Der Abfall war flacher oder steiler, je nach Art des Verlaufes. Konnten die Werte bis 1—2 Std vor Tod verfolgt werden, so fielen sie oft schon unter 10 mÄq/l. Usher (1961 a) gibt eine Durchschnittskurve für spontanüberlebende distress-Kinder, die sich nicht wesentlich von der gesunder Frühgeborener unterscheidet, was an der Auswahl der Fälle liegen mag. Die Mittelwertskurve seiner gestorbenen Fälle dagegen stimmt gut mit unseren deletären Verläufen überein.

Mehrere Faktoren sind für die Konstellation und Tendenz der Blutgas- und Aciditätsverhältnisse der Membrankinder verantwortlich, so das Ausmaß der pulmonalen Verteilungs- und Perfusionsstörung, die Aktivität des Atemzentrums, das Ausmaß der Sauerstoffverbrauchssenkung (Miller et al. 1962) und der anaerob-glykolytischen Abläufe, das therapeutische Sauerstoffangebot, die Nierenfunktion (s. S. 84 f., 91) u. a. So lassen sich interindividuelle Differenzen und intraindividuelle Sprünge durchaus verstehen. Trotzdem ergibt sich aus den oben dargestellten Untersuchungen ein weitgehend einheitliches Gesamtbild: Beim klinischen Membransyndrom besteht unabhängig von der Prognose vom Beginn der manifesten Erkrankung an eine Acidose, die in der weit überwiegenden Mehrzahl der Fälle stärker, häufig auch wesentlich stärker ausgeprägt ist als der zeitbezogenen Mittelwertskurve der physiologischen Anpassungsacidose des normalen Frühgeborenen entspricht. Noch stärker ausgeprägt ist die Acidose bei Vergleich mit der Anpassungskurve des gesunden reifen Neugeborenen. Zu einem Zeitpunkt, an dem die physiologische Übergangsacidose des normalen Frühgeborenen noch als gemischt zu bezeichnen ist, tritt der überwiegend metabolische Charakter der Acidose der Membrankinder bereits deutlich hervor. Bereits bei klinischem Erkrankungsbeginn bzw. Diagnosestellung sind, grob gesagt, etwa $^1/_3$ der Fälle als praktisch rein metabolisch mit dem Versuch einer respiratorischen Kompensation und $^1/_3$ als gemischt mit einer respiratorischen Komponente von lediglich der Größenordnung der physiologischen Anpassungshyperkapnie zu bezeichnen. Nur beim letzten Drittel hat auch die respiratorische Komponente wesentliches Gewicht. Bei spontan überlebenden Fällen gelingt der Ausgleich der metabolischen bzw. beider Komponenten meist ziemlich stetig. Bei deletärem Verlauf erfolgt, nicht so selten nach vorübergehender Besserung überwiegend des respiratorischen Anteils im Sinne der versuchten Kompensation, ein steilerer oder flacherer Abfall in die tiefe, immer metabolische, bei starker Atemdepression oder besonders starken Lungenveränderungen oder großer Lungenunreife auch nennenswert respiratorische, tödliche Acidose. Die Hypoxämie der Membrankinder geht im allgemeinen der Schwere parallel. Nur einem kleineren Teil gelingt die spontane, hyperventilatorische, tachypnoische Erhaltung annähernd normaler Sättigungswerte. Mittleren Fällen gelingt sie u. U. bei Unterstützung durch therapeutische Erhöhung des alveolären Sauerstoffpartialdrucks. Schwere oder deletäre Fälle bleiben bzw. werden trotz Sauerstoffzusatz hypoxämisch. Die Abhängigkeit der metabolischen Komponente von der Hypoxämie ist deutlich, aber nicht ausschließlich.

c) Übrige Werte bei normalen und bei Membran-Kindern

Erhöhung der Milchsäure im Plasma ist bei verstärkten anaerob-glykolytischen Abläufen und metabolischer Acidose zu erwarten. Entsprechend den obigen Ausführungen über die passagere, physiologische Anpassungsacidose finden wir schon beim gesunden Neugeborenen und noch mehr beim Frühgeborenen erhöhte Plasmaspiegel von Milchsäure und anderen organischen Säuren (u. a. Brenztraubensäure), die sich trotz bald anlaufender erhöhter Ausscheidung (TOIVANEN et al.) erst nach einiger Zeit zur späteren Norm senken, was auf eine Neuproduktion auch noch postnatal während der ersten Stunden bzw. Tage schließen läßt. Eine Zusammenstellung der einschlägigen Literatur findet sich bei EWERBECK, RÄIHÄ sowie SMITH (1953). Bei Geburtsasphyxie bzw. niedriger Apgarnote liegen die Milchsäurewerte noch höher bzw. steigen in den ersten postnatalen Minuten stark an und normalisieren sich verzögert (JAMES 1960, RÄIHÄ, VEDRA), ein Befund, der auch aus entsprechenden Tier- und Gewebsuntersuchungen bekannt ist (DAWES 1961 b u. c, DAWES et al., SHELLEY 1961 a u. b, VILLEE u. a.). Folgerichtig waren auch beim klinischen Membransyndrom über die normalen Werte von Neu- und Frühgeborenen hinaus erhöhte Spiegel von Milchsäure (und evtl. anderen organischen Säuren) zu erwarten, beim tierexperimentellen RDS (Affenversuche von SHELLEY 1961 b) konnten sie bereits früher nachgewiesen werden, jüngst (GOMEZ u. GRAVEN, WANG et al.) wurden sie auch beim Membransyndrom (RDS) des Kindes gesichert.

Sinngemäß finden sich entsprechende Blutzuckererniedrigungen (gemessen wurde meist die Gesamtreduktion, nicht die sog. wahre Glucose). Der im Nabelschnurblut des gesunden Neugeborenen noch im Bereich der Erwachsenennorm liegende Spiegel beginnt unmittelbar postnatal abzufallen (s. SMITH 1953), der Tiefpunkt liegt im allgemeinen innerhalb des ersten Lebenstages, und zwar nach PINCUS et al. meist jenseits der ersten 6 Std, nach anderen (s. ZETTERSTRÖM 1961) innerhalb der ersten 3 Std, anschließend langsamer Wiederanstieg über Tage und Wochen. Frühgeborene (auch nach Ausklammerung der zur Hypoglykämie neigenden untergewichtigen Kinder toxikotischer Mütter, s. CORNBLATH et al. 1959, HAWORTH et al., ZETTERSTRÖM 1961) liegen tiefer als Neugeborene und um so tiefer, je niedriger ihre Gewichtsklasse (BAENS et al., PINCUS et al. u. a.). Nach NORVAL durchschnittlich erst mit 7—14 Tagen, nach KERPEL-FRONIUS et al. (1961) allerdings schon in der ersten Woche, überschreiten sie wieder die Grenze von 60 mg-%. Bei Neugeborenen diabetischer oder prädiabetischer Mütter liegen die Werte im Durchschnitt so tief oder noch tiefer als bei Frühgeborenen (GELLIS u. HSIA, KERPEL-FRONIUS et al. 1961, PEDERSEN et al., REARDON et al. 1955, ZETTERSTRÖM 1961 u. a.). Bei Geburt mit Asphyxie oder niedriger Apgarnote ist ebenfalls eine Erniedrigung noch unter die physiologische Hypoglykämie des Neu- und Frühgeborenen zu erwarten. Tierversuche von DAWES (1961 c), DAWES et al. sowie SHELLEY

(1961 a u. b) u. a. zeigen, daß unter diesen Bedingungen sich ein markanter
Schwund der Glykogendepots nachweisen läßt. Bei Membrankindern sind
vor allem die Glykogenreserven des Zwerchfells erschöpft (SHELLEY 1964).
Erwartungsgemäß fand USHER (1961 a) auch beim klinischen Membransyndrom bzw. RDS z. T. starke Hypoglykämien, ein Drittel seiner Fälle
lag zu irgendeiner Zeit unter 30 mg-%, einige davon sogar bei 5 mg-%
(s. a. BAENS et al.). Auch im tierexperimentellen RDS (SHELLEY 1961 c,
WIDDOWSON 1961) konnten relative Hypoglykämie und verstärkter Glykogenschwund (Zwerchfell, Herz, Leber) nachgewiesen werden. KERPEL-
FRONIUS et al. (1961) fanden die Blutzucker-Durchschnittswerte nicht sicher
von der Norm abweichend, dabei aber eine auffällig starke Streuung. In
einer jüngsten Untersuchung (1964) fanden sie in den letzten 2 Lebensstunden bei rund 40% der RDS-Kinder Werte unter 10 mg-%, bei weiteren rund 40% Werte von 80—150 mg-%, während normale Frühgeborene
zu 80% zwischen 20 und 80 mg-% lagen.

Der intracelluläre Kaliumspiegel ist bei Neugeborenen auffällig hoch
(KERPEL-FRONIUS et al. 1962, ÖSTERLUND), ein Zusammenhang mit den
hohen Glykogendepots des Neugeborenen (DAWES et al.) ist denkbar. Auch
der Kaliumgehalt des Blutserums ist beim Neugeborenen ca. 20% höher
als beim Erwachsenen (JAMES 1960, KERPEL-FRONIUS et al. 1962, ÖSTER-
LUND, OLIVER et al.), die Normalisierung dauert nach JAMES (1960) etwa
1 Std, nach OLIVER et al. sowie SMITH (1953) länger. Beim Frühgeborenen
ist der Plasma-Kalium-Spiegel mit zunehmendem Grad der Unreife sogar
noch höher (KERPEL-FRONIUS et al. 1962, NICOLOPOULOS u. SMITH, PINCUS
et al.), ebenso bei Kindern diabetischer und prädiabetischer Mütter (NICO-
LOPOULOS u. SMITH u. a.). Dies entspricht nach Abstufung und vermutlich
auch Ursache dem Grad der physiologischen Asphyxierung und des Katabolismus, wofür auch Asphyxie — (DAWES 1961 c), Hypoxydose — (BACH-
MANN), Acidose — (ANDERSEN, KÜHNS u. WEBER), Hyperkapnie — (AN-
DERSEN, BÜCHERL, SCRIBNER et al.) und Hunger-Kälte-Versuche (Glykogen-
bilanzen WIDDOWSON 1961) mit verfolgter Auswanderung intracellulären
Kaliums in den extracellulären und intravasalen Raum sprechen. Folgerichtig ist der Plasma-Kaliumspiegel bei unter der Geburt beeinträchtigten
Kindern (JAMES 1960), bei Frühgeborenen mit schlechter Prognose (KERPEL-
FRONIUS et al. 1962, MENTZEL) bei Kindern mit Membransyndrom bzw.
RDS (CATTI u. PROD'HOM, NICOLOPOULOS u. SMITH, ROSE, USHER 1959
u. 1961 a) ebenso wie beim tierexperimentellen Membransyndrom (LYNCH
et al.) und bei kleinsten Frühgeborenen, die wegen fehlender Gegenwehr
nicht zum RDS gezählt wurden (NICOLOPOULOS u. SMITH), im Durchschnitt
über diese physiologische Hyperkaliämie des Neu- und Frühgeborenen hinaus erhöht. USHER (1961 a u. e) fand beim RDS einen Anstieg meist erst
nach einigen Stunden (nach CATTI u. PROD'HOM ist die Erhöhung des Mittel-
wertes mit 4 Std bereits deutlich), der durchschnittliche Höchstwert betrug

bei überlebenden Kindern etwa 8 mÄq/l und lag am ersten Tag, bei sterbenden Kindern etwa 9 mÄq/l (Einzelwerte bis 13 mÄq/l) am 2. Tag. Nach Bilanzen von CORT, NICOLOPOULOS u. SMITH sowie USHER (1961 a) ist die Kaliumausscheidung durch die Nieren beim Membransyndrom bzw. RDS im Durchschnitt normal oder sogar erhöht, allerdings bei sterbenden Membrankindern deutlich niedriger als bei überlebenden, die Natrium- (bei normalen Natriumspiegeln im Blut, CATTI u. PROD'HOM u. a.) und Chlorausscheidung ist immer stark erhöht, ihr zusätzliches Anschwellen ist bei Ausschwemmung der Ödeme (SMITH et al.) zu erwarten. Erhöhte Natriumausscheidung pro kg gilt nach CORT u. PRIBYLOVA generell für Kinder nach subpartaler Asphyxierung. Die mögliche Teilrolle der Niere bei der Hyperkaliämie des RDS soll nicht geleugnet werden, doch scheint sie zeitweilig zu stark (u. U. sogar als allein verantwortlich) herausgestellt worden zu sein (s. a. NICOLOPOULOS u. SMITH, ROYER). Über Beziehungen der Kaliumwerte zum EKG s. S. 24, zur Prognose s. S. 51.

Ähnlich sind die Phosphorwerte des Serums schon bei gesunden Neugeborenen (TODD et al.) gegenüber dem Erwachsenen erhöht, noch mehr bei Frühgeborenen und Kindern diabetischer bzw. prädiabetischer Mütter (ZETTERSTRÖM u. ARNHOLD). Nach LYNCH et al., TROELSTRA et al., USHER (1961 a) u. a. ist der Phosphorspiegel beim RDS im Durchschnitt noch darüber hinaus erhöht, ähnlich wie dies klinisch und tierexperimentell auch nach Geburtsasphyxie (ESCARDO) und nach respiratorischer Acidose durch CO_2-Beatmung (ANDERSEN) registriert wurde. TROELSTRA et al. registrierten daneben niedrige Calciumwerte, die allerdings auch bei RDS-freien Frühgeborenen (siehe u. a. BRÜCK u. WEINTRAUB) auftreten können. Gehäufte Tetanien bei Membransyndrom haben wir nicht gesehen, wobei der antagonistische Effekt der Acidose in Rechnung zu setzen ist. USHER (1961 a) fand die Phosphorausscheidung über die Niere bei den Kindern mit RDS insgesamt normal oder eher erhöht, jedoch ist seinen Daten, vorbehaltlich der geringeren Zahl untersuchter Kinder, eine gewisse Verzögerung der Ausscheidungskurve mit starkem Anstieg erst am 2. Tag zu entnehmen. Über mögliche Zusammenhänge mit der renalen Säureausscheidung s. S. 85.

Der Rest-N im Serum ist beim gesunden Neugeborenen in den ersten Lebenstagen bis zu Werten über 50 mg-% erhöht, die Senkung zur späteren Norm erfolgt durchschnittlich um den 10. Tag (SEDGWICK u. ZIEGLER). Bei Frühgeborenen ist die Erhöhung noch stärker und umgekehrt proportional dem Gewicht, das Maximum liegt am 2. bis 3. Tag (JOPPICH u. WOLF, NICOLOPOULOS u. SMITH). Analog ist das Verhalten des Serum-Harnstoffs: vom Nabelschnurblut zum 24-Std-Wert steiler Anstieg (PINCUS et al.), Maximum mit 2—3 Tagen, Normalisierung gegen Ende der ersten Woche, Frühgeborene (SMITH et al.) höher ansteigend und langsamer abfallend als Neugeborene (McCANCE u. WIDDOWSON 1947). Asphyktisch Geborene haben höhere Rest-N-Spiegel als vital Geborene (JONSSON). Ebenso liegt der

Rest-N von Kindern mit RDS und noch mehr der kleinster, ohne Gegenwehr verfallender Frühgeborener durchschnittlich noch höher als der von gesunden Frühgeborenen oder ungestörten Kindern diabetischer Mütter (Nicolopoulos u. Smith), sterbende Membrankinder hatten höhere Werte als überlebende (Usher 1961 a). Sowohl bei gesunden Neu- und Frühgeborenen als auch bei überlebenden Membrankindern nahm die Stickstoffausscheidung über die Niere am 2. Tag zu (Nicolopoulos u. Smith), die Gesamtausscheidung von Urin-Stickstoff in den ersten 3 Tagen lag bei überlebenden Membrankindern höher als bei gesunden Neu- und Frühgeborenen (Usher 1961 a). Analog fanden Cort u. Pribylova sogar bei Nicht-Membrankindern die Harnstoffproduktion und -ausscheidung um so höher, je kleiner die (beim Schreien gemessene) Vitalkapazität der Lunge. Die Ausscheidungsfähigkeit der Niere für Stickstoff, gemessen an der Harnstoff-Clearance, ist bei Neugeborenen besser als bei Frühgeborenen und nimmt mit dem postnatalen Alter weiter zu (Gordon et al.). Bis zu einem gewissen Grade kann also die Niere als Teilursache der Rest-N- und Harnstoff-Erhöhungen im Serum angesehen werden, wie dies auch für die Kalium- und Phosphorwerte und die metabolische Acidose erwogen wurde und später noch einmal besprochen werden soll (s. S. 84 f.). In allen Fällen handelt es sich aber ganz überwiegend um eine Belastungsinsuffizienz. Das bedeutet, daß im Vordergrund vielmehr das bei Frühgeborenen, Kindern diabetischer Mütter und noch mehr bei Membransyndrom überhöhte Angebot an Stickstoff, Kalium, Phosphor, Säureäquivalenten steht, das auf einen gegenüber dem des physiologischen Anpassungsstadiums hinaus verstärkten Gewebsabbau zurückgeführt werden muß (Nicolopoulos u. Smith, Pedersen, Smith 1960 b, Usher 1961 a), auf den wir bereits im Zusammenhang mit Ödematose und Gewichtsverlust hinwiesen (s. S. 25 f.), und der von Widdowson (1961) auch im tierexperimentellen RDS bestätigt wurde.

6. Klinische Diagnose

So einfach bei geeigneter Untersuchungstechnik die histologische Diagnose der Membranlunge bzw. des congestive pulmonary failure ist, so schwierig und umstritten ist die entsprechende klinische Zuordnung und Diagnose, worauf neuerdings auch Rudolph u. Smith in der Zusammenfassung eines über dieses Thema abgehaltenen Symposiums wieder hinwiesen. Wie jede klinische Diagnosestellung muß sich auch die des klinischen Membransyndroms intra vitam per Analogieschluß stützen auf Daten und Zeichen, deren regelmäßiges Vorkommen bzw. Häufung wir zunächst bei solchen Fällen registrierten, die tödlich verliefen und histologisch als Membranlunge oder congestive pulmonary failure gesichert werden konnten. Die Schwierigkeiten ergeben sich aus der Tatsache, daß es recht verschiedenartige klinische Verlaufsformen gibt, und daß jedes einzelne Symptom vieldeutig sein kann.

Streng pathognomonische Symptome und Daten fehlen, erst das Gesamtmosaik erlaubt einen Wahrscheinlichkeitsschluß höherer Treffsicherheit.
Diese Schwierigkeiten teilt das klinische Membransyndrom jedoch mit vielen
klinischen Diagnosen. Wir zögern z. B. nicht, auf Grund anamnestischer,
klinischer und evtl. röntgenologischer Befunde die Diagnose einer Pneumonie beim Kind oder Erwachsenen zu stellen, obwohl wir das allein voll
beweisende histologische Substrat nicht in der Hand haben. Genauso sollten
wir auch beim Membransyndrom verfahren.

Wie in den früheren Kapiteln gezeigt wurde, sind für die klinische
Diagnose bereits wichtig anamnestische Daten wie Schwangerschaftsdauer,
Geburtsgewicht (Frühgeborene, relatives oder absolutes Übergewicht der
Kinder diabetischer oder prädiabetischer Mütter), Geburtsumstände (Blutungen, pathologische Lage, verlängerte Geburtsdauer, Sectio, Narkose,
schlechte Herztöne, nachgeborener Mehrling usw.), Zustand unmittelbar nach
Geburt und im Prodromalstadium (Asphyxie, Apnoe, niedrige Apgarnote,
deutliche Depression, die anhält oder ins Stadium der versuchsweisen Kompensation übergeht), und schließlich Manifestationsalter (typisch der Beginn
wenige Stunden nach Geburt, spätestens aber im Laufe des 2. Tages,
s. Tab. 8, S. 15). Klinisch wichtig sind, wie aus den früheren Abschnitten
hervorgeht, dann vor allem die Befunde an Atmung und Haut. Wichtigste
zusätzliche Untersuchungen, falls noch nötig, sind Röntgenaufnahme und
pH-Messung.

Die Diagnose ist relativ einfach in den typischen und eindrucksvollen
Fällen, wo nach entsprechender Geburtskomplikation und nach entsprechend
beeinträchtigtem Zustand des Kindes unmittelbar nach Geburt sich in zunehmendem Maße beschleunigte und dyspnoische Atmung, exspiratorisches
Stöhnen, inspiratorische Einziehungen, zunehmend grau werdende Cyanose
bei zunehmend hart werdenden Ödemen einstellen und die Entscheidung
über günstigen oder ungünstigen Ausgang typischerweise innerhalb der
ersten 48—72 Std fällt. Wesentlich schwieriger dagegen ist die sichere Einordnung der still und ohne nennenswerte Gegenwehr des Kindes verlaufenden Fälle, wo also keine oder nur eine flüchtige Tachypnoe besteht, wo
wegen der flachen Atmung Einziehungen und Stöhnen fehlen, wo Apnoeanfälle oder Fontanellenspannung irreführen, wo es wegen evtl. besonders
raschen Verlaufes zur Ausbildung stärkerer Ödeme und dem typischen
Grauumschlag der Cyanose gar nicht mehr kommt. Oder umgekehrt der
besonders leicht verlaufenden und gewöhnlich überlebenden Fälle mit nicht
selten leerer Anamnese, die zwar eine rasch einsetzende und starke Tachy-
und Dyspnoe zeigen, dagegen Cyanose, zumindest bei therapeutischem
Sauerstoffzusatz, und nennenswerte Ödeme, bei hoher Atemfrequenz auch
exspiratorisches Stöhnen vermissen lassen. Hier ist die Atemkompensa-
tion des Kindes so gut, daß der Krankheitsverlauf frühzeitig coupiert
wird.

Wo das Gesamtmosaik infolge Fehlens wichtigerer anamnestischer Momente oder klinischer Zeichen noch nicht zur Diagnose ausreicht, stellen die pH-Bestimmung im (meist capillären) Blut und bzw. oder die einfache Röntgenaufnahme des Thorax eine große Hilfe dar. Dabei ist die Unterschreitung der zeitbezogenen pH-Streukurve normaler Frühgeborener (Abb. 4, S. 30) bzw. Neugeborener zumindest für ernstere Membranfälle eine conditio sine qua non, andererseits aber angesichts der zahlreichen anderen Möglichkeiten zur Acidose noch nicht beweisend. Die zusätzliche Feststellung der reticulogranulären Lungenzeichnung jedoch sichert die Diagnose weitgehend (s. a. SILVERMAN 1958), über seltene Ausnahmen berichtet S. 19.

Differentialdiagnostisch von Bedeutung sind mehrere andere Atemstörungen und Abweichungen von der Atemnorm, sei es Erregungs- oder Lähmungsform, sei ihre primäre Ursache am Respirationsapparat, im Gehirn bzw. Atemzentrum oder im Herz-Kreislaufsystem, in Blutverlust oder Hämolyse gelegen. Die Unterscheidung kann auf Grund der Anamnese, der klinischen Untersuchung, der Röntgenaufnahme und nicht zuletzt auch der zeitbezogenen Atemfrequenz (KEUTH 1964 a) weitgehend getroffen werden. Dabei ist jedoch zu beachten, daß sowohl Übergänge aus solchen Atemstörungen ins sekundäre Membransyndrom (KEUTH 1961 b, 1962, 1964 a) als auch umgekehrte Komplikationen aus dem Membransyndrom (s. S. 3 f., 6 f., 54 ff.) möglich sind.

Am häufigsten ist die Verwechslung mit cerebralen Anoxie- oder Blutungsschäden, mit Aspirationen, Pneumonien und mit pulmonalen Hämorrhagien. AHVENAINEN (1962) weist darauf hin, daß bei sonst gleichen Atemsymptomen Apnoeanfälle und schrilles Schreien noch am ehesten auf eine primär zentrale Störung hinweisen. Im Prinzip ist dies richtig, wir sahen jedoch, daß „stille“ oder finale, reine Membranfälle ebenfalls Apnoeanfälle haben können, und MÜLLER (1959) sah Stöhnen bei zweifelsfreien primär cerebralen Fällen wie z. B. Meningitis. Auf die Gefahr, die Fontanellenspannung des Membransyndroms fehlzudeuten, wurde bereits S. 3 hingewiesen. Die Pneumonie, auch dort, wo sie nicht als Komplikation des Membransyndroms aufzufassen ist, verläuft im allgemeinen protrahierter, ihre dramatische Zone ebenso wie Krise liegen später, was mit der Atemkurve erfaßt werden kann (KEUTH 1964 a), ihr Röntgenbild (ebenso das der Aspiration) ist meist eindeutig. Auf die Übergänge zwischen Membranlunge und pulmonaler Hämorrhagie wurde bereits S. 6 eingegangen. Die reine pulmonale Hämorrhagie ist sehr selten. Ein Teil der Fälle ähnelt den frühen und schwersten Membranformen, läßt sich jedoch z. T. noch intra vitam abtrennen durch offensichtliche Blutungsneigung (Haut, Injektionsstellen) einschließlich Blutung aus Kehlkopf (laryngoskopisch) oder gar Mund und Nase sowie durch den massiv bronchopneumonieartigen Auskultationsbefund (KEUTH 1961 b). Andere Fälle setzen typischerweise und im Gegensatz zur

Membrankrankheit spät und abrupt ein (KEUTH 1964 a), wieder mit massivem Auskultationsbefund.

Vielenorts wird, ausgehend von der angloamerikanischen Literatur, an Stelle des Begriffes der Membrankrankheit bzw. des klinischen Membransyndroms der Begriff des idiopathic respiratory distress syndrome gebraucht, neuerdings von WEISSER (1963 b) mit Dyspnoe-Syndrom übersetzt. Dies hat vorwiegend zwei Gründe. Einmal wird betont (s. GREGG u. BERNSTEIN), daß, wie auch wir bereits oben gezeigt haben (s. S. 5), der Name Membrankrankheit unzutreffend ist insofern, als die eindrucksvollen und namengebenden Membranen nicht obligat sind und ihre Rolle im Krankheitsablauf noch nicht ganz geklärt, wahrscheinlich aber unbedeutend ist (s. S. 95 f.). Dem ist jedoch anzufügen, daß auch der Name respiratory distress syndrome unzutreffend ist als Synonym für klinisches Membransyndrom, da nach Name und Definition die stillen, abwehrlosen Formen der Membrankrankheit nicht berücksichtigt werden. Zum andern ist die Wortschöpfung veranlaßt worden durch die praktischen Schwierigkeiten, die einer exakten und zuverlässigen Diagnostik des klinischen Membransyndroms entgegenstehen können, während die Diagnose des respiratory distress syndrome auf Grund seiner Definition leichter zu handhaben ist, selbst dann, wenn unterschiedliche Definitionen bestehen.

Die Diagnose RDS wird von den meisten Autoren einfach dann gestellt, wenn ein Früh- oder Neugeborenes Tachypnoe und bzw. oder Dyspnoe und bzw. oder Einziehungen und bzw. oder exspiratorisches Stöhnen zeigt. In einigen Kliniken wird versucht, mit Hilfe des retraction score (s. SILVERMAN 1961 b) diese zunächst rein qualitative Abschätzung quantitativ zu präzisieren. Art und Stärke der Atembewegungen und Einziehungen, Bewegung der Nasenflügel und exspiratorische Geräusche werden benotet, die Notensumme drückt den Grad des distress aus. Bereits bei Besprechung der klinischen Symptome wurde jedoch darauf hingewiesen, daß Einziehungen, Dyspnoe, Stöhnen nicht streng pathognomonisch sein und umgekehrt bei Membrankrankheiten u. U. auch fehlen können. Dementsprechend fand BAUMAN (1958) nur in 58⁰/o seiner auf Grund des retraction score diagnostizierten und anschließend gestorbenen Distressfälle unter 2000 g Geburtsgewicht histologisch ein Membransyndrom. Nach SILVERMAN (1961 b) sind folgerichtig im RDS enthalten: gestorbene Fälle mit histologisch gesicherten hyalinen Membranen, gestorbene Fälle mit gleichen klinischen Zeichen, aber ohne Membrannachweis, und schließlich Überlebende mit gleichen klinischen Zeichen. MILLER versucht eine andere quantitative Definition des RDS. Dabei wurde zunächst bei allen Kindern, deren Atemfrequenz um 15 oder mehr Atemzüge pro Minute über die durchschnittliche Frequenz der ersten Lebensstunde anstieg, die Diagnose eines RDS gestellt (MILLER 1957). Später (MILLER 1962 a) erweiterte der Autor seine Definition. Ein RDS wird jetzt diagnostiziert, wenn jenseits der ersten Lebensstunde ein exspiratorisches Stöhnen hörbar ist oder bzw. und im Alter von 1—30 Std mehrmals eine Ruhe-Atemfrequenz über 65/min gezählt wird oder bzw. und im Alter von 1—30 Std eine Erhöhung der Atemfrequenz um mehr als 15/min über die höchste Frequenz der ersten Lebensstunde beobachtet wird. Je nachdem, ob therapeutischer Sauerstoffzusatz nötig ist oder nicht, unterteilt der Autor dann noch in schwere und leichte Formen. Tab. 9 zeigt die Häufigkeit der Kriterien. Die Übereinstimmung mit der Diagnose auf Grund des retraction score ist nicht vollständig. Nach MILLER (1962 a) zeigen 29,2% der Frühgeborenen und 13,7% der reifen Neugeborenen jenseits der 3. Lebensstunde noch thorakale Einziehungen, ohne jedoch, nach seiner Definition, ein RDS zu haben. Diese Einziehungen verschwanden im Mittel erst mit 33 bzw. 15 Lebensstunden. Ebensowenig wie

Tabelle 9. *Verteilung der Kriterien bei der Diagnose eines RDS (*MILLER *1962 a)*
Siehe auch S. 49

	exspir. Stöhnen jenseits d. 1. Std	Ruhe-Atemfrequenz über 65/min jens. d. 1. Std u. vor d. 31. Std	Anstieg d. Ruhe-Atemfrequenz um mehr als 15/min über d. Maximalfreq. d. 1. Std, jenseits d. 1. u. vor d. 31. Std	nicht klassifiziert
RDS leicht (Sauerstofftherapie nicht nötig) 264 Fälle	44	214	6	0
RDS schwer (Sauerstofftherapie nötig) 168 Fälle	100	49	6	13

bei der Definition nach dem retraction score und in Übereinstimmung mit der oben zitierten Erklärung von SILVERMAN (1961 b) ist jedoch zu erwarten, daß mit dem System von MILLER (1962 a) alle oder ausschließlich nur Membranfälle erfaßt werden. MILLER (1962 b) fand bei gestorbenen distress-Kindern oberhalb 2500 g Geburtsgewicht gehäuft Aspirationen und Pneumonien. Unter 54 sezierten schweren distress-Fällen fanden sich nur 22 sichere histologische Membranlungen (MILLER 1963). Auch FITCH u. RUBENSTONE weisen an Hand ihrer Einzelfälle auf diese Problematik hin.

Wir sind mit CRAIG u. FRASER u. a. der Meinung, daß zwar die Diagnostik eines RDS nach Einigung über die Definition wesentlich einfacher ist als die des klinischen Membransyndroms, daß der Begriff aber noch nicht befriedigt, da er weder in sich eine pathophysiologische Einheit darstellt noch bisher eine vollständige Erfassung der Membranfälle erlaubt. Die Häufigkeit des RDS übertrifft, wie im nächsten Abschnitt gezeigt wird, erheblich die des klinischen Membransyndroms. Trotzdem handelt es sich nicht um einen echten Oberbegriff, da es bisher alle diejenigen schweren Membranfälle ausschließt, die weder zu kompensatorischer Tachypnoe noch zu Stöhnen bzw. nennenswerten Einziehungen mehr fähig sind. Es handelt sich also bei den beiden klinischen Diagnosen um eine größere und eine kleinere Patientengruppe, die sich vorläufig nur teilweise überschneiden (KEUTH 1962).

7. Klinische Häufigkeit

Die klinische Häufigkeit des RDS wird je nach Definition verschieden angegeben. BAUMAN (1958) diagnostizierte ein RDS bei einem retraction score von 2 oder mehr. Er fand bei Frühgeborenen bis 2000 g Geburtsgewicht jenseits der ersten 6 Lebensstunden in der Klasse bis 1000 g 72%, mit 1001—1500 g 45%, mit 1501—2000 g 26% der Kinder betroffen. MILLER (1957) diagnostizierte auf Grund seiner älteren Definition (s. S. 43) ein RDS bei einem Geburtsgewicht von 1001—1500 g bei 89%, mit 1501 bis 2000 g bei 47%, mit 2001—2500 g bei 13% der Kinder, während über die Gruppe unter 1000 g Angaben fehlen. USHER (1961 d, 1963) gibt bei etwas engerer Definition des RDS folgende Zahlen: bis 1000 g ohne Angabe, 1001—1500 g ca. 50%, 1501—2000 g ca. 20%, 2001—2500 g ca. 5%, Frühgeborene insgesamt ca. 14%, reife Neugeborene 0,25%. DUNN (1965) zeigte, daß bei Bezug auf Gestationsalter statt Geburtsgewicht eine noch bessere Korrelation gefunden wird.

Bei Diagnostik nach seinen neueren Kriterien (s. S. 43 f.) kommt MILLER (1962 a) zu gegenüber früher etwas anderen Zahlen. Tab. 10 zeigt auch

Tabelle 10. *Häufigkeit und Schwere des RDS in Abhängigkeit vom Geburtsgewicht (MILLER 1962 a)*

Geburtsgewicht	lebend geboren	RDS leicht (Sauerstofftherapie nicht nötig)	RDS schwer (Sauerstofftherapie nötig)
—1000 g	keine Angabe		
1001—1500 g	88	13 = 14,8%	59 = 67,0%
1501—2000 g	196	56 = 28,6%	45 = 23,0%
2001—2500 g	692	120 = 17,3%	49 = 7,1%

hier die starke Häufung in den unteren Gewichtsklassen, wenn auch Angaben über Kinder unter 1000 g Geburtsgewicht fehlen. Durch die Unterteilung in schwere (d. h. nach der Definition von MILLER einer Sauerstofftherapie bedürftige) und leichte Fälle kommt in Tab. 10 auch gut der bevorzugt schwerere Befall in den unteren Gruppen zum Ausdruck. An anderer Stelle gibt MILLER (1963) Zahlen über die Geschlechtsverteilung. Wie bei den histologischen Membranfällen (s. S. 8) zeigt sich ein Überwiegen der Knaben, das bei Berücksichtigung nur der schweren, d. h. sauerstoffbedürftigen Fälle in den oberen Gewichtsklassen besonders eindrucksvoll wird (Tab. 11).

Tabelle 11. *Bevorzugtes Auftreten des schweren (sauerstoffbedürftigen) RDS bei Knaben (MILLER 1963)*

Geburtsgewicht	Mädchen lebend geboren	RDS schwer (Sauerstofftherapie nötig)	Knaben lebend geboren	RDS schwer (Sauerstofftherapie nötig)
—1000 g	keine Angabe		keine Angabe	
1001—1500 g	56	35 = 62,5%	40	30 = 75,0%
1501—2000 g	121	16 = 13,2%	104	38 = 36,5%
2001—2500 g	480	20 = 4,2%	358	42 = 11,7%

Seit Jahren und mit zuletzt befriedigender Zuverlässigkeit und Vollständigkeit bemühen wir uns, bei unseren Frühgeborenen nach den auf S. 41 f. aufgezeigten Kriterien und ohne Bindung an das RDS die klinische Diagnose Membrankrankheit zu stellen. Tab. 12 gibt unsere Zahlen aus einer

Tabelle 12. *Häufigkeit des klinischen Membransyndroms in Abhängigkeit vom Geburtsgewicht. Lückenlose Reihe von 589 lebend aufgenommenen Frühgeborenen, Universitäts-Kinderklinik Köln, 1. 7. 1959—30. 6. 1961. Siehe Text*

Geburtsgewicht g	lebend aufgenommen	klin. Membransyndrom	Kollektiv
—1000	47	15 = 31,9%	vollständig
1001—1500	137	41 = 29,9%	vollständig
1501—2000	228	38 = 16,7%	fast vollständig
2001—2500	177	29 = 16,4%	negative Auswahl

lückenlosen Reihe von 589 mit einem Lebenszeichen aufgenommenen Frühgeborenen. Da nur eindeutige Fälle gewertet wurden, handelte es sich eher um Mindestzahlen. Der Vergleich mit Tab. 10 zeigt, daß die Diagnose RDS in allen Gewichtsklassen wesentlich häufiger und großzügiger gestellt wird als die Diagnose Membrankrankheit. Die Gewichtsgruppe 2001 bis 2500 g ist in dieser Hinsicht allerdings nicht vergleichsfähig, da wir wie auch viele andere Kliniken Frühgeborene oberhalb 2000 g Geburtsgewicht meist nur dann aufnehmen, wenn sie pathologische Befunde aufweisen. Normalerweise stellt die Gruppe von 2001—2500 g etwa 60—70% aller lebendgeborenen Frühgeborenen (CORNER, CROSSE 1957 a, v. HARNACK, SILVERMAN 1961 b usw.). Die Häufigkeit des klinischen Membransyndroms würde somit im vollständigen Kollektiv dieser Gewichtsgruppe nur ca. 3% betragen statt 16,4%. Die Häufigkeit des klinischen Membransyndroms bei unseren 589 ausgewerteten Frühgeborenen beträgt mit 123 Fällen 20,9%. Bei Annahme einer auf 70% von 589 vervollständigten Gruppe 2001 bis 2500 g können wir auf eine Gesamtmorbidität an klinischem Membransyndrom von 9% für Frühgeborene aller Gewichtsklassen schließen. Für den Vergleich der beiden Tabellen ist ferner wichtig zu wissen, daß wir nur bei Bedürftigkeit von therapeutischem Sauerstoffzusatz die klinische Diagnose Membransyndrom stellen, daß also Tab. 12 insofern nur mit der letzten Spalte von Tab. 10 verglichen werden darf. Der Vergleich von Tab. 12 mit Tab. 1 (S. 8) zeigt, daß für die klinische ebenso wie für die anatomische Diagnose Membrankrankheiten die durchgehende Korrelation zwischen Geburtsgewicht und Häufigkeit gilt, auch in unserer Tab. 12 sind die kleinsten Frühgeborenen am häufigsten betroffen. Der Vergleich mit Tab. 1 läßt ferner auf eine Letalität von rund 50⁰/o in den 3 unteren Gewichtsklassen schließen (vor Einführung der antiacidotischen Therapie).

Über gehäuftes Vorkommen des klinischen Membransyndroms bei nachgeborenen Zwillingsfrühgeborenen s. Tab. 4 (S. 13), über Häufigkeit in Abhängigkeit von der Geburtsanamnese s. Tab. 5 (S. 14). Über Häufung des RDS nach Sectio s. Tab. 3 (S. 13), nach Geburtsapnoe s. Tab. 6 (S. 14). Bei Kindern diabetischer Mütter fanden MOORE et al. ein RDS in 57⁰/o. ÖSTERLUND u. RANTAKALLIO allerdings hatten unter 162 Kindern diabetischer Mütter nur 28 RDS-Fälle.

8. Verlauf und Prognose

Die Sterblichkeit des Membransyndroms wurde früher häufig mit 100⁰/o angegeben, vereinzelt auch noch in jüngerer Zeit (BRAUN u. MANN). Andererseits gab es immer schon Berichte bzw. Vermutungen über das Überleben einzelner Fälle (AHVENAINEN 1951, BAUMAN u. NADELHAFT, BRUNS u. SHIELDS 1951, CLIFFORD, FRIEDRICH, KLOOS 1957 u. 1959, LANDING, McKAY u. SMITH, PENDLETON, ZIEGLER 1959 u. a.). In den letzten Jahren wurde mit zunehmender Beachtung des klinischen Bildes auch die Überlebensrate höher gefunden.

Von den in Tab. 12 aufgeführten 123 Membrankindern aus 2 Frühgeborenenjahrgängen der Universitäts-Kinderklinik Köln starben 57, die Letalität des Membransyndroms betrug (bei konventioneller Therapie, also ohne Alkali-Glucose-Infusion) demnach 46,3⁰/o. Insgesamt starben von den 589 Frühgeborenen, bei denen es sich, wie gesagt, um eine negative Auswahl handelte, 151, der Anteil der klinischen Membranfälle an der Gesamtletalität betrug demnach 37,7⁰/o, der der histologischen Membranfälle (incl. congestive pulmonary failure) 33,8⁰/o. Gegenüber unserem Wert von 46,3⁰/o fanden HUTCHISON et al. (1962) eine Letalität von 66⁰/o.

USHER (1961 d, 1963) faßt das RDS etwas enger, so daß eine gewisse Vergleichbarkeit mit den eben genannten Zahlen anzunehmen ist. Er fand für das RDS unter 2000 g Geburtsgewicht eine Letalität von 66⁰/o. 1963 gab er für das konventionell (ohne Alkali-Glucose-Infusion) behandelte Syndrom folgende Letalitäten: bis 1000 g ohne Angabe, 1001—1500 g 52⁰/o, 1501—2000 g 39⁰/o, 2001—2500 g 31⁰/o. BAUMAN (1958) gibt für das auf Grund eines retraction score von 2 oder mehr diagnostizierte RDS bei Ausschluß der Todesfälle in den ersten 6 Std eine Letalität von 69⁰/o für ein Geburtsgewicht bis 1000 g, 58⁰/o für 1001—1500 g, und 46⁰/o für 1501 bis

2000 g an. DRISCOLL u. SMITH fanden: 1001—1500 g 62%, 1501—2000 g 29%, 2001—2500 g 40%. MILLER (1963) berichtet für das leichte (d. h. in seiner Definition einer Sauerstofftherapie nicht bedürftige) RDS in allen Gruppen von 1001—2500 g eine Letalität von 0%. Für die schweren (d. h. sauerstoffbedürftigen) Fälle von 1001—2500 g errechnet sich eine Gesamtletalität von 32,6%. Tab. 13 gibt die Detaillierung für Gewichtsgruppen von 250 g Abstand. Es ist zu sehen, daß zwar bei Vergleich der niedrigsten mit der höchsten Gewichtsgruppe eine umgekehrte Relation der Letalität zum Geburtsgewicht besteht, nicht aber bei Vergleich der Gruppen zwischen 1251 und 2250 g. Eine ähnliche Nivellierung ergibt sich bei Vergleich der Tab. 12 (S. 46) und 1 (S. 8), wobei allerdings die verschiedene Herkunft der Tabellen und der Fortfall der obersten Gewichtsgruppe zu Vorbehalten Anlaß gibt. DUNN (1965) fand bei Bezug auf Gestationsalter statt Geburtsgewicht eine wesentlich engere Korrelation zwischen RDS-Letalität und Unreife.

Tabelle 13. *Letalität des sog. schweren RDS nach Gewichtsgruppen* (MILLER *1963*). *Über die Gruppe bis 1000 g Geburtsgewicht keine Angaben*

Gewichtsgruppe (g)	schweres RDS (d. h. sauerstoffbedürftig)	gestorben
1001—1250	37	22 = 59,5%
1251—1500	28	8 = 28,6%
1501—1750	27	10 = 37,0%
1751—2000	27	6 = 22,2%
2001—2250	32	8 = 25,0%
2251—2500	30	5 = 16,6%

Nehmen wir an, daß doch aus der Zugehörigkeit wenigstens zur untersten oder obersten Gewichtsgruppe gewisse Schlüsse auf die Prognose gezogen werden können. Das Geschlecht kann insofern einen weiteren Beitrag zur Einzelprognose leisten, als nach MILLER (1963) schwere (d. h. sauerstoffbedürftige) Fälle bei Knaben gehäuft vorkommen (s. Tab. 11 S. 46), jedoch fand er die Letalität allein der nach seiner Definition schweren Fälle unabhängig vom Geschlecht. Auch einen Einfluß der Rasse konnte er nicht nachweisen. TROELSTRA et al. dagegen fanden die RDS-Letalität bei Knaben 62,5%, bei Mädchen nur 31,3%. Eine Dysapnoe jenseits 1 min nach Geburt trübt die Prognose deutlich. Unter 54 Frühgeborenen mit schwerem (d. h. sauerstoffbedürftigem) RDS nach Geburtsapnoe starben 32 = 59,2%, von 50 ebensolchen Fällen ohne Geburtsapnoe starben 10 = 20% (MILLER 1962 b). Bei 27 dieser Fälle ohne Geburtsapnoe setzten die distress-Zeichen schon 10 bis 30 min nach Geburt ein, hiervon starben 9 = 33,3%. Früher Beginn der Symptome ist also ebenfalls prognostisch belastend. Angesichts der engen Zusammenhänge zwischen Geburtsasphyxie und Apgarnote ist auch die prognostisch ungünstige Bedeutung einer niedrigen Apgarnote (1 min nach

Geburt) für die Überlebenschance eines Membransyndroms verständlich. Dauernd auffällig stark verminderter Muskeltonus ist nach eigener Erfahrung in Übereinstimmung mit mehreren Autoren (s. RUDOLPH u. SMITH) prognostisch sehr ungünstig. Ferner fanden wir bei Vorhandensein oder Auftreten einer Blutungsneigung ganz überwiegend deletäre Verläufe.

Besondere prognostische Bedeutung kommt den Symptomen von seiten der Atmung zu. MILLER (1962 a) diagnostiziert gegebenenfalls auch ohne das Vorhandensein einer Cyanose ein RDS, spricht es dann aber als leicht an, die Letalität ist 0% (MILLER 1963). USHER (1961 d u. e) fand bei über 12 Std anhaltender Cyanose eine bis auf 80—90% ansteigende Letalität. Wir möchten zumindest für die sauerstoffresistenten Cyanosen eine hohe Sterblichkeit bestätigen. Ähnlich verhält es sich nach USHER (1961 e) mit schweren Einziehungen oder bzw. und schwerem Stöhnen von über 6 Std Dauer (s. auch bei RUDOLPH u. SMITH, SILVERMAN 1958). Umgekehrt darf aber das Fehlen oder Verschwinden von Einziehungen und Stöhnen nicht ohne weiteres als günstig gedeutet werden, da beide nicht nur bei günstig ansteigender Atemfrequenz geringer zu werden pflegen, sondern auch bei ungünstig nachlassender Aktivität des Atemzentrums und erlahmender Atemmotorik, worauf bereits S. 16 f. hingewiesen wurde.

Auf die prognostische Bedeutung der besonders leicht und frei von subjektiven Wertungen zu verfolgenden Atemfrequenz haben vor allem MILLER et al. (1958) hingewiesen (s. auch KEUTH 1961 b, 1964 a). Die Kompensation der schweren protrahierten Acidose der Membrankinder wird zunächst auf respiratorischem Wege durch Erhöhung des Atemminutenvolumens versucht. Die Steigerung des Minutenvolumens vorwiegend durch Steigerung der Atemfrequenz ist hierbei trotz Beibehaltung des ungünstigen relativen Totraums des Membrankindes der ökonomischere und effektvollere Weg (s. S. 21). Der Versuch, nur über das Einzelatemvolumen das Minutenvolumen zu vergrößern, scheint dagegen nur eingeschlagen zu werden, wenn wegen zentraler Depression bzw. Limitierung oder aus anderen, noch unbekannten (dysregulativen?) Gründen der tachypnoische Weg dauernd oder zeitweise versperrt ist. MILLER et al. (1958) haben bei 3 Membrankindern diese Erhöhung des Minutenvolumens durch energetisch ungünstige Vergrößerung des Einzelhubes messend verfolgt, die Kompensation der Acidose gelang nicht, die Kinder starben. Das exspiratorische Stöhnen scheint z. T. eine Folge dieses Versuches der Vergrößerung des Einzelhubes zu sein (s. S. 17). So nimmt es nicht wunder, daß MILLER (1962 a) nach Tab. 9 (S. 44) bei leichten, prognostisch günstigen Fällen die Tachypnoe, bei schweren Fällen dagegen das Stöhnen als häufigstes Kriterium fand.

Tab. 14 zeigt die Beziehung zwischen der höchsten zwischen 1. und 3. Lebenstag erreichten Atemfrequenz und der Prognose des klinischen Membransyndroms an Hand einer willkürlich gewählten Zahl ausgewerteter Fälle von Frühgeborenen der Kölner Universitäts-Kinderklinik. Zum Ver-

Tabelle 14. *Atemfrequenz und Ausgang des Membransyndroms. Willkürliche Zahl von Frühgeborenen der Universitäts-Kinderklinik Köln. Von jedem Kind wurde die höchste zwischen 1. und 3. Tag erreichte Atemfrequenz gewertet, die letzte Spalte gibt den Durchschnitt dieser Einzel-Höchstwerte. Zum Vergleich Frühgeborene ohne Membransyndrom*

Diagnose	Ausgang	ausgew. Fälle	höchste Atemfrequenz (Durchschnitt)
Klin. Membransyndrom	überlebt	50	92
Klin. Membransyndrom	gestorben	50	65
Ohne Membransyndrom	überlebt	100	68
Ohne Membransyndrom	gestorben	50	59

gleich ist das Frequenzverhalten bei Frühgeborenen ohne Membransyndrom gegenübergestellt. Es zeigt sich eindeutig, daß die zu höherer Atemfrequenz fähigen Membrankinder im Durchschnitt besser kompensieren können und leichter überleben. Ein Membrankind, das sofort oder doch nur wenige Stunden nach anfänglichem Zögern mit oder ohne anfänglichem Stöhnen den Weg zur Tachypnoe etwa zwischen 80 und 140/min findet, hat durchschnittlich eine wesentlich günstigere Prognose als ein Membrankind, das aus seiner absoluten (d. h. Atemfrequenz unter der Norm) oder relativen (d. h. Atemfrequenz unterhalb des zur Kompensation nötigen Bereiches bleibend) Hypopnoe nicht herauskommt, das anhaltend und relativ niederfrequent stöhnt, oder das zum Zeichen seines deprimierten und zur Kompensation unfähigen Atemzentrums interkurrente Apnoeanfälle (s. auch USHER 1961 e) entwickelt. Kein gestorbener und histologisch bestätigter Membranfall von MILLER et al. (1958) hatte je eine Tachypnoe über 80/min zustande gebracht. Diese Ausschließlichkeit können wir allerdings nicht voll bestätigen. Die Unfähigkeit zur kompensatorischen Tachypnoe ist erwartungsgemäß gehäuft zu beobachten bei Kindern mit besonders schwerer asphyktischer Schädigung, die bereits das Atemzentrum beeinträchtigt hat, ferner bei Kindern mit nachwirkenden mütterlichen Narcotica bzw. Analgetica, schließlich auch häufig bei besonders kleinen und unreifen Frühgeborenen unter ca. 1200 g Geburtsgewicht, worauf wir später noch zu sprechen kommen werden (s. S. 80).

Die prognostische Wertigkeit der Atemfrequenz gilt selbstverständlich nur in Zusammenhang mit den übrigen klinischen und Laborbefunden. Nur bei gleich ungünstigem sonstigem Gesamtbefund also ist eine normale oder nur gering erhöhte Frequenz ungünstiger als eine hohe. Es gibt im Gesamtbefund leichtere Fälle, die sich ohne Tachypnoe und ohne besondere Therapie spontan erholen. MILLER et al. (1957) haben 4 solcher Kinder messend verfolgt, ihre Acidose und Hypoxämie besserte sich trotz gleichbleibender oder fallender Frequenz bei unverändertem Hub. Man könnte hier eine von unbekannter Ursache veranlaßte Besserung der intrapulmonalen Perfusionsstörung annehmen. Diese Wechselbeziehung zwischen Frequenz und Gesamtbefund ebenso wie die Deutung mit intrapulmonalen Funktionsänderungen in Begleitung der Änderungen der Acidose gelten auch für die Verlaufskurve am einzelnen Kind. Fallende Atemfrequenz bei Verschlechterung von Lungenbefund, Cyanose und Acidose ist ein deletäres Zeichen. Fallende Atemfrequenz bei günstigem Gesamtbefund und rosiger Hautfarbe hingegen ist das Zeichen der überstandenen Krise.

Ausmaß und Dauer der teigig-wachsartigen Hautödeme können ebenfalls prognostischen Wert erlangen, falls die Kinder überhaupt die Phase nennenswerter Ödeme lebend erreichen. Besonders früh auftretende und bzw. oder besonders stark ausgebildete Ödeme haben nach unserer Erfahrung in der Regel eine schlechte Vorbedeutung (s. auch bei RUDOLPH u. SMITH, USHER 1961 d). Analog gibt COOKE bei niedrigen Serumeiweißwerten unter 5 g-⁰/o eine schlechtere Prognose an. Die abrupt einsetzende Ausschwemmung der Ödeme mit scharfem Anstieg der Diurese (s. a. CORT) und Gewichtssturz ist oft ein zuverlässiges Zeichen der kritischen Besserung. Bei 29 besonders genau verfolgten Frühgeborenen mit klinischem Membransyndrom sahen wir 22mal zeitlich enges Zusammenfallen von Diureseanstieg, Gewichtssturz und Besserung. In den 7 restlichen Fällen waren Diureseanstieg und Gewichtssturz entweder kaum ausgeprägt oder zeitlich von der kritischen Besserung um etwa 12—24 Std entfernt.

Bei ungünstigem Verlauf verschlechtert sich nicht nur die Atemsituation, schreiten nicht nur Cyanose, Lungenveränderungen (auskultatorisch zunehmend atelektatischer Befund, röntgenologisch zunehmend konfluierende Fleckschatten), Herzbefund (leise Herztöne, Dilatation, Lebervergrößerung), Kreislaufbefund (Hypotonie, s. BUCCI et al., Minderdurchblutung), Ödeme und Tonusverlust fort, sondern es nehmen auch (s. S. 33 ff.) die Stoffwechselveränderungen zu. Dementsprechend haben auch einige Laborbefunde prognostischen Wert. So sahen wir bisher nur ein Membrankind überleben, dessen pH (Capillarblut) irgendwann jenseits 1¹/₂ Std nach Geburt 7,0 unterschritten hatte. Über einen weiteren Fall verfügen JARRE et al. USHER (1961 a, e) gibt sogar einen pH von 7,15 (venöses Blut, das entspricht nach seinen Vergleichsmessungen etwa 7,23 arteriell) als Grenze an. Bei einem Serumkalium über 9 mÄq/l ist nach USHER (1959, 1961 a, e) mit einer Letalität des RDS von über 90⁰/o zu rechnen. KERPEL-FRONIUS et al. (1962) fanden ganz allgemein bei Frühgeborenen mit oder ohne Membransyndrom bei Serumkalium unter 7 mÄq/l eine Mortalität von 4⁰/o, über 7 mÄq/l dagegen 40⁰/o. Unter 7 mÄq/l fanden sich nur bei 20⁰/o, über 7 mÄq/l jedoch bei über 60⁰/o der Kinder Hyperkaliämiezeichen im EKG, so daß mit gewisser Einschränkung auch ein entsprechend verändertes EKG prognostisch verwertet werden kann. Nach USHER (1961 e) ist schließlich auch bei einem in den ersten 6 Std des RDS über 7 mg-⁰/o erhöhten Serumphosphor mit einer hohen Letalität zu rechnen.

Der Tod tritt selten vor der zweiten Stunde und gewöhnlich innerhalb der ersten 48 Std ein. Tod unmittelbar am Membransyndrom jenseits 72 Std (Fehlen einer hinhaltenden Therapie vorausgesetzt) ist zumindest sehr ungewöhnlich, jeder einzelne Fall ist zu überprüfen. In der großen Mehrzahl derartiger Spättodesfälle mit histologischem Membranbefund handelt es sich um Tod durch eine Komplikation oder eine zweite Krankheit nach überstandenem oder klinisch gar nicht hervorgetretenem Membransyndrom (s. S. 11 f.). SILVERMAN (1961 b) fand bei histologisch gesichertem Membransyndrom bei Geburtsgewicht bis 1000 g eine durchschnittliche Lebensdauer von 12 Std, bei 1001—1500 g 13 Std, bei 1501—2000 g 18 Std. Der Durchschnittswert aller 3 Klassen lag bei 14,6 Std, unser Wert (Frühgeborene von unter 1000 g bis 2500 g, 14,6 Std) ist hiermit identisch. 66% der histologisch gesicherten Fälle von VOGEL waren bereits am 1. Tag gestorben, 86,5% innerhalb der ersten beiden Tage. Die histologisch verifizierten Fälle von SINAPIUS waren nach durchschnittlich 25 Std gestorben, und zwar unabhängig vom anatomischen Schweregrad. Letzteres weist u. E. auf die bereits S. 11 gestreifte Ambivalenz hin. Ein Befund kann schwer sein, weil das Kind länger überlebt hat und somit mehr Zeit zur vollen Ausbildung der Veränderungen zur Verfügung stand. Und andererseits: ein Kind kann länger überleben, weil es sich um einen leichteren Fall und Befund handelt.

Für das RDS ermittelte USHER (1961 d) ein durchschnittliches Sterbealter von 40 Std. MILLER (1963) fand beim RDS das Maximum der Todesfälle für die Gewichtsgruppen 1001—1500 g und 1501—2000 g am ersten Lebenstag, für 2001—2500 g dagegen am 2. und 3. Lebenstag. Insgesamt starben 61% innerhalb der ersten 48 Std, aber vereinzelte Todesfälle erfolgten auch noch am 5. und 7. Tag. Hierzu ist wichtig zu wissen, daß MILLER (1963) nur in 41% dieser Fälle histologisch ein Membransyndrom sicher nachweisen konnte. Bei den späten Fällen hat es sich also möglicherweise um kein Membransyndrom oder ähnlich wie bei späten Fällen von SILVERMAN (1961 b) um ein solches nur im Sinne des Nebenbefundes gehandelt. Hierfür sprechen auch Zahlen von BAUMAN (1958). Von seinen gestorbenen distress-Kindern hatten diejenigen mit histologischem Membranbefund ein durchschnittliches Alter von nur 25 Std erreicht, diejenigen ohne histologisches Membransyndrom jedoch waren durchschnittlich 78 Std alt geworden. Der späte Wert von 25 Std gegenüber unseren 14,6 Std ist darauf zurückzuführen, daß Todesfälle innerhalb der ersten 6 Std von BAUMAN überhaupt nicht berücksichtigt wurden.

Auch die kritische klinische Besserung des überlebenden Kindes mit reinem klinischem Membransyndrom tritt im allgemeinen innerhalb der ersten 72, evtl. 96 Std ein. Von 29 hierin genauer beobachteten Fällen waren bis zum 2. Lebenstag 7, bis zum 3. Tag 24, bis zum 4. Tag alle 29 kritisch gebessert. In der Regel erfolgt die Wendung um so früher, je leichter das Membransyndrom. Von dieser Regel gibt es einzelne Ausnahmen. Bevor man sich jedoch z. B. bei einem ungewöhnlich protrahierten leichten Fall zur Annahme einer Regelausnahme entschließt, sollten Komplikationen oder unabhängige bzw. nur mittelbar zugehörige Begleitkrankheiten ausgeschlossen werden. Zeichen der kritischen Wendung sind u. a. Verschwinden der Cyanose, Verminderung des therapeutischen Sauerstoffbedarfes, fallende Atemfrequenz bei gutem Aussehen, Rückgang von Stöhnen und Einziehungen, Tonuszunahme, Rückgang der Ödeme mit Anstieg der Urinproduktion und kurzer steilerer Gewichtsabnahme, Normalisierung des pH. Diese Zeichen sind keineswegs immer vollständig vertreten, auch müssen sie nicht streng synchron sein. Am zuverlässigsten ist der Rückgang der Tachypnoe bei gutem Aussehen, Führen einer Atemkurve ist wichtiger als z. B. tägliches Wiegen. Diesem Rückgang entspricht eine Renormalisierung des um 50—100% angewachsenen Atemminutenvolumens, MILLER et al. (1958) fanden mit etwa 4 Tagen die Volumina renormalisiert. Vollständige Symptomfreiheit sah AHVENAINEN (1958) erst nach Ablauf einer Woche. Wichtig zu wissen ist, daß bei Membrankindern mit interkurrenten Apnoeanfällen, insbesondere bei sehr kleinen oder zentral geschädigten Frühgeborenen mit limitierter Tachypnoemöglichkeit und mit Apnoeneigung, auch nach deutlicher oder kritischer Besserung des klinischen Membransyndroms noch weitere Apnoeanfälle auftreten können.

Abgesehen von den in den beiden nächsten Kapiteln referierten Daten über Nachfolgeveränderungen und Restbefunde in den Lungen sind keine Untersuchungen über Folgeerscheinungen und Spätschäden nach Membransyndrom bekannt geworden. Im wesentlichen interessieren hier bleibende Hirnschäden, merkliche Dauerschäden an anderen Organen dagegen sind kaum vorstellbar. Beim Membransyndrom liegt eine protrahierte Acidose und Hypoxämie vor. Diese „chronische Asphyxie" allein vermag bereits Hirnschäden zu setzen, z. T. unter Zwischenschaltung lokaler zirkulatorischer und vasculärer Veränderungen. Es sei hier an die Liquorvermehrung und an anoxische Blutungen (s. S. 3 f., 54 f.) erinnert ebenso wie an die mikroskopischen Befunde von MÜLLER (1959), SCHNECK u. NEUENBURGER sowie VEITH (s. S. 7). Hinzu kommt, daß dem Membransyndrom gehäuft asphyxierende Geburtskomplikationen oder direkt eine Geburtsasphyxie (Dysapnoe) vorausgehen, die einerseits bei Entstehen des Membransyndroms eine Rolle spielen, andererseits für direkte Hirnschädigung nach dem Mechanismus der akuten Asphyxie und Anoxie bekannt sind. Es ist also mit ziemlicher Wahrscheinlichkeit anzunehmen, daß sich bei Überlebenden nach Membransyndrom gehäuft Hirnschäden vor allem vom Asphyxie-Anoxie-Typ finden. Im Prinzip und abgesehen von der besonderen Häufung werden sie sich damit nicht von den Hirnschäden nach Frühgeburt unterscheiden, bei einem Teil der auf Dauer hirngeschädigten Frühgeborenen handelt es sich ganz zweifellos um überlebende Membrankinder. Für die ganz besonders zum Membransyndrom neigenden zweitgeborenen Zwillingsfrühgeborenen

(KEUTH et al. 1964) und Kinder diabetischer Mütter (GLEISS 1964) wurde eine besonders hohe Rate von cerebralen Dauerschäden bereits gesichert, allerdings wurde in beiden Untersuchungsreihen die Frage, ob ein Membransyndrom vorgelegen hatte oder nicht, nicht berücksichtigt.

9. Komplikationen

Im wesentlichen handelt es sich um Blutungen und Infektionen, die beide bereits im anatomischen Abschnitt (s. S. 3 f., 6 f.) gestreift wurden, sowie um Hyperbilirubinämie und „funktionellen Ileus". Pneumomediastinum oder Pneumothorax (FITCH u. RUBENSTONE, SMITH 1964 b) ohne Anhalt für Verursachung durch äußere Einflüsse (Beatmungsversuche) und andere Raritäten können hier vernachlässigt werden.

Wiederholt haben wir eine auffällig verstärkte Hyperbilirubinämie nach Membransyndrom beobachten können. CORNELISSEN et al., ähnlich wie MILLER u. REED, geben eine gleichsinnig lautende Aufstellung über Hyperbilirubinämien nach RDS. Ob eine solche Häufung aber tatsächlich Folge und nicht Parallelsymptom des Membransyndroms ist, sei dahingestellt. Die Häufung von Hyperbilirubinämien bei Frühgeborenen und bei Kindern diabetischer Mütter ist hinlänglich bekannt. Die von MARTIUS auch für Kinder nach operativen Geburten angegebene Häufung konnte von SCHELLONG allerdings nicht bestätigt werden. Ob diese Häufungen überwiegend auf das Konto von Membran- bzw. RDS-Kindern gehen, ist noch nicht hinreichend differenziert worden. Für eine mögliche besondere Kernikterusgefahr nach überstandenem Membransyndrom über den jeweiligen Hyperbilirubinämiegrad hinaus gibt es bisher nur indirekte Hinweise, so die von ODELL betonte Abhängigkeit von Albuminmenge und Acidosegrad.

Der funktionelle passagere Ileus bei und nach Membransyndrom ist um so häufiger, je mehr auf diese Komplikationen geachtet wird. Wir sahen mehrere derartige Kinder (s. auch MOORE et al.), DUNN (1963) berichtete über 9 Fälle, d. h. ca. 9% seiner überlebenden distress-Kinder. Die Auftreibung des Abdomens wird z. T. erst nach Überstehen des Membransyndroms bemerkt, sie setzt aber früher ein, z. T. kommt auch galliges Erbrechen hinzu. Die Entleerung des Meconiums hat entweder früh begonnen, wurde dann aber für 1—3 Tage unterbrochen, oder die erste Meconiumentleerung erfolgte überhaupt erst nach 3—4 Tagen, z. T. mit Meconiumpfropf. In beiden Fällen und bei Fehlen eines Pfropfes können wir eine echte direkte Komplikation des Membransyndroms bzw. seiner Stoffwechselstörung (Kaliumverschiebungen) vermuten. Besonders bei Kindern diabetischer Mütter darf im Gedanken an den funktionellen Ileus nicht eine echte Darmmißbildung übersehen werden.

Bei den Blutungen ist zwischen pathogenetischer Nebenordnung (die Blutung ist wie das Membransyndrom Folge einer Geburtsasphyxie) und

Nachordnung (die Blutung ist Folge der „chronischen Asphyxie" des Membransyndroms) oft nicht sicher zu unterscheiden, häufig ist mit beiden Mechanismen zugleich zu rechnen. Kombination von Membransyndrom und intrakranieller Blutung sahen KLOOS u. WULF (1962) zwar in 32% der sezierten Membranfälle, den gleichen Prozentsatz intrakranieller Blutungen sahen wir jedoch bei einem unausgelesenen Sektionsgut postnatal verstorbener Frühgeborener. Ob bei Membransyndrom mit einem zusätzlich erhöhten Satz zu rechnen ist, ist noch nicht entschieden. Nach unserer Erfahrung handelt es sich ganz überwiegend um subarachnoidale Asphyxieblutungen, die höchstens vereinzelt wesentlichen Einfluß auf den akuten klinischen Verlauf haben können (s. S. 80), mögliche spätere Folgen im Sinne des Hydrocephalus internus non resorptivus bleiben hiervon unberührt. Auch die selteneren, aus einer Plexusblutung oder einer perforierten subependymalen Blutung der Vena terminalis stammenden Ventrikelblutungen sind primär asphyktischer Natur, im Gegensatz zur Überzahl der Subarachnoidalblutungen können sie aber im klinischen Bild früh sekundär führend werden. Ihre Genese und ihre relative Häufung gerade bei kleinsten Frühgeborenen (POTTER 1940) läßt verstehen, daß sie auch bei Membrankindern zu finden sind. SMITH (1964 b) sah sie in 5 von 56 Membrantodesfällen. Neben dem uncharakteristischen Frühtod gibt es Formen, die unter wiederholten Apnoeanfällen bis Ende der ersten Woche sterben, und schließlich (CRAIG 1938) solche, die nach protrahierter Adynamie eventuell erst nach Wochen eine akute dramatische Verschlechterung zeigen mit Schreien, Schmerzgesicht, weiten Pupillen, Nystagmus, agitierten Bewegungen, grauer Hautfarbe, schneller stöhnender Atmung, Fontanellenspannung, Fieber und schließlich Tod. Auf die Fontanellenspannung durch Liquorvermehrung (s. S. 3) und damit Unbrauchbarkeit dieses Zeichens bei der frühen Blutungsdiagnostik wurde bereits hingewiesen. Mit Rückgang des klinischen Membransyndroms verschwindet aber die Liquorvermehrung. Persistierende oder wiederauftretende Fontanellenspannung ist daher verdächtig.

Die pulmonale Hämorrhagie wurde bereits auf S. 6 und 42 f. ausreichend besprochen. Ihre bedrohliche Form ist selten, die Grenze zwischen der Komplikationsform bei Membransyndrom und einer eigenständigen Form im Rahmen einer Asphyxie, Morbus haemorrhagicus usw. ist nicht immer sicher zu ziehen. Klinisch wichtig werden können ferner die ebenfalls seltenen rupturierten oder anämisierenden subcapsulären Leberhämatome. Zumindest für eine wohlumschriebene Gruppe von ihnen gilt ebenfalls die asphyktische Genese (HENDERSON) und die Bevorzugung von Frühgeborenen (MORTIMER u. THOMSON, PASTERNACK u. HJELT, WILLI). Beides erklärt die gelegentliche Kombination mit Membransyndrom. Die asphyktische Nebennierenhämorrhagie ist wesentlich häufiger, auch hier vermehrtes Vorkommen bei Frühgeborenen (DUMONT, SILVERMAN 1961 b) und damit bei Membrankindern. Meist handelt es sich aber um geringfügige Ausprägungen, die klinisch nicht faßbar und nach Meinung der meisten Autoren auch ohne Bedeutung sind. Die großen, klinisch die Führung übernehmenden und faßbaren, evtl. rupturierenden Formen sind selten, Vorkommen bei Membransyndrom haben wir bisher nicht gesehen.

Pneumonien bei Membransyndrom, und zwar nicht nur im Sinne von nebengeordneten nicht infizierten oder infizierten Aspirationspneumonien, sondern auch von echten nachgeordneten bakteriellen Komplikationen, kommen vor. Wir sahen einige Fälle ebenso wie HUTCHISON et al. (1962). SMITH (1964 b) sah unter 56 Membrantodesfällen 2 Pneumonien. KLOOS u. WULF (1956) fanden bei Bebrütung von Lungenmaterial teils Sterilität, teils Coli, Pyocyaneus, Proteus, Staphylococcus haemolyticus aureus, Streptokokken, Pneumokokken, Enterokokken. SINAPIUS fand in seiner Serie, die jedoch nur wenige Spätfälle enthielt, keine Pneumonie. RANSTRÖM (1953) dagegen glaubt, daß 50% der histologisch verifizierten Membranfälle an Pneumonien gestorben sind. Und AHVENAINEN (1959) gibt ganz enorme Häufigkeitszahlen über gemeinsamen Sektionsbefund von Membransyndrom und Pneumonie bei Frühgeborenen (Tab. 15), ähnlich YLPPÖ (1954) auf Grund desselben Materials.

Tabelle 15. *Häufigkeit der Kombination von histologischem Membransyndrom und Pneumoniebefund bei Frühgeborenen (AHVENAINEN 1959). Bei der Mehrzahl der Fälle handelt es sich u. E. um die leukocytäre Abbaureaktion bei bzw. nach Membransyndrom, nicht aber um infektionsbedingte Pneumonie*

Alter	histol. Membransyndrom	davon Kombination mit „Pneumonie"
unter 1 Tag	93	13 = 14%
1 Tag	82	37 = 46%
2 Tage	31	16 = 52%
3 Tage	18	12 = 67%
4 Tage	12	6 = 50%
5 Tage	8	7 = 87%
6 Tage	7	6 = 86%

Zu diesen erstaunlichen Häufigkeitsangaben vermerkt AHVENAINEN (1959) bereits selbst einschränkend, ähnliche Zahlen habe er in dieser Altersgruppe auch bei membranfreien Kindern gefunden. Daß wir ebenso wie fast alle anderen Autoren die Kombination mit Pneumonie klinisch und pathologisch-anatomisch wesentlich seltener gesehen haben, mag z. T. seinen Grund in antibiotischer Prophylaxe und ähnlichen Faktoren haben, z. T. auch im relativ hohen Durchschnittsalter der Fälle von AHVENAINEN bzw. in der Ausdehnung der Gruppe bis zum Ende des 6. Tages. Hauptsächlich handelt es sich jedoch unserer Überzeugung nach nicht um infektionsbedingte Pneumonien, sondern um pneumonieähnliche leukocytäre Ansammlungen, die aus Befunden von KLOOS u. WULF (1956), POTTER (1957), WEBER (1957), ZIEGLER (1959) u. a. bereits bekannt waren und in eigenen Tierversuchen

(s. folgendes Kapitel) als regelmäßig auftretende Abbaureaktion bei bzw. nach Membrankrankheit erwiesen wurden. KLOOS et al. (1961) glauben sogar auf Grund von Tierversuchen einen gewissen Antagonismus zwischen Pneumonie und Membransyndrom feststellen zu können, insofern, als sich bei Meerschweinchen, die bereits mit Pneumonien behaftet waren, weniger zuverlässig Membranen erzeugen ließen als bei gesunden Tieren.

Trotz dieser harmlosen Deutungsmöglichkeit der Mehrzahl der sog. Pneumoniekomplikationen darf nicht vergessen werden, daß es sich bei Membrankindern gehäuft um Kinder mit vermehrter Infektionsexposition handelt (infektiöse Erkrankungen der Mutter mit Frühgeburtsfolge, vorzeitiger Blasensprung mit Frühgeburtsfolge, Asphyxien und anschließende Manipulationen). Ferner ergaben eigene Versuche zusammen mit STICKL eine vermehrte und peripher betonte Anreicherung von i.v. injizierten Staphylokokken bzw. Influenzaviren in den Lungen von Kaninchen mit durch exogene Hyperkapnie erzeugtem Membransyndrom im Vergleich zu (mit einer Ausnahme) anderen Organen derselben Tiere sowie zu den Lungen von Kontrolltieren (KEUTH et al. 1963). Die periphere Betonung entspricht der bevorzugt peripheren Lokalisation der Lungenveränderungen beim Membransyndrom, am ehesten ist sie also als Folge der bevorzugt peripheren Schädigung und Funktionsänderung des Lungengewebes im Gefolge des Membransyndroms anzusehen. Ob Lokalisation und Mechanismen auch für eine aerogene Infektion gelten können, bleibe dahingestellt. Sicher kann dies nur an einer kleinen Tierserie gewonnene vorläufige Ergebnis schon aus Gründen der zwangsläufig unphysiologischen Versuchsanordnung nicht ohne weiteres auf das Membransyndrom des Kindes übertragen werden. Bei Berücksichtigung auch der Exposition ergibt sich aber doch Anlaß, bis auf weiteres und womöglich stärker als bisher entsprechende Prophylaxe (steriles Arbeiten, Inkubator, erlaubtes Antibioticum) zu treiben.

10. Rückbildung der Lungenveränderungen

Wie im vorletzten Kapitel dargestellt wurde, erfolgt beim überlebenden Membrankind die kritische klinische Besserung überwiegend bis zum Ende des 2. oder 3. Tages. Die volle Normalisierung jedoch dauert naturgemäß etwas länger, AHVENAINEN (1958) fand erst nach Ablauf einer Woche die Kinder ganz symptomfrei. Funktionelle Untersuchungen an Membrankindern (MILLER et al. 1957, NELSON et al. 1961) und bei Hyperkapnietieren (BÜCHERL u. KLOOS) zeigen, daß mit Besserung des Krankheitsbildes auch Rückgang von Verteilungsstörung (Atelektasen) und Perfusionsstörung zu beobachten ist. Die röntgenologischen Veränderungen, im wesentlichen wohl durch Kongestion und Atelektasen hervorgerufen, können nach unserer Erfahrung mit kritischer Besserung oder bis Ende der ersten Woche geschwunden sein (s. auch HUTCHISON et al. 1962). Sie können aber auch über die

erste Woche hinaus persistieren, jedoch reicht die Zahl unserer Röntgenuntersuchungen an Membrankindern nicht aus, um hier eine Grenze anzu-
geben. McKay u. Smith sprechen von einer gelegentlichen Persistenz über
1—2 Wochen. Beim tierexperimentellen Membransyndrom (Meerschweinchen 30 Std lang in einem durchströmenden Gasgemisch von 12% CO_2
und 88% O_2) bilden sich röntgenologisch fleckigstreifige, z. T. auch konfluierende Verschattungen, die, abgesehen von etwas unregelmäßigerer Verteilung, den Röntgenbefunden beim Membrankind (s. S. 18 f.) recht ähnlich
sind (Keuth 1962). Den wesentlichen Rückgang der röntgenologischen Veränderungen sahen wir bei 4 genügend lange verfolgten Tieren erst um den
10.—15. Tag nach Ende der Hyperkapnie-Exposition. Leichteste restliche
Veränderungen fanden sich aber noch bis zum 30. oder 50. Tag.

Hinsichtlich der Rückbildung der makroskopischen Lungenveränderungen ist wenig bekannt. Wir fanden bei einem 8 Tage alt gewordenen Frühgeborenen von 1750 g Geburtsgewicht, das nach überstandener Membrankrankheit an einer Coli-Dyspepsie gestorben war (Keuth 1959), noch ausgedehnte Splenisation. Bei einem anderen Frühgeborenen von 860 g Geburtsgewicht, das nach Membransyndrom erst mit 32 Tagen an den Folgen eines
rasch wachsenden Hydrocephalus starb, zeigten die Lungen, abgesehen vom
Unreifetyp, äußerlich keine Besonderheiten mehr. In einer Verlaufsbeob-
achtung (Keuth 1962) von 11 Meerschweinchen nach 30 Std CO_2-Gemisch
(12% CO_2, 88% O_2 in Anlehnung an Kloos et al. 1957) begannen die
Splenisationsbezirke zwischen 3. und 5. Tag abzublassen, jedoch waren noch
nach 30 und 50 Tagen (Abbruch der Serie) Reste zu sehen in Form von bis
linsengroßen, definitiv geschädigten, emphysematischen oder narbig ein-
gezogenen, dunkelfarbigen Herden.

Auch über den Rückgang der histologischen Lungenveränderungen ist
relativ wenig bekannt. In der erwähnten, allerdings nur 11 Tiere umfassenden Serie mit Tötung der Tiere zwischen 1. und 50. Tag nach Hyperkapnie sahen wir schon bis zum 2. Tag einen deutlichen Rückgang der
vasculären Kongestion, die dünnen, zartgefärbten, alveolären Ödeme
schwanden zwischen 2. und 5. Tag. Auch Bruns u. Shields (1951) sahen
beim Versuchstier Kongestion und Ödem bereits am 2. Tag schwinden.
Kloos et al. (1961) dagegen fanden bei einem Tier noch nach 5 Tagen
eine Blutfülle der Lungengefäße. Auch bei unserem oben erwähnten Frühgeborenen von 8 Tagen war eine erhebliche Hyperämie vorhanden, jedoch
war sie möglicherweise als final und von der Membrankrankheit unabhängig
zu deuten. Alveolär oder interstitiell gelegene Erythrocyten konnten wir
beim Meerschweinchen z. T. bis zum 20. Tag verfolgen, auch bei dem 8 Tage
alten Frühgeborenen waren noch massive Hämorrhagien vorhanden, Ziegler (1959) zeigt eine ähnliche mikroskopische Abbildung von einem ebenfalls 8 Tage alt gewordenen und an Meningitis gestorbenen Frühgeborenen.
Das Ausmaß der Atelektasen nahm bei unseren Tieren mit zunehmendem

Abstand von der CO_2-Exposition ab, kleine atelektatische Bezirke fanden sich noch am 35. Tag.

Die dichteren, membranähnlichen Ödeme und die Membranen selbst wurden bei spätgestorbenen Kindern zwar z. T. aufgesplittert (AHVENAINEN 1951, ZIEGLER 1959), teils schollig zerfallen (WADE-EVANS 1962, ZIEGLER 1959) gefunden, im wesentlichen können sie jedoch nicht einfach capillär resorbiert, sondern müssen cellulär abgebaut werden. So fanden AHVENAINEN (1951), KLOOS u. WULF (1956), ROBERTSON, WADE-EVANS (1962), WEBER (1957), ZIEGLER (1959) bei relativ spät gestorbenen Membrankindern, BRUNS u. SHIELDS (1951) und LAUFE u. STEVENSON (1954) nach Tierversuchen viele Membranen von Leukocyten und gelegentlich auch Makrophagen besetzt bzw. durchsetzt. LANDING, POTTER (1957) u. a. nahmen an, daß der Abbau in wenigen Tagen bis längstens einer Woche beendet ist, BRUNS u. SHIELDS (1951) rechnen mit einer Zeit von zwei Wochen.

ZIEGLER (1959) sah jedoch bei 9 Tage alten Kindern noch starken Membranbefall, bei einem 26 Tage alten Kind ebenso wie wir bei dem bereits erwähnten 32 Tage alten Kind noch geringe Membranreste. Wie bei ZIEGLER zeigte auch unser erwähntes 8 Tage altes Frühgeborenes noch ganz massiven Membranbefall, jedoch auffälligerweise kaum leukocytäre Reaktion, was möglicherweise mit einer hohen Prednisonmedikation zusammenhing. In unserer erwähnten kleinen Tierserie traten zwischen 2. und 5. Tag mononucleäre Zellen auf, was mit der Beobachtung von POTTER (1957) an relativ spät gestorbenen Membrankindern (Reaktion am 3. bis 4. Tag) übereinstimmt, ebenso in etwa mit dem Häufigkeitsanstieg der „Pneumonien" von AHVENAINEN (1950) auf Tab. 15 (S. 56). Sie blieben an manchen Stellen vereinzelt, an anderen bildeten sie dichtere Ansammlungen mit leichter Hyperämie bis zu pneumonieähnlichen Herden. Zum Teil lagen sie interstitiell oder perivasculär, z. T. wurden die Membranen besetzt, möglicherweise auch durchsetzt, wobei anfangs mehr, später aber immer noch vereinzelte Membranen auffälligerweise praktisch frei blieben. Der stärkste Leukocytenbefall lag in der Serie um den 5. bis 20. Tag, am 35. Tag war der Befund nur noch gering, am 50. Tag kein sicherer Leukocytenbefall mehr. Spätestens am 10. Tag war der buchtenartige und vacuoläre Abbau der Membranen deutlich zu sehen. Mit 20—50 Tagen waren in zunehmender Zahl Membranen zu blassen, vacuolisierten oder spinnwebartigen Schatten geworden. Vereinzelte unveränderte Membranen fanden sich aber noch mit 35 Tagen. Mit 50 Tagen immer noch in spärlichen Randpartien deutlich erkennbare, nur wenig angegriffene Restmembranen.

Wir können aus den angeführten Befunden einige Schlüsse ziehen. Die klinische Wendung und die klinische Symptomfreiheit eilen der anatomischen und u. U. auch der röntgenologischen Renormalisierung weit voraus. Ganz eindeutig ist die klinische Wendung nicht auf einen Rückgang der Membranen zurückzuführen, zumindest z. T. scheint sie auch unabhängig von der Renormalisierung der Atelektasen und Ödeme. Dagegen läßt das schnelle Schwinden der Kongestion beim Versuchstier vermuten, daß es auch beim Kind im engeren Zusammenhang mit der klinischen Wendung zu einem raschen Rückgang der Kongestion kommt. Möglicherweise sowohl als Folge der Wendung wie auch teilweise als Glied in der Ursachenkette der Wendung (s. S. 86 f.) im Sinne eines Rückganges der Perfusionsstörung mit „spontaner" Besserung (von MILLER et al. 1957 gemessen) der effektiven Alveolarventilation. Die Rückbildung der Kongestion hat vermutlich ferner zur Folge, daß die weitere Ödem- und Membranproduktion abgestoppt wird.

Fehldeutung der leukocytären Abbaureaktion ist zweifellos (s. auch ZIEGLER 1959) die Erklärung für einen Teil der häufigen „Pneumoniebefunde" bei Membrankindern (s. Tab. 15, S. 56). Darüber hinaus wäre sogar denkbar, daß wir es bei den als „Neugeborenenpneumonie mit Fibrin" (POTTER 1957, WADE-EVANS 1961 b) beschriebenen Fällen zumindest z. T. ebenfalls mit Membrankindern zu tun haben, deren leukocytäre Reaktion besonders stark ist oder die tatsächlich eine zusätzliche Pneumonie haben. Daß zusätzlich infektiös bedingte Pneumonien bei Membransyndrom nicht ausgeschlossen sind, wurde bereits S. 56 f. festgestellt. Der Membranabbau geht wesentlich langsamer voran, als bisher angenommen wurde. In großen Abschnitten der Lunge scheint es aber schließlich zu einer praktisch vollen restitutio ad integrum zu kommen. Ob in restlos allen Abschnitten, scheint aber zweifelhaft. Funktionell ist dies aber ohne Bedeutung. Wie schon gesagt, schwinden bei einem Teil der Kinder die röntgenologischen Veränderungen rasch, d. h. mit oder 1—2 Tage nach klinischer Besserung. Es liegt nahe, dies mit dem Rückgang der Kongestion zu erklären. Verbleibende Membranen und kleinere Atelektasen könnten sich der weiteren Darstellung entziehen, falls ihr Durchmesser unter 2 mm liegt (ZSEBÖK) und auch ein Summationseffekt nicht ausreicht. Bei anderen Kindern geht jedoch, ebenso wie bei unseren Tieren, die röntgenologische Normalisierung langsamer vonstatten. Man könnte vermuten, daß es in diesen Fällen hinsichtlich des röntgenologischen Verschattungseffektes, abgesehen von dem als sicher anzunehmenden Effekt der Atelektasen und evtl. auch Membranen, zu einer Teilablösung der rückläufigen Kongestion durch die zunehmende leukocytäre Reaktion kommt. Röntgenologische Differenzierung eines solchen Vorganges ist jedoch bisher nicht gelungen.

IV. Ätiologie und Pathogenese

Die Vorstellungen, die man sich besonders in den letzten drei Jahrzehnten über Ätiologie und Pathogenese des Membransyndroms gemacht hat, sind zahlreich und sehr divergierend, sie sollen hier nicht vollständig dargestellt werden. Zwei Fehler liegen vor allem den meisten älteren Mißdeutungen zugrunde. Zum ersten interessierte man sich zu sehr oder ausschließlich für die zwar eindrucksvollen und daher namengebenden, aber keineswegs streng obligaten Membranen, während die funktionell gewichtigen und obligaten morphologischen Befunde, nämlich Kongestion und Atelektasen, vernachlässigt wurden. Zum andern gelang es erst nach und nach, von der Morphologie zur Klinik vorzudringen, die Frage nach der Morphogenese zur Frage nach Ätiologie und Pathogenese des anatomischen und des klinischen Membransyndroms zu erweitern und damit auch klinische Befunde zur Beantwortung mit heranzuziehen.

1. Aspirations-, Nekrotisierungs- und Irritationstheorien

In den meisten älteren und nicht selten auch in neueren Publikationen wird die irrtümlicherweise als Zentralproblem herausgestellte Frage nach der Herkunft der Membranen dahingehend beantwortet, daß es sich um aspiriertes oder höchstens aus dem Bronchialbaum stammendes Material handele, das dann entsprechende Veränderungen bis hin zur hyalinen Membran durchgemacht habe. Neben Vernix caseosa („Vernix-Membranen") bzw. Fruchtwasserbestandteilen (DICK u. PUND, FARBER u. SWEET, FARBER u. WILSON 1932, HOCHHEIM, MUNCK u. a.), Fruchtwasserprotein (BLYSTAD et al. u. a.) wurde auch an Schleim aus Nasopharynx, Mundhöhle und Bronchialbaum gedacht (WAGNER) oder die Entstehung durch Hyalinisierung nekrotischen pulmonalen Epithels erwogen (BARTER, BARTER u. MADDISON, HIRSCHMANN, ROSENTHAL, TREGILLUS). HENDERSON et al. u. a. (s. KLOOS 1959) nahmen eine Proteinfällung durch aspirierte Magensäure an. SNYDER (1958 a ff.) führt die Membranen bei Kaiserschnittskindern und bei vorzeitiger Lösung auf die Aspiration von mütterlichem Blut und Plasma zurück, aus dem sich dann die Membranen bilden sollen.

Gegen diese Theorien der Aspiration oder der Nekrotisierung sind bald zahlreiche Gegenargumente erhoben worden, einige seien hier aufgeführt. Gerade bei kleinen Frühgeborenen, deren Vernix caseosa noch minimal ist, finden sich gehäuft hyaline Membranen (KLOOS 1959). Aspiration geringer Mengen von Fruchtwasser ist physiologisch (DAVIS u. POTTER, REIFFERSCHEID u. SCHIEMAN), ja sogar experimentelle Instillation größerer Fruchtwassermengen um 100 ml wird bei intaktem Lungenkreislauf vertragen, die Flüssigkeit wird nach POTTER (1957) und ZSEBÖK rasch resorbiert, wozu allerdings die Befunde von COLEBATSCH et al. in Widerspruch stehen. Typische Massivaspirationen oder Aspirationspneumonien zeigen meist keine Membranen (LELONG). Kommen sie doch gemeinsam vor, so ist meist eine deutliche räumliche Trennung zu beobachten (GAVALLER 1956). Nekrotische Epithelien aus Alveolen und Bronchialbaum lassen sich zwar regelmäßig, aber nicht ausnahmslos als Einschlüsse oder in der Nachbarschaft der Membranen nachweisen, ein kontinuierlicher Übergang im Sinne der Hyalinisierung ist nicht zu beobachten. Die Hypothesen von SNYDER

(1958 a ff.) schließlich sind zwangsläufig auf Fälle nachweisbarer Blutaspiration beschränkt, isolierte Plasmaaspiration ist nicht denkbar. Wir finden jedoch membranbefallene Alveolen und Alveolargänge oder größere Bezirke genug, gelegentlich sogar ganze Lungen, wo der Nachweis intraalveolär oder gar im Bronchialsystem gelegener Erythrocyten mißlingt. Nach den bereits S. 6 zitierten Untersuchungen handelt es sich bei der Grundsubstanz der Membranen zwar tatsächlich um Plasmabestandteile, insbesondere Fibrin, wie auch SNYDER (1958 a ff.) voraussetzt. Jedoch zeigten die Tierversuche von ARWAKA mit Auftauchen von isotopenmarkiertem Blutprotein in den Membranen und insbesondere der Sektionsbefund von PIPER u. KLEPPE, Kaiserschnittskind mit hyalinen Membranen auch in einer Nebenlunge ohne Anschluß an das Bronchialsystem, daß es sich um Material endogener Herkunft handeln muß. Der regelmäßige Befund einer starken Vasodilatation und Kongestion und insbesondere die häufige Lage der Membranen anfangs unter der Grenzmembran (KLOOS u. WULF 1957) oder dem Epithel (KEUTH 1962) und erst sekundär im freien Lumen sind Indizien dafür, daß diese endogene Herkunft eine vasculäre ist.

Ein Kompromißversuch nimmt eine gerinnungsfördernde Mitwirkung aspirierten Fruchtwassers bei der Fibrinbildung und dem membranähnlichen Niederschlag des fibrinogenhaltigen vasculären Transsudates bzw. Exsudates an (CROSSE 1957 a, LAUFE u. STEVENSON 1954 u. 1956, McKAY u. SMITH, REUTTER, STEVENSON u. LAUFE, WRIGHT u. a.). GLEISS (1959) weist aber darauf hin, daß die gerinnungsfördernden Stoffe mindestens ebensogut aus Blut und Lungengewebe stammen können. Nicht selten wird als weitere Möglichkeit, die eine gerinnungsfördernde Mitwirkung des Fruchtwassers ausschließen soll, auch angenommen, daß Austrocknung durch Abatmung und Abdiffusion bei der Umwandlung des Transsudates in dichtes Membranmaterial eine Rolle spielen könnten. Dies müssen wir auf Grund des gesicherten Nachweises von Fibrin als Grundsubstanz der Membranen zumindest für diese Grundsubstanz ablehnen (siehe auch S. 100 f.).

Auch die Irritationstheorien stellen einen Kompromißversuch dar. So soll aspiriertes Fruchtwasser (oder Bestandteile davon) den Exsudationsreiz setzen (JOHNSON u. MEYER, MORISON, WEBER 1953). Andere vermuteten aspirierten Mageninhalt als Reizmaterial (RANSTRÖM 1951, WADE-EVANS 1961 b). Schließlich wurden auch die Trockenheit der Atemluft bzw. des zugefügten Sauerstoffs (POTTER 1957 u. a.) oder der Sauerstoff an sich (s. nächstes Kapitel) als Reizursache diskutiert.

2. Hyperoxie — Theorie

In der Nachfolge der Aspirationstheorien stand das therapeutische Sauerstoffüberangebot längere Zeit an erster Stelle der diskutierten Ursachen des Membransyndroms. Auch in jüngerer Zeit noch wird es von mehreren Autoren zumindest als (obligater oder fakultativer) Hilfsfaktor diskutiert

(BERFENSTAM et al. 1958 a, KAGAN, LAUFE u. STEVENSON 1956, POLY-KOVSKY, SCHUBEL). Tatsächlich gelingt es im Experiment an geeigneten Tieren (insbesondere Meerschweinchen), im Verlaufe einer subakuten Sauerstoffvergiftung hyaline Membranen, z. T. sogar ein mehr oder minder typisches volles anatomisches Membransyndrom zu erzeugen (BERFENSTAM et al. 1958 a, BRUNS u. SHIELDS 1951, LAUFE u. STEVENSON 1956, LIEBEGOTT, PICHOTKA, TRAN-DINH-DE u. ANDERSON 1953 u. 1954 u. a.). Auch bei der akuten Sauerstoffvergiftung wurden Membranen gesehen (s. LEXOW). Nach BRUNS u. SHIELDS (1951), LAUFE u. STEVENSON (1956) u. a. soll dabei der Sauerstoff eine lokale Reizwirkung auf Epithelien und Capillaren ausüben. Nach PICHOTKA u. a. kommt es zu einer primären Sauerstoffschädigung der Atemmembranen. MATSUMURA fand elektronenmikroskopisch zuerst und vorwiegend die Endothelien der Alveolarcapillaren verändert. Nach BERFENSTAM et al. (1958 b) spielt bei der Sauerstoffschädigung auch die Herabsetzung der Cilienaktivität des Bronchialepithels eine Rolle. KLOOS u. WULF (1956) weisen darauf hin, daß die subakute Sauerstoffvergiftung die Membranen wohl vorwiegend auf dem Umweg über den bei erhöhtem Sauerstoffpartialdruck verminderten Abtransport der Kohlensäure aus dem Gewebe (CAMPBELL 1925, GESELL, MALORNY) erzeugt. Zur Sauerstoffvergiftung siehe ferner u. a. KILLIAN u. WEESE, LOCHNER, MÜRTZ, WENNER (1958).

Diese zugunsten der Sauerstoffätiologie der Membranen und des Membransyndroms angeführten Argumente sind leicht zu widerlegen. Es gibt Kinder, deren Membransyndrom histologisch gesichert ist, die aber nie therapeutischen Sauerstoffzusatz erhielten, z. T. weil der Verlauf so rasch war, daß eine mit Sauerstoff arbeitende Neu- oder Frühgeborenen-Abteilung gar nicht mehr erreicht werden konnte. Umgekehrt fanden wir bei einem Frühgeborenen von 1300 g, das 108 Std mit 100 Vol.-% beatmet worden war, keine Veränderungen im Sinne der Membranlunge (KEUTH 1959). Bei der experimentellen Sauerstoffvergiftung werden im allgemeinen erst Konzentrationen von 60 oder mehr Vol.-% wirksam. Mit solchen Konzentrationen wurde zwar früher, d. h. vor Erkennung der Ursache der retrolentalen Fibroplasie, bei Frühgeborenen häufiger gearbeitet, auch heute noch wird dies gelegentlich in begründeten Fällen getan. INGALLS glaubte denn auch tatsächlich eine parallele Häufigkeitszunahme von Membransyndrom und retrolentaler Fibroplasie zu sehen und damit einen indirekten Beweis für die Sauerstoffätiologie der Membranen. Es ist jedoch anzunehmen, daß eine örtliche Zunahme des Membransyndroms im wesentlichen nicht auf eine Zunahme der Krankheit, sondern auf eine Verbesserung der Diagnostik zurückgeht. Zudem fanden AVERY u. OPPENHEIMER (ebenso SILVERMAN 1961 b) bei unbegrenzter Sauerstofftherapie histologisch gesicherte Membranen in 21,6%, in der anschließenden Periode mit wegen der Gefahr der retrolentalen Fibroplasie auf maximal 40 Vol.-% begrenzten Sauerstoffkonzentrationen aber in 26,2%.

Für den oben angeführten Mechanismus einer indirekten CO_2-Vergiftung nach GESELL sind nicht die alveolären Sauerstoffkonzentrationen und -drucke wichtig, sondern der arterielle und kapilläre pO_2. Angesichts der nicht wenigen trotz Sauerstoffzugabe infolge bereits bestehender Verteilungs- und Perfusionsstörung von Anfang an cyanotisch bleibenden Fälle kann somit an eine generelle Deutung durch den Gesell-Effekt nicht mehr gedacht werden. Hinzu kommt, daß die tierexperimentelle Erzeugung eines Membransyndroms (mit Sauerstoffkonzentrationen wohlgemerkt über 40 Vol.-%) wesentlich mehr Zeit beansprucht, als der von SILVERMAN (1961 b) und uns ermittelten durchschnittlichen Überlebenszeit der Membrankinder von 14,6 Std entspricht.

Auch KLOOS u. WULF (1956) lehnen die direkte toxische oder die über den Gesell-Effekt indirekt toxische Wirkung des Sauerstoffs als Ursache für das Membransyndrom des Neu- und Frühgeborenen ab. Sie erinnern jedoch, wie auch andere Autoren, daran, daß sich ein Sauerstoffüberangebot via Atemdepression verschlechternd auf ein Membransyndrom auswirken könnte. Bei der chronischen pulmonalen Ateminsuffizienz des älteren Kindes und Erwachsenen mit chronisch erhöhtem pCO_2 erfolgt die Atemsteuerung bekanntlich über den pO_2 des Blutes, unvorsichtiges therapeutisches Sauerstoffüberangebot führt daher, wie bekannt, in diesen Fällen zur Depression mit gefährlichem Rückgang des Atemminutenvolumens. Die Übertragung dieses Mechanismus auf das Neu- und Frühgeborene, insbesondere das atemgestörte, ist jedoch, wie im nächsten Abschnitt gezeigt wird, nicht ohne weiteres möglich.

Spontanatmende gesunde (CROSS u. OPPÉ, MILLER 1954, WOLVIUS et al.) oder unter dem Bild des RDS atemgestörte (KARLBERG et al.) Früh- und Neugeborene zeigen in der Regel in den ersten Tagen unter mäßig oder (nach einigen Beobachtungen) auch stark erhöhtem Sauerstoffangebot nach flüchtiger, nur eine oder wenige Minuten dauernder Depression eine andauernde Atemverbesserung, d. h. Steigerung des Minutenvolumens. Umgekehrt kommt es in der Regel unter vermindertem Sauerstoffangebot nach flüchtiger Atemsteigerung zu geringer oder auch deutlicherer, länger anhaltender Depression, d. h. Verminderung des Minutenvolumens (BEHRLE u. SMULL, CROSS u. OPPÉ, JAMES u. ROWE, MILLER u. BEHRLE). Analog konnte JAMES (1961) feststellen, daß es bei Kindern mit RDS bei Übergang von sauerstoffangereicherter Atemluft zu Normalluft nicht nur zu keiner Atemstimulation kam, sondern daß der pCO_2 anstieg. Frühgeborene reagieren bei beiden Versuchen im Durchschnitt stärker als Neugeborene, sie ändern ihr Minutenvolumen vorwiegend durch Änderung der Atemfrequenz, wobei es in der Depression häufig zu irregulärer Atmung, nicht so selten sogar zu Apnoen kommen kann. Reife Neugeborene dagegen reagieren vorwiegend mit dem Atemhub (CROSS u. OPPÉ). Die beschriebenen Reaktionen finden sich nur in den ersten Lebenstagen, zumindest ab der

3. Lebenswoche ist das von älteren Kindern und Erwachsenen her bekannte Verhalten festzustellen (Behrle u. Smull).

Neben den prompt arbeitenden CO_2-Receptoren (Cross et al. 1953, Miller 1954) bzw. der pH-Steuerung der Atmung (der ersten 3 Lebenstage, Reardon et al. 1960) sind also, wie die eben genannten flüchtigen Reaktionen zeigen, zwar auch schon beim Neu- und Frühgeborenen Sauerstoffreceptoren nachweisbar und tätig, ihre in Richtung der jenseits der Neugeborenenperiode und beim Erwachsenen üblichen Reaktionen atemsteuernde Wirkung scheint jedoch zumindest in einem bestimmten Bereich überlagert zu werden durch depressive Wirkung der Hypoxie auf ein übergeordnetes Zentrum (Cross 1961 a). Es wäre zu diskutieren, ob es sich hierbei nicht um einen in die ersten postnatalen Tage hinüberreichenden, intrauterin sinnvollen fetalen Schutzmechanismus handeln könnte, der schwere Fruchtwasseraspirationen bei der physiologischen Asphyxierung des Neu- und Frühgeborenen verhütet. Hierzu würden auch Tierversuche von Snyder (1958 b) und insbesondere von Harned et al. passen.

Tatsächlich sind zuverlässige klinische Beobachtungen über einen verschlechternden Effekt therapeutischer O_2-Gaben bei Membransyndrom nicht bekannt. Im Gegenteil: Bei unseren Kindern sahen wir bisher nur günstige, arterialisierende und atemstimulierende Effekte. Einen ähnlichen antidepressiven Effekt glaubten wir bei neugeborenen Meerschweinchen mit durch Dolantin-Luminal-Depression erzeugtem Membransyndrom zu sehen (Keuth 1962), allerdings war die Zahl der Tiere klein. Schließlich zeigen die S. 32 f. zitierten Messungen von Sauerstoffsättigung und Partialdruck beim Membran- bzw. distress-Kind und S. 111 f. folgenden Anmerkungen zur Therapie, daß es zahlreiche Fälle gibt, bei denen therapeutischer O_2-Zusatz überhaupt nicht zu umgehen ist.

3. Die Rolle der Hyperkapnie

Bereits im vorangehenden Kapitel wurde im Zusammenhang mit dem Gesell-Effekt die mögliche Rolle der CO_2 gestreift. Tatsächlich lassen sich im direkten CO_2-Versuch durch Zusatz von 5—20 Vol.-% CO_2 zur Atemluft hyaline Membranen oder sogar ein vollständiges histologisches Membransyndrom erzeugen, und zwar innerhalb 12—48 Std, also wesentlich schneller und damit dem klinischen Ablauf ähnlicher als bei der subakuten Sauerstoffvergiftung (Kloos et al. 1957, Meessen 1947, Pichotka u. Kühn, Wulf 1957, Zinck). Niemoeller u. Schaefer fanden bereits 3% CO_2 wirksam, 1,5% dagegen nicht. Besonders rasch und regelmäßig verläuft der Versuch bei Meerschweinchen, aber auch andere Tiere verhalten sich im Prinzip gleich. Sogar an den Kiemen von Fischen (Knieriem) lassen sich Membranen erzeugen. Angesichts des aus der Literatur bekannten Befundes einer häufigen Hyperkapnie beim Membrankind (s. S. 34 f.) ergab sich somit Anlaß genug, die perinatal erworbene Hyperkapnie als den Hauptfaktor in der Genese des Membransyndroms zur Diskussion zu stellen (KLOOS et al. 1957).

Wir hatten Gelegenheit, den Hyperkapnieversuch nach den Angaben von KLOOS et al. (1957), d. h. im Gemisch von 12% CO_2 und 88% O_2, an insgesamt 128 Meerschweinchen, überwiegend Kontrolltiere zu therapeutischen Versuchen, zu überprüfen. Es fanden sich alle vom kindlichen Membransyndrom her bekannten makroskopischen und insbesondere mikroskopischen (Abb. 6) Haupt- und Nebenbefunde in typischer Verteilung. Mit der Einschränkung, daß eine totale Splenisation äußerst selten war,

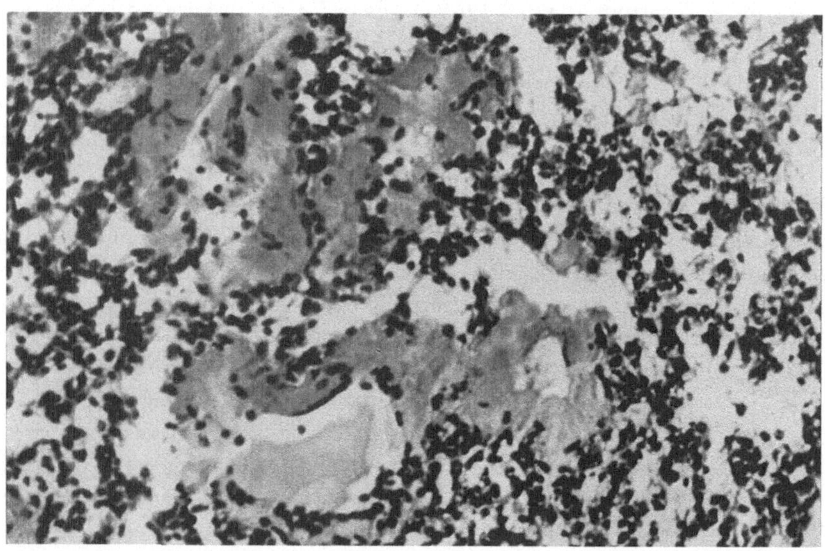

Abb. 6. Membransyndrom beim Meerschweinchen durch 12% CO_2 (und 88% O_2). Tier nach 44stündiger Gaszufuhr getötet. H.E.-Färbung, Vergrößerung 1 : 280

fast immer war sie nur fleckförmig ausgebildet. Und daß bei nicht spontan verstorbenen Tieren neben Atelektasen noch relativ viele gut entfaltete oder evtl. auch leicht überblähte Abschnitte zu finden waren.

Tabelle 16 zeigt, pars pro toto, die Auswertung einer Serie von Tieren, die nach verschieden langer Versuchsdauer, aber durchweg in noch gleich vitalem Zustand, getötet wurden. Ihre nach ASTRUP et al. aus arteriellem Blut bestimmten pH-Werte lagen zwischen 7,10 und 7,22, im Mittel 7,14 (Norm 7,36). Der pCO_2 lag zwischen 85 und 95 mm Hg, im Mittel 90 mm Hg (Norm 41 mm Hg) in guter Entsprechung zum CO_2-Partialdruck des Atemgemisches. Standardbicarbonat 21,5—32,2 mÄq/l, Mittel 25,6 mÄq/l im Sinne einer metabolischen Teilkompensation (Norm 22,7 mÄq/l). In Übereinstimmung mit der unveränderten Vitalität innerhalb der Serie von Tab. 16 waren diese Werte unabhängig von der jeweiligen Versuchsdauer zwischen 3 und 30 Std. Dagegen waren, wie Tab. 16 zeigt, bei gleichen pH- und pCO_2-Werten die makroskopischen und histologischen Veränderungen um so stärker, je länger innerhalb der gewählten Grenzen die Exposition im CO_2-Gemisch und damit die Hyperkapnie und Acidose gedauert hatten. In Analogie zu den auf S. 10 f. gemachten Ausführungen traten hyaline Membranen erst nach einer gewissen Anlaufzeit auf, während Atelektasen und insbesondere die vasculäre Kongestion analog zum con-

Tabelle 16. *Lungenveränderungen im CO_2-Gemisch (12% CO_2, 88% O_2), geordnet nach Versuchsdauer. Meerschweinchen, bis zuletzt einheitlich vital, sofort nach Ende der Gaszufuhr getötet. pH-Mittel 7,14, pCO_2-Mittel 90 mm Hg, Standardbicarbonat Mittel 25,6 mÄq/l, alle unabhängig von der Versuchsdauer.* KEUTH 1962

Gewicht g	Dauer der Gaszufuhr Std	Lungengewicht in % Körpergewicht [1]	Splenisation	Atelektasen	Kongestion	Alveoläres Ödem	Hyaline Membranen
230	3	0,80	(+)	(+)	+	∅	∅
210	3	0,82	(+)	(+)	+	I	∅
150	4½	1,00	(+)	(+)	+	(+)	∅
170	4½	0,94	(+)	+	+	(+)	∅
420	7	1,00	+	+	+ +	+	(+)
410	7	0,90	+	(+)	+	∅	(+)
240	7	0,88	+	+ +	+	+	(+)
220	7	1,27	+ +	+ +	+ +	+	+
190	25	1,21	+ + +	+ + +	+ +	+ + +	+
415	25	1,32	+ + +	+ + +	+ + +	(+)	+ +
415	25	1,34	+ + +	+ + +	+ + +	+ + +	+ + +
295	30	0,79	+ + +	+ + +	+ + +	+	+ + +
305	30	0,82	+	+ +	+ +	+ +	+ +

[1] Normwert aus 4 Kontrolltieren = 0,64%
 (+) = nur vereinzelte Veränderungen
  + = leichter Befall
 + + = mittlerer Befall
+ + + = starker bis totaler Befall

gestive pulmonary failure sich obligat wesentlich früher einfanden. Vorwiegend die Kongestion (Blutfülle) drückt sich im gegenüber der Norm durchweg erhöhten relativen Lungengewicht aus. Alveoläre Ödeme gingen oft, aber nicht immer, den Membranen zeitlich etwas voraus. Hämorrhagien waren vorhanden, wurden aber nicht ausgewertet.

Zur Erklärung der Pathogenese der Lungenveränderungen bei Hyperkapnie finden wir einige Hinweise in der experimentellen Literatur. Hyperkapnieversuche an Tieren, am Menschen und am isolierten Organ (BÜHLMANN, LINDE et al., MEVES, NISELL 1951 u. 1953, PETERS) deuten auf eine Zunahme der Lungendurchblutung. Subcutane CO_2-Injektion (DIJI u. GREENFIELD) führt zu lokaler Vasodilatation. MEVES konnte allerdings zeigen, daß zwischen spezifischer CO_2- und unspezifischer Acidosewirkung unterschieden werden muß. In geringeren Konzentrationen wirkte CO_2 verengend auf Gefäß- und Lungenmuskulatur des Frosches, höhere Konzentrationen oder pH-Senkung hatten Erschlaffung zur Folge. Gedankliche Verbindung zum erhöhten Links-rechts-Shunt und pulmonalen Minutenvolumen und zum anatomischen Kongestionsbefund beim Membransyndrom bieten sich an.

Die erhöhte Lungendurchblutung könnte zugleich als Ursache der erhöhten, membranbildenden Transsudation angesehen werden, so wie z. B. BÜHLMANN die bei Hyperkapnie erhöhte Liquorproduktion (CAIRNS u. a.) mit einem Anstieg der Hirndurchblutung in Zusammenhang bringt. Hiergegen spricht jedoch, daß nach Ergebnissen von LENDING et al. der vermehrten Liquorproduktion wahrscheinlich eine Permeabilitätsstörung zugrunde liegt und daß nach LEXOW pulmonale hyaline Membranen sich überwiegend in Gebieten vasculärer Stase finden (wobei Stasen oder Prästasen ein insgesamt erhöhtes pulmonales Minutenvolumen nicht ausschließen, zumal bei Berücksichtigung des S. 20 erwähnten intrapulmonalen Rechts-links-Shunts). Die im akuten Hyperkapnieversuch zu beobachtenden Flüssigkeits- und Elektrolytverschiebungen werden von BÜCHERL u. KLOOS sowie KLOOS u. WULF (1962) mit einer Permeabilitätsstörung durch Änderung des Membranpotentials erklärt. Zusätzlich erwägen KLOOS u. WULF (1957) eine spezifische, mit der besonderen Lipoidlöslichkeit zusammenhängende permeabilitätsvermindernde Wirkung der CO_2. Wir müssen also eine Permeabilitätsveränderung als wesentliche Ursache für die pulmonale (und pleurale etc.) Transsudation beim Hyperkapnie-Membransyndrom annehmen. MATSUMURA fand bei Hyperkapnie-Meerschweinchen elektronenmikroskopisch besonders eindrucksvoll eine Degeneration der alveolären Epithelzellen, wobei allerdings die Frage Teilursache oder Folge der Permeabilitätsstörung offen bleibt.

Auch herdförmige Atelektasen sind im akuten extremen Hyperkapnieversuch (BÜCHERL u. KLOOS) zu beobachten. Sie sind im Rückgang der Hyperkapnie reversibel, somit weitgehend unabhängig von den Membranen, wie dies auch aus der zeitlichen Abfolge in Tab. 16 hervorgeht. Bronchiolenerweiterung bei Durchströmung mit hyperkapnischem Blut (NISELL 1953) steht dazu nicht unbedingt in Widerspruch. Bei gestorbenen Membrankindern sind Kongestion und insbesondere Atelektasen stärker und generalisierter als beim Tier. Dies gilt nach unserer Erfahrung aber nur für das im Experiment nicht spontan verstorbene Versuchstier (s. S. 77).

Auf Grund der zitierten und eigenen Tierversuche scheint also die perinatal erworbene Hyperkapnie als Ursache bzw. Hauptursache des Membransyndroms zunächst plausibel. Die tierexperimentell erzeugten Veränderungen stimmen einschließlich Röntgenbefund (s. S. 58) gut überein mit den Befunden bei Membrankindern, auch der in unseren Versuchen erzeugte pCO$_2$ von 90 mm Hg ist den klinisch gemessenen Werten gut vergleichbar. Die Beimischung von O$_2$ zum CO$_2$-Gemisch in Anlehnung an Kloos et al. (1957) ist nach diesen Autoren selbst sowie nach späteren Untersuchungen von Niemoeller u. Schaefer und uns nicht nötig, womit ein häufiger Einwand gegen die Hyperkapnieversuche entfällt. Einem aus der Exogenität der Hyperkapnie abgeleiteten Einwand stehen die auch mit endogener Hyperkapnie erfolgreich verlaufenen eigenen Tierversuche (s. S. 78 f.) entgegen.

Trotzdem bleiben Zweifel: Wie S. 28 ff. dargestellt, machen einerseits normale Früh- und Neugeborene eine vorübergehende Hyperkapnie durch, ohne deshalb ein erkennbares Membransyndrom zu bekommen, andererseits lassen nicht wenige hyperpnoische Membrankinder im Mittelabschnitt des Krankheitsverlaufes eine Hyperkapnie zumindest nennenswerten Ausmaßes vermissen. Im Sinne der Hilfshypothese könnte daher diskutiert werden, ob nicht für einen Teil der Membranfälle bereits eine Hyperkapnie auslösend wirkt, die bei der Überzahl der Früh- und Neugeborenen noch im Sinne der physiologischen Übergangs-Hyperkapnie toleriert wird. Oder daß das anatomische Membransyndrom doch in einem gegenüber den bisherigen Annahmen hoher liegenden Prozentsatz nur ein durch die finale Hyperkapnie ausgelöster, also funktionell bedeutungsloser Nebenbefund ist. Vor allem aber, daß für einen Teil der Fälle möglicherweise eine flüchtige, vorübergehend dann wieder kompensierte, initiale Hyperkapnie genügt, um einen Prozeß einzuleiten, der dann mehr oder minder autonom wird.

Letztere These würde gestützt durch Beobachtungen über sehr rasch bzw. früh auftretende schwere Veränderungen wie das seltene „angeborene" Membransyndrom bei Totgeborenen (s. S. 10), röntgenologische Befunde bereits 15 min nach Geburt (Feinberg u. Goldberg), congestive pulmonary failure unter Dolantin-Luminal schon 15 min nach Hypopnoebeginn (s. S. 79). Die S. 68 erwähnten Stase- bzw. Prästasebefunde (Lexow) würden zudem lokal fortbestehende Hyperkapnien bei Fehlen einer Hyperkapnie im noch zirkulierenden Blut denkbar erscheinen lassen. Allerdings: im Tierversuch gelang es bisher nicht sicher, ein trotz Abbruch der CO$_2$-Zufuhr sich weiter entwickelndes Membransyndrom zu erzeugen. Auch sprechen eigene Einzelbeobachtungen, wie z. B. Überleben von Frühgeborenen mit akuter massiver pulmonaler Hämorrhagie trotz wochenlang bestehender Hyperkapnie um 80 mm Hg (rasche pH-Normalisierung unter Alkalitropf, Sauerstoffminimum durch 100 Vol.-%), eher dagegen. Ähnliches gilt für die Tierversuche von Niemoeller u. Schaefer.

Diese Autoren beobachteten in bis zu 93 Tage dauernden Hyperkapnieversuchen (Meerschweinchen, 3 bzw. 15% CO$_2$, 21% O$_2$), daß die in den ersten Tagen nachweisbaren histologischen Veränderungen mit zunehmender Hyperkapniedauer zunehmend seltener werden parallel zur Renormalisierung des pH infolge einer kompensatorischen metabolischen Alkalose trotz unverändert anhaltender Hyperkapnie. Dieser Versuch und unsere genannten Einzelbeobachtungen würden dafür sprechen, daß wirksamer pathogenetischer Faktor nicht die Hyperkapnie, sondern die Acidose ist. Jedoch läßt sich auch diese Auffassung nicht voll belegen (siehe nächstes Kapitel). Vorläufig scheint der Hyperkapnie doch eine gewisse Bedeutung über ihren acidotischen Effekt hinaus nicht ganz abgesprochen werden zu dürfen.

4. Die Rolle von Acidose und Hypoxie

Die Acidose scheint, wie S. 31 ff. dargestellt, in allen Stadien der Membrankrankheit obligat. Die metabolische Komponente, zurückzuführen u. a. auf Hypoxie und renale Funktionsschwäche (s. S. 84 f., 91), scheint dabei immer und durchgehend, eine nennenswerte respiratorische Komponente dagegen nur in einem Teil der Fälle durchgehend, in anderen Fällen aber nur streckenweise vorhanden zu sein. Die S. 12 ff. aufgeführten Schwangerschafts- und Geburtsbedingungen der Membrankinder sind bekannt als Hypoxie und Acidose erzeugend. Angesichts der oben dargestellten Schwierigkeiten eines einheitlichen Bezugs allein auf die Hyperkapnie bietet sich die Frage der pathogenetischen Bedeutung von Acidose und Hypoxie geradezu an.

a) **Hypoxie.** Schon AREY vermutete, daß der der Membranbildung zugrunde liegende Gefäßschaden auf intrauterine Anoxie zurückgehen könnte. Später maßen auch ESSBACH, KLOOS u. WULF (1956) und wir selbst der intrauterinen, subpartalen und postnatalen Hypoxie gewisse Bedeutung für die Entstehung des Membransyndroms bei. NISELL (1951, 1953) beobachtete unter Hypoxie (wie unter Hyperkapnie) eine Zunahme des Lungendurchflusses. Erhöhte Permeabilität unter Hypoxie wird u. a. von ALTMANN, BECKER u. QUADBECK, BÜCHNER, COURTICE u. KORNER, GERHARD, LANDIS, MÜLLER u. ROTTER, RUMMEL angegeben.

Wir versuchten vergeblich, im Tierexperiment an 18 neugeborenen und älteren Meerschweinchen die zentrale Rolle der Hypoxie in der Pathogenese des Membransyndroms zu belegen. Die Tiere waren einem durchströmenden Gasgemisch von Stickstoff und Luft ausgesetzt, der Luftanteil wurde allmählich derart vermindert, daß der Sauerstoffanteil bis auf 7 oder gar 4 Vol.-% absank. Die Tiere begannen in diesem Hypoxiegemisch sofort stark zu hyperventilieren, ein Teil starb nach kürzerer oder längerer Zeit während des Versuches, ein anderer Teil wurde nach kürzerer oder längerer Versuchsdauer unmittelbar mit Beendigung der Gaszufuhr getötet.

Bei der Sektion fand sich (Tab. 17, 11 Tiere, da die restlichen 7 wegen therapeutischer Eingriffe nicht berücksichtigt wurden) ein erhöhtes relatives Lungengewicht. Es war bei spontan gestorbenen Tieren entsprechend der dort final verstärkten vasculären Kongestion noch höher als bei getöteten. Die Atelektasen waren infolge der starken Hyperventilation nur geringfügig, fleckweise ausgebildet, statt dessen fanden sich große emphysematische Bezirke, auch von einer äußerlich sichtbaren Splenisation konnte demnach nicht gesprochen werden. Pleurale, perikardiale, peritoneale oder meningeale Transsudate waren nur vereinzelt nachweisbar.

Histologisch (Tab. 17) fanden sich Kongestion, perivasculäre, interstitielle und alveoläre Ödeme sowie sehr selten Membranen und Hämorrhagien. Die peripheren (insbesondere subpleuralen) Abschnitte waren wie beim Membransyndrom des Kindes und beim CO_2-Versuch bevorzugt befallen. Die Ausprägung schien, soweit das bei der geringen Zahl von Tieren vermutet werden kann, mit Grad und Dauer der Hypoxie zuzunehmen. Eindeutig war der stärkere Befall der spontangestorbenen Tiere gegenüber den getöteten. Wieder zeigen die Membranen eine Anlaufzeit, Kongestion

Tabelle 17. *Lungenveränderungen im Hypoxiegemisch (Stickstoff-Luft), 7 neugeborene und 4 ältere Meerschweinchen, 6 Tiere spontan verstorben.* KEUTH 1962

Gewicht g	Vol.-%/ O_2	Dauer der Gaszufuhr Std	Todesart	Lungengewicht in %/ Körpergewicht [1]	Atelektasen	Kongestion	Alveoläres Ödem	Hyaline Membranen
70		4	gestorben	1,39	(+)	+++	++	+
60		5¹/₂	getötet	1,05	(+)	++	(+)	∅
85	9→7	19¹/₂	getötet	1,20	∅	(+)	(+)	∅
65		30	getötet	1,08	(+)	+	++	(+)
65		33	getötet	1,20	∅	(+)	(+)	∅
55	7→5	1¹/₄	gestorben	1,38	(+)	+++	+	+
80	7→4	6	gestorben	1,50	(+)	+++	++	++
200		26	gestorben	0,80	+	+	++	(+)
135	7→4	26	gestorben	0,96	+	+	+	(+)
185		26	gestorben	1,00	+	+	∅	(+)
135		27¹/₂	getötet	0,96	+	+	(+)	+

[1] Normwert aus 3 neugeborenen Tieren $= 0{,}75\%$
Normwert aus 4 älteren Tieren $= 0{,}64\%$
(+) etc. siehe Anmerkung Tab. 16, S. 67

und auch Ödem eilen voraus. Das Auftreten von Kongestion, Ödem und Membranen ist nicht an die Anwesenheit von Atelektasen gebunden (Tab. 17).

Im Gegensatz zu den Hyperkapnieversuchen (S. 66 f.) konnte man von einem vollwertigen anatomischen Membransyndrom nicht gut sprechen. Schon der Vergleich der Tab. 16 und 17 bei Berücksichtigung etwa gleicher Versuchsdauer und gleicher Todesart zeigt, daß der Hypoxieversuch dem Hyperkapnieversuch hinsichtlich aller histologischer Komponenten weit unterlegen ist. KLOOS et al. (1957) konnten durch mittels Sauerstoffmangel oder Kohlenmonoxyd oder Lufthyperventilation erzeugter Hypoxie über 3—19 Std bei Meerschweinchen kein Membransyndrom provozieren. In jüngsten Versuchen von AVERY mißlang die Erzeugung eines vollgültigen anatomischen Membransyndroms trotz stunden- bis tagelanger Hypoxie in Gemischen von 3—4 Vol.-%/ O_2. Die sich derart ergebenden Zweifel an einer direkten, zentralen und ausschließlichen Rolle der Hypoxie in der Pathogenese des Membransyndroms werden noch unterstützt durch die Tatsache, daß im Verlauf des Membransyndroms des Neu- und Frühgeborenen Hypoxie ähnlich wie Hyperkapnie nicht immer durchgehend nachweisbar ist (s. S. 32 f.), und daß therapeutische O_2-Zufuhr nicht so eindrucksvolle Wendungen zeitigt wie z. B. Alkalizufuhr.

Gegen die endgültige Verbindlichkeit der genannten Tierexperimente möchten wir jedoch einwenden, daß bisher in keinem Versuch und in keiner Diskussion die paradoxe Sonderstellung des Atemzentrums des Neu- und Frühgeborenen (s. S. 64 f.) berücksichtigt wurde. So möchten wir an einer indirekten Mitwirkung der Hypoxie bei Entstehung und auch Ausgang des Membransydroms via metabolischer Acidose sowie via Atemdepression und damit gegenüber den Experimenten stärkerer metabolischer Acidose und höherem pCO_2 vorerst festhalten.

b) Acidose. Die mögliche zentrale pathogenetische Bedeutung der Acidose unabhängig von einer evtl. begleitenden Hyperkapnie wurde besonders von MÜLLER (1959) zur Diskussion gestellt. KLOOS u. WULF (1956) erwogen im Zusammenhang mit der Hypoxie eine zentrale Rolle der Acidose, USHER (1961 a) im Zusammenhang mit der passageren Nierenbelastungsinsuffizienz (s. S. 84 f.). Uns schienen vor allem die Konstanz des acidotischen Befundes im Gegensatz zur streckenweisen Inkonstanz von Hyperkapnie und Hypoxie sowie die eindrucksvolle Wirkung rechtzeitiger therapeutischer Alkalizufuhr (s. S. 113 ff.) in diese Richtung zu weisen. Auf die von MEVES demonstrierte erschlaffende Wirkung auf die Lungengefäße wurde bereits S. 67 f. hingewiesen. Die Permeabilitätssteigerung der Hypoxie wird z. T. auf die hypoxiebedingte Gewebsacidose zurückgeführt (BECKER u. QUADBECK, GERHARD, KLOOS u. WULF 1956, MÜLLER 1961 u. a.).

Aber: Bei den in Tab. 17 aufgeführten Hypoxietieren wurde, soweit sie nicht während des Versuches spontan verstorben waren, unmittelbar vor Tötung der Säure-Base-Status im arteriellen Blut nach ASTRUP et al. bestimmt. Der pH lag zwischen 6,86 und 7,23, Standardbicarbonat 3,8 bis 13,4 mÄq/l. Der pCO_2 wurde unter Berücksichtigung der Hypoxämie nach der von ASTRUP et al. angegebenen Formel rechnerisch erhöht, dieser korrigierte, näherungsweise pCO_2 lag zwischen 19 und 36 mm Hg. Die Normalwerte aus 3 neugeborenen Kontrolltieren betrugen pH 7,40, Standardbicarbonat 22,2 mÄq/l, pCO_2 35 mm Hg. Erwartungsgemäß war es also in der Hypoxie zu einer rein metabolischen Acidose mit nur unzureichend kompensierender Hyperventilations-Hypokapnie gekommen. Die Darlegungen zu Tab. 17 zeigen, daß es unter dieser z. T. erheblichen Acidose nur zu einem quantitativ durchaus unbefriedigenden histologischen Membransyndrom kam.

Dies direkte Ergebnis steht nicht in vollem Einklang mit den indirekten Schlüssen, die NIEMOELLER u. SCHAEFER aus ihren protrahierten Hyperkapnieversuchen zugunsten der Acidosetheorie gezogen hatten (s. S. 69 f.). Kloos u. Wulf (1956) konnten durch Essigsäureacidose bei Meerschweinchen nur Kongestion und eosinophiles Exsudat erzeugen, bei anschließendem Pneumothorax mit Fortfallen der hyperventilatorischen Atelektasenhemmung und Formierung des Exsudats dann allerdings das histologische Vollbild. In späteren Versuchen mit NH_4Cl und $NaCl$ dagegen fanden Kloos et al. (1957) kein vollwertiges histologisches Syndrom, möglicherweise allerdings nur deshalb nicht, weil der erzielte Aciditätsgrad (7,25) in Relation zur Versuchsdauer nicht ausreichte.

Ebensowenig wie für die Hypoxie gelang es also bisher, einen voll befriedigenden tierexperimentellen Beleg zu erhalten für eine direkte, zentrale oder ausschließliche Rolle der Acidose an sich als Ursache des anatomischen Membransyndroms, obwohl gerade die protrahierte Acidose einen besonders markanten Befund beim Membransyndrom darstellt. Wohl aber können wir vorerst festhalten an einer indirekten Beteiligung am anatomischen Membransyndrom via Erhöhung des pCO_2 bei gestörtem Atemzentrum sowie an einer evtl. direkten Beteiligung am Zustandekommen wesentlicher klinischer Symptome, insbesondere von seiten der Atmung und des Kreislaufs sowie am tödlichen Ausgang (s. S. 105).

5. Die zentrale Stellung der Asphyxie

Wir müssen, wie die beiden vorangegangenen Kapitel zeigen, zugeben, daß wir die Rollenverteilung zwischen Hyperkapnie, Acidose und Hypoxie noch nicht durchschauen. Wir können lediglich sagen, daß an der zentralen, wenn auch nicht ausschließlichen Bedeutung der Asphyxie, die ja die drei genannten Größen in fakultativ wechselndem Ausmaß beinhaltet, für Entstehung, Unterhaltung und Ausgang des Membransyndroms kaum Zweifel bestehen dürfte (Keuth 1962). Eine Anschauung, die sich auch bei mehreren anderen Untersuchern findet, u. a. Cohen et al., Cook, Crosse (1957 b), Miller, Müller (1959), siehe auch den älteren Ausdruck „Asphyxie-Membranen".

a) Termin und Ursachen der Asphyxie. In der Mehrzahl der Fälle dürfte die für das Auftreten der Membrankrankheit grundlegende Asphyxierung bereits intrauterin oder bzw. und subpartal erfolgt sein. Zur Begründung genüge unter Hinweis auf S. 7 ff., 12 ff. die Erinnerung an die Häufung von Membrankrankheit bei Frühgeburt (s. u.), Sectio (s. u.), diabetischer oder prädiabetischer Mutter (s. u.), vorzeitiger Lösung, Placenta praevia oder anderer Blutung, verzögerter Geburt, Lageanomalie, Geburt als Zwilling II, Nabelschnurkomplikationen, Apnoe, niedriger Apgarnote. Wo wir die intrauterin-subpartale Asphyxierung, und zwar eine Asphyxierung über die sog. physiologische Asphyxierung des Neugeborenen (s. S. 27 ff.) hinaus, infolge leerer Anamnese und mangels sofortiger Blutuntersuchung nicht nachweisen können, dürfen wir sie z. T. trotzdem vermuten (Messungen von GLEISS 1961, SALING 1962 a u. a., histologische Befunde von KLOOS bei VOGEL). Für den Rest der Fälle müssen wir evtl. einen postnatalen Beginn der Asphyxierung annehmen. Glaubhafte und von uns in mehreren Fällen auch nachgewiesene ursächliche Faktoren für diese seltene Spätasphyxierung als Ausgangspunkt der Membrankrankheit sind der depressorische Effekt diaplacentar übergegangener Narcotica oder Analgetica (s. auch nächstes Kapitel) und bzw. oder Apnoeanfälle, ferner pulmonale Störungen vor allem infolge starker Unreife oder seltener infolge massiver Aspiration, Hämorrhagie, Mißbildungen, Pneumothorax und anderen pleuralen Komplikationen, schließlich in Einzelfällen auch Phrenicusparese, Krämpfe mit Beteiligung der Atemmuskulatur und anderes.

Nach den Meßwerten (s. S. 32 ff.) nicht zu übersehen ist die Fortdauer der Asphyxie bzw. besser der asphyktischen Blutwerte über die Zeitnorm hinaus, und zwar z. T. aller drei Komponenten, zumindest aber der Acidose. USHER (1961 a) spricht von der sog. chronischen Asphyxie als Grundlage der Membrankrankheit. Auch hier finden sich Gründe und Faktoren genug: narkotisch-analgetische, asphyktische oder sonstwie verursachte Depression des Atemzentrums (s. nächstes Kapitel), Perfusionsstörungen (s. S. 20, 86) und atelektatisch (oder, selten, durch die oben bereits erwähnten anderen Ursachen) bedingte pulmonale Verteilungsstörungen (s. S. 20, 92), schließlich die schon beim normalen Frühgeborenen nachweisbare Neigung zu protrahierter Acidose (s. S. 30 f.), zurückzuführen insbesondere auf Lungenunreife (s. S. 83) und renale Faktoren (s. S. 84 f.). Daß dieser chronischen Asphyxie bzw. protrahierten Acidose eine für Fortentwicklung und Ausgang des Membransyndroms wichtige Bedeutung zukommt, zeigt schon die bei nicht zu spätem Therapiebeginn auffällig günstige Wirkung der Alkali-Glucose-Tropfinfusion (s. S. 113 ff.).

b) Asphyxie bei Frühgeborenen, Blutungen, Kindern diabetischer Mütter und Sectio. Bei den 4 Neugeborenengruppen, die bekanntermaßen ganz überwiegend die Membrankinder stellen, das sind Frühgeborene, Kinder nach Blutungen, Kaiserschnittkinder und Kinder diabetischer bzw. prädiabetischer Mütter, stimmt die beondere Neigung zum Membransyndrom überein mit einer besonderen Häufung von Faktoren, die zur akuten und chronischen Asphyxie führen. Ebenso übrigens wie der Knabenwendigkeit des Membransyndroms (s. S. 8) die bei gesunden neugeborenen Knaben gegenüber den Mädchen verstärkte (WEIDTMAN) physiologische Neugeborenenacidose entspricht.

Der Frühgeburt geht nicht selten eine bereits länger gestörte Schwangerschaft voraus, und überdurchschnittlich häufig wird die zu frühe Geburt durch eine placentare, asphyxierende Komplikation ausgelöst, so durch vorzeitige Lösung mit Blutungen oder durch anatomisch nachweisbare (IMHOLZ et al.) Abartigkeiten der Placenta. Weiter haben wir es bei Frühgeborenen infolge der Unreife mit asphyxierenden Faktoren von seiten der Lunge, der Niere und möglicherweise auch des Atemzentrums zu tun, auf die weiter unten noch eingegangen werden soll (S. 81 ff.).

Der bevorzugte Befall der Kinder nach Blutungen versteht sich fast von selbst. Insbesondere die vorzeitige Lösung bedeutet eine derart starke intra-uterine asphyxierende Belastung, daß wir nach Geburt besonders häufig ein bereits deprimiertes Atemzentrum und damit eine hinreichende Ursache auch für den Fortbestand der asphyktischen Blutwerte vor uns haben. Hinzu kommt, daß bei der Blutung neben dem mütterlichen gelegentlich auch an einen zusätzlichen kindlichen Blutverlust gedacht werden muß, der ein Schocksyndrom (s. S. 90 ff.) und schon dadurch eine Perfusionsstörung nach sich ziehen könnte.

Die Erklärung für den bevorzugten Befall der Kinder diabetischer oder „prädiabetischer" Mütter bereitete lange Zeit Schwierigkeiten, zumal nicht-betroffene Fälle (PROD'HOM et al. 1964) praktisch die gleichen Befunde und Werte wie gleichreife ungestörte Früh- bzw. Neugeborene aufweisen. Auch hier hilft die Betrachtung aus dem Blickwinkel der Asphyxierung weiter: Zum Teil massive Befunde an Placenten und zuführenden mütterlichen Ge-fäßen (HÖRMANN, HSIA u. GELLIS, MAYER) lassen verstehen, daß bereits vor Wehenbeginn im Nabelschnurblut außergewöhnlich niedrige Sauerstoff-werte (WALKER) gefunden werden können. Ebenfalls für die Neigung zu bereits intrauteriner Asphyxierung sprechen intrauterine Tachykardien (MA-JEWSKI), pathologische QRS-Komplexe im fetalen EKG (LARKS), erhöhte Zahl von Erythroblasten und extramedullären Blutbildungsherden (BERG-LUND u. ZETTERSTRÖM, GIVEN et al., MAYER). Zu dieser intrauterinen kann infolge Übergröße oder Sectio noch eine subpartale Belastung kommen. Beide erklären die im Durchschnitt über die physiologische Asphyxierung hinaus verschlechterten O_2-, pH- und pCO_2-Werte bei oder kurz nach Geburt (HSIA u. GELLIS, JAMES 1959, LOWREY et al., MOORE et al., REARDON et al. 1955, SEGAL et al. u. a., siehe dagegen LEVISON et al.). Für den Fortbestand der asphyktischen Werte kann z. T. die funktionelle Unreife bei vor-zeitiger Geburt, z. T. eine asphyktische oder medikamentöse Depression ver-antwortlich gemacht werden. Erwähnt in diesem Zusammenhang sei schließ-lich ein eigener, offenbar sehr seltener Befund, eine klinisch vermutete und histologisch verifizierte Pneumonose mit stark verbreiterter alveo-capillärer Membran bei dem Kind einer diabetischen Mutter. Ergebnisse von FRUH-MANN u. LÖBLICH (Pneumonose bei Ratten, die 3 Monate lang tägl. 3 Std einer Hypoxie ausgesetzt waren) könnten eine derartige Pneumonose auf die obengenannten placentaren Störungen zurückführen lassen.

Ein Teil der Kaiserschnittkinder ist bereits vorbelastet durch eine Kom-plikation, die ihrerseits erst Anlaß zur Sectio war. Ob darüber hinaus die Sectio an sich eine Belastung darstellen kann, ist umstritten (siehe HESS,

SMITH 1960 b, VOGEL), wird jedoch durch Tierversuche von STAHLMAN et al., durch O_2- und pH-Messungen im Blut des Kindes (HENDERSON et al., OLIVER et al., WULF 1958 u. a.) sowie durch fetale EKG (HON) glaubwürdig. Zum Teil könnte diese intrauterine Asphyxierung Folge der mütterlichen narkotischen Depression sein (BANNISTER, CALDWELL et al., CAMPBELL 1960, CRAIG u. FRASER, ELERT, MILLER 1962 b, RUPPERT, TAYLOR et al. 1951, YLPPÖ 1954 u. a.), wofür auch pH-Werte von Neugeborenen nach mütterlicher Narkose (JAMES et al., WEIDTMAN u. a.) sprechen. Ferner zu bedenken ist diaplacentarer Übergang des Narcoticums (bzw. Analgeticums) mit postnataler Atemdepression des Kindes (CORNER, HANSEN, HEMPEL, HINGSON u. HELLMAN, JAMES 1960, KEUTH 1961 b u. 1963, MILLER 1962 b, REUSS, SILVERMAN 1961 b u. a.) und evtl. auch Beeinträchtigung der bronchialen Cilienfunktion (BERFENSTAM et al. 1958 b, VAN DONGEN u. LEUSINK, ERNST), wobei bereits bestehende Acidose die Toxicität der Narcotica bzw. Analgetica steigert (JAMES 1960). Ferner: Tracheobronchiale Fruchtwasserfülle durch Fortfallen der natürlichen Geburtskompression (CAMPBELL 1960, COLE, KEUTH 1961 b, LIND 1961 u. a.) trotz der tierexperimentellen Beobachtung (POTTER 1957, ZSEBÖK) einer raschen Resorption derartigen Fruchtwassers (bei allerdings intaktem Kreislauf). Die von KLAUS et al. gemessene schlechtere und unregelmäßigere Lungenentfaltung von Sectio-Kindern könnte auf diesen pulmonalen und die genannten zentralen Faktoren bezogen werden. Schließlich: Die gelegentliche Sectio-Hypovolämie durch Fortfallen der physiologischen Übertransfusion oder durch Placentaverletzung als umstrittene (Teil-) Ursache (DOBBS et al. u. a.) des Membransyndroms, worauf in größerem Zusammenhang später (s. S. 90) noch eingegangen wird.

Man kann abschließend sagen: Die Membrankrankheit gehört zum Formenkreis der Neugeborenenasphyxie, sie scheint wesentlich die Krankheit der subakut-subchronischen Asphyxie bzw. der protrahierten Acidose mit initialer und z. T. rezidivierender und finaler Hyperkapnie und Hypoxie des Früh- und Neugeborenen. Damit wird die Bedeutung anderer inzwischen untersuchter und diskutierter Faktoren, auf die noch eingegangen wird, nicht abgeleugnet. Jedoch stehen die meisten von ihnen als Teilursache oder bzw. und Folge ebenfalls in naher, direkter oder indirekter Beziehung zu dieser subakut-subchronischen Asphyxie.

6. Die Bedeutung des Atemzentrums

Die Stellung des Atemzentrums wurde im Vorhergehenden bereits mehrfach, direkt oder indirekt, angedeutet. Als Beleg für die Bedeutung der Aktivität des Atemzentrums für Verlauf und Ausgang, gelegentlich auch Entstehung (s. a. WULF 1957) des Membransyndroms mögen einige wenige Punkte genügen.

Tab. 9 (S. 44) und Tab. 14 (S. 50) zeigen eindeutig, daß die Tachypnoe bei den leichten und bei den zwar schweren aber überlebenden Membranfällen dominiert, und daß umgekehrt eine Hypopnoe bzw. Oligopnoe typisch für viele deletäre Verläufe ist. Offenbar nicht nur typisch, sondern auch mitverantwortlich. Die (überwiegend tachypnoische) Minutenvolumensteigerung ist der einzige sofort gangbare Weg, die Initialasphyxie auszugleichen. Ausbleiben einer ausreichenden Hyperventilation bedeutet Übergang in die sog. chronische Asphyxie, erstmaliges oder erneutes Auftreten einer Depression bedeutet Auftreten oder Wiederauftreten von asphyktischen Blutwerten.

Insbesondere das Verhalten des pCO_2 scheint in vielen Fällen überwiegend von der Atemaktivität abhängig, da die Erklärung einer Hyperkapnie durch Verminderung der Diffusion im Sinne einer alveocapillären Schrankenstörung schwerfällt angesichts der gegenüber O_2 20mal günstigeren Diffusionskonstante der CO_2, von Ausnahmen wie z. B. der oben erwähnten Pneumonose oder maximaler Unreife abgesehen. Und da weiter nach STRANG u. MACLEISH auch pulmonale Verteilungsstörungen mit übergroßem Totraum sowie ausreichend starke Rechts-links-Shunts als zusätzliche Erklärungsmöglichkeit im allgemeinen nur bei schweren, fortgeschrittenen Fällen in Frage kommen. Immerhin können wir an seltenen Modellfällen (z. B. die akute massive pulmonale Späthämorrhagie oder massive Aspiration) demonstrieren, daß auch eine schwerste Verteilungs- und Perfusionsstörung allein ausreichen kann, trotz hoher kompensatorischer Atemfrequenz eine erhebliche und u. U. tödliche Hyperkapnie zu verursachen.

Ferner konnten wir in mehreren, hier nicht tabellarisch aufgeführten tierexperimentellen Serien beobachten, daß im Versuch nach längerer finaler Hypopnoe spontan verstorbene Tiere gegenüber den nach gleicher Versuchsdauer getöteten Tieren regelmäßig einen wesentlich stärkeren makroskopischen und (in allen Komponenten) mikroskopischen Lungenbefund hatten (KEUTH 1962). Die kausale Reihenfolge scheint eindeutig, die Deutungsmöglichkeit, der stärkere Lungenbefall sei verantwortlich für finale Depression und Spontantod der Tiere, entfällt weitgehend, da der Lungenbefund von nach kurzer Versuchsdauer (z. B. 3 Std) spontan verstorbenen Tieren im allgemeinen schwächer oder nur gleichstark war gegenüber dem Lungenbefund von trotz langer Versuchsdauer (z. B. 30 Std) noch lebensfähigen Tieren. Somit können wir sagen, daß zumindest im Tierversuch ein gewisser Anteil des anatomischen Membransyndroms nicht Ursache, sondern finale Folge des klinischen Membransyndroms ist. Und daß diese finalen Veränderungen in Analogie zu den schon früher eingetretenen Lungenveränderungen im wesentlichen als direkte oder indirekte Folge der chronischen Asphyxie, hier also der finalen Depression mit final verstärkter Asphyxie, aufzufassen sind. (Als möglicher, an Bedeutung aber vermutlich untergeordneter Parallelmechanismus neben der zentralen Depression kann in geeigneten Fällen eine muskuläre diaphragmale Erschöpfung, s. S. 105, diskutiert werden.)

In einer Art Modellversuch (KEUTH 1962) gelang es, bei Meerschweinchen mit ungeschädigter Lunge und ohne Gasexposition, rein durch zentrale Depression mittels Dolantin plus (zwecks Unterdrückung des initial zu durchlaufenden Krampfstadiums) Luminal ein röntgenologisch, makroskopisch (Abb. 7) und mikroskopisch einwandfreies (Meerschweinchen-)Mem

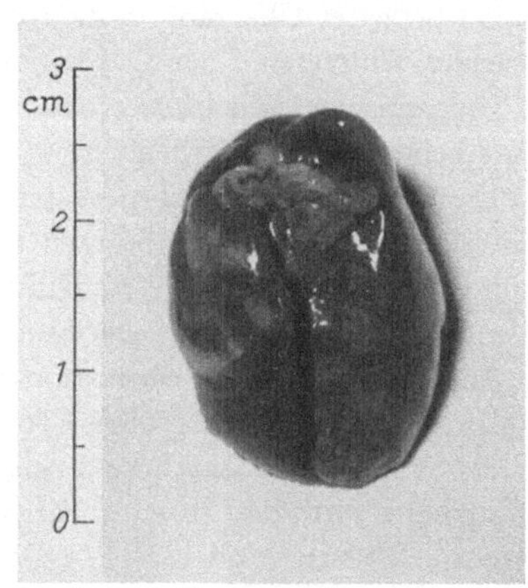

Abb. 7. Splenisation durch Hypopnoe unter Dolantin-Luminal. Neugeborenes Meerschweinchen, nach 5stündiger Hypopnoe von unter 35/min Atemfrequenz gestorben. Dorsalansicht der Lunge

bransyndrom zu erzeugen. Klinisch handelt es sich um die Imitation der stillen, gegenwehrlosen, hypopnoischen Form des Membransyndroms. Orientierende Vorversuche hatten ergeben, daß mit einer zuverlässigen subakut-subchronischen Asphyxierung bei einer Atemfrequenz unter 35/min (Norm 85—140/min) zu rechnen war. Gute Korrelation zwischen Atemfrequenz und pH bzw. pCO_2, pH zwischen 7,04 und 7,29 (Kontrollen 7,40), Standardbicarbonat 13,4 — 26,8 mÄq/l (Kontrollen 22,2) nach ASTRUP et al. korrigierter, näherungsweiser pCO_2 41—130 mm Hg (Kontrollen 35). Bei spontan verstorbenen Tieren waren naturgemäß final noch ungünstigere Werte anzunehmen. (Die Korrelation zwischen Atemfrequenz und pH ist im Tierversuch wesentlich besser als beim Membrankind, bedingt dadurch, daß bei den Kindern die bereits unter der Geburt eingetretenen Stoffwechselveränderungen, der Lungenzustand, die Doppelbedeutung einer tiefen Atemfrequenz, s. S. 49 ff., u. a. hereinspielen.)

Wie bei den Hyperkapnie- und Hypoxieversuchen waren die Befunde bei getöteten und bei spontan verstorbenen Tieren im Prinzip gleich, quantitativ jedoch bei den gestorbenen Tieren wesentlich stärker ausgeprägt. Lediglich die vasculäre Kongestion war auch schon bei getöteten Tieren oft maximal. Die gestorbenen Tiere zeigten meist eine besonders starke Splenisation (Abb. 7). Gelegentlich pericardiale, pleurale etc. Transsudate, relative Lungengewichte regelmäßig erhöht, z. T. bis 1,60% des Körpergewichtes (Kontrollen 0,75%), histologisch starke Kongestion, starke Atelektasen besonders bei den spontan gestorbenen Tieren, Membranen, alveoläre und auch interstitielle und perivasculäre Ödeme, z. T. auch Hämorrhagien. Wie immer war die Peripherie bevorzugt, daneben zeigten die Atelektasen eine zweite Häufung auch in den mehr zentral gelegenen Abschnitten. Insgesamt untersuchten wir 29 Meerschweinchen. Tab. 18 zeigt die letzte Serie im Versuch spontan verstorbener Tiere. Zufällig handelt es sich um neugeborene Tiere, im Prinzip gleiche Befunde sahen wir aber auch bei älteren

Tieren. Statt der Versuchsdauer ist als Hypopnoedauer die Zeit angegeben, während der die Tiere eine Atemfrequenz unter 35/min hatten. Bei den ersten 3 Tieren trat der Tod bereits 10—15 min nach Unterschreitung der Grenzfrequenz ein. Hier finden sich in Übereinstimmung mit der Membranlatenz bei Kindern noch keine Membranen. Wie beim congestive pulmonary failure der frühsterbenden Kinder ist dagegen die Kongestion bereits stark ausgeprägt, ferner sind Atelektasen und z. T. ein geringes Ödem und Verquellungen vorhanden. Ähnlich finden sich im CO_2-Versuch schon nach 30—45 min Verquellungen.

Tabelle 18. *Lungenveränderungen im Hypopnoeversuch. Neugeborene Meerschweinchen unter Dolantin-Luminal. Alle Tiere spontan gestorben.* KEUTII 1962

Gewicht g	Alter	Hypopnoe-dauer (s. Text)	Spleni-sation	Atel-ektasen	Kon-gestion	Alveo-läres Ödem	Hyaline Mem-branen
55	2 Std	10 min	⌀	+	+ +	⌀	⌀
80	24 Std	15 min	⌀	+ +	+ + +	(+)	⌀
80	12 Std	15 min	⌀	+ +	+ +	⌀	⌀
60	3 Tage	1 Std	+ +	+ + +	+ +	(+)	⌀
85	6 Std	1 Std	(+)	+	+	(+)	(+)
90	1 Std	2 Std	+ +	+ +	+ +	(+)	⌀
75	36 Std	2 Std	+ +	+ +	+ +	+ +	+
110	5 Tage	3 Std	+	+ +	+ +	+	(+)
115	5 Tage	3½ Std	+ +	+ +	+ +	+	(+)
75	12 Std	5 Std	+ + +	+ + +	+ + +	+ +	+ +
95	6 Std	5 Std	+ + +	+ + +	+ + +	+ + +	+ +

(+) etc. siehe Anmerkung Tab. 16, S. 67

Als Ursache für die Depression des Atemzentrums beim Membrankind kommen mehrere Faktoren, einzeln oder kombiniert, in Frage. An erster Stelle steht die Asphyxie. Meist spricht man von einer lähmend starken Acidose. Auf S. 64 f. ist jedoch die Sonderstellung des Neugeborenen-Atemzentrums, die paradoxe Überlagerung der acidotischen Stimulation durch eine hypoxische Depression, bereits ausführlich dargestellt worden. Wir finden partielle Depressionen des Neugeborenen-Atemzentrums bereits bei pH- und pCO_2-Werten, die zumindest nach Hundeversuchen von BÜCHERL nicht zur Erklärung der Depression ausreichen. Wir haben es demnach bei der asphyktisch bedingten Hypopnoe des Neu- und Frühgeborenen vermutlich vorwiegend mit einem Hypoxie-Effekt zu tun. Wieweit in extremen Situationen noch ein acidotischer Effekt beteiligt ist, läßt sich nicht sicher sagen. Wenn die initiale Hypoxie trotz therapeutischer O_2-Zufuhr ganz oder teilweise bestehen bleibt und damit u. U. auch der depressive Effekt, so sind die Gründe in bereits zu weit fortgeschrittener Hypopnoe, in pulmonalen Verteilungs- und Perfusionsstörungen (s. S. 20, 91 f.), Rechts-links-Shunt (s. S. 20), Mißbildungen, peripheren neuralen oder muskulären Störungen, evtl. auch Pneumonose (s. S. 75, 83) u. a. zu suchen.

Das cerebrale Trauma als weitere Ursache der Depression muß vorsichtiger bewertet werden. Zwar ist die Häufigkeit intrakranieller Blutungen bei Membransyndrom beträchtlich (s. S. 3 f., 55), mit ESSBACH und PEIPER gegen z. T. ältere Anschauungen von YLLPÖ (1919 a) und SCHWARTZ sind sie aber überwiegend nur als Asphyxiesymptome zu betrachten. Nur bei der zwar asphyktisch ausgelösten, aber sekundär führend gewordenen großen Ventrikelblutung des jungen Frühgeborenen ebenso wie bei der mechanisch-traumatisch bedingten großen Subduralblutung fällt es leichter, von vornherein an eine Kausalkette Blutung—Druck—Depression—etc. zu glauben. Die von MÜLLER (1959) berichteten Ödem- und Erweichungsbefunde, die regelmäßige Liquorvermehrung (POTTER 1957) sowie die von ROVINSKI et al. veröffentlichten günstigen Effekte intrathecaler Corticoidinjektionen lassen jedoch daran denken, daß asphyktisch bedingte Zirkulations- und Permeabilitätsveränderungen sekundär eine gewisse partielle Führung übernehmen könnten. MÜLLER (1959) erwägt sogar, daß die ganze Atmungssymptomatik im wesentlichen durch derartige cerebrale Veränderungen bedingt sein könnte.

Auf die depressive, oft verzögert einsetzende (CORNER) Wirkung diaplacentar von der Mutter übergegangener Narcotica oder Analgetica wurde bereits S. 76 im Zusammenhang mit dem Kaiserschnitt eingegangen.

Die Unreife des Atemzentrums junger Frühgeborener als Ursache für Depression und Apnoen wurde auf der einen Seite unter dem Eindruck der Studien von PEIPER zu stark in den Vordergrund gerückt, auf der anderen Seite vielleicht zu kompromißlos abgeleugnet (POTTER 1957). Gerade bei kleinsten Frühgeborenen etwa unter 1200 g Geburtsgewicht haben wir auffallend häufig eine Limitierung der Fähigkeit zur kompensatorischen Tachypnoe sowie, etwas weniger häufig, Apnoeneigung gesehen. Bei einer Reihe dieser Kinder lassen sich asphyktische, zirkulatorische oder medikamentöse Schäden oder auslösende Reflexe nicht sicher ausschließen. Bei anderen hat man den Eindruck, daß es auch Zusammenhänge (trotz der Messungen von CHERNICK et al.) gibt zwischen der physiologischen Apnoe der unreifen Periodenatmung einerseits und pathologischen idiopathischen Apnoeanfällen andererseits. Ähnliches scheint für die Limitierung der kompensatorischen Tachypnoe zu gelten, zumal auch MILLER et al. (1958) generell bei überlebenden und bei gestorbenen Neu- und Frühgeborenen eine positive Korrelation zwischen erreichter Atemfrequenz und Geburtsgewicht gefunden zu haben glauben. Wie POTTER (1957) zweifeln wir aber an der Unreife des Atemzentrums als allein ausreichende Todesursache.

Die zeitliche Lokalisation der Depression kann sehr verschieden sein. Wie aus den Daten von S. 14 ff. hervorgeht, ist sie in der Mehrzahl der Kinder bei Geburt vorhanden. Sie kann anschließend anhalten, zunächst ohne wesentliche Veränderung, dann unter unaufhaltsamer Verstärkung. Sie kann nach Geburt auch endgültig oder vorübergehend schwinden. Im letzteren Falle kann sie mehrmals rezidivieren oder auch erst präfinal wieder bemerkbar werden. In Fällen, die bei Geburt keine Depression zeigen, kann sie im Verlauf der nächsten Stunden oder 1—2 Tage plötzlich oder allmählich auftreten. Bei den deletär verlaufenden Fällen ist eine längere finale Depression die Regel, nur seltener stirbt das Membrankind in einer akuten Apnoe.

Die weitaus häufigste Form der Depression ist die absolute (Atemfrequenz unter der Norm) oder relative (Atemfrequenz unterhalb der angesichts der acidotischen Lage nötigen Höhe der kompensatorischen Tachypnoe) Hypopnoe. Im Prinzip ist die Tachypnoe zur Kompensation nicht nötig, die Erhöhung des Atem-Minutenvolumens kann auch über eine Vergrößerung des Einzelhubs erreicht werden. Bereits auf S. 49 wurde jedoch dargestellt, daß dies der unökonomischere und vermutlich nur seltener erfolgreiche Weg ist. Die Erklärung, warum im Gegensatz zu den oben (s. S. 78 f.) berichteten Tierversuchen beim Neu- und Frühgeborenen bereits eine oft nur geringe Hypopnoe eine chronische Asphyxie unterhalten oder in Gang bringen kann, liegt darin, daß selbst beim reifen und gesunden Neugeborenen auf Grund der Entwicklungsstufe seiner Lunge (Alveolenzählungen von EMERY u. MITHAL) von einer angespannten Atemsituation gesprochen werden kann und um so mehr beim Frühgeborenen und bei Berücksichtigung der physiologischen oder gar pathologischen Geburtsasphyxierung und anderer beim Membransyndrom eine Rolle spielender Belastungsfaktoren.

Die akute Apnoe, interkurrent aus der Tachy- oder Normo- oder Hypopnoe auftretend, ist die seltenere Form der Depression beim Membrankind. Sie wirkt asphyxieverstärkend oder setzt auch seltener dem Leben ein akutes Ende. Sie findet sich sowohl bei asphyktischer (ILLINGWORTH) als auch (eigene Erfahrungen) bei medikamentöser Schädigung des Atemzentrums, auch sehen wir sie bei großen Ventrikel- oder (WILLI u. LÜTHY) Medulla-Blutungen und bei visceralen Reflexen (siehe auch GLEISS 1955, STENGER, YLPPÖ 1919 b). Relativ gehäuft sahen wir Apnoeanfälle bei besonders unreifen Frühgeborenen, auf die mögliche Genese wurde oben bereits eingegangen.

7. Die ätiologische und pathogenetische Rolle der Unreife (insbesondere der unreifen Lungen- und Nierenfunktion)

Der Einfluß von Alters- bzw. Reifefaktoren liegt angesichts des überwiegenden und streng nach Gewichts- bzw. Reifestufen gestaffelten Befalls von Frühgeborenen auf der Hand (s. Tab. 1, S. 8; Tab. 10, S. 45; Tab. 12, S. 46), wobei die Erinnerung an den bevorzugten Befall auch von reifen Kaiserschnittskindern, nach vorzeitiger Lösung usw. davor bewahrt, diesen Einfluß als immer und allein entscheidend anzusehen. Auch die Reifeabhängigkeit der Überlebensprognose (s. DUNN 1965 sowie Tab. 13, S. 48) sowie die Korrelation von Unreife und frühem Tod beim Membransyndrom (SILVERMAN 1961 b, s. S. 52) deuten in dieselbe Richtung. Maßgebend ist dabei tatsächlich der Reifezustand und nicht das (in den Tabellen, wie üblich, als Maßstab der Reife gebrauchte) Geburtsgewicht. Dies geht aus den Untersuchungen von DUNN (1965) sowie aus dem Verhalten der untergewichtigen, pränatal dystrophen, in ihrer Reife das Geburtsgewicht übertreffenden Kinder meist toxikotischer Mütter hervor. Diese Kinder bleiben vom Membransyndrom häufiger verschont als ihre unreiferen Gewichtsgenossen (CROSSE 1957 b), obwohl sie auf Grund der toxikotischen placentaren Störungen nicht selten eine nennenswerte Asphyxierung erleiden (HICKL, SALING 1962 a, WULF 1958 u. a.). Dasselbe ist (vorbehaltlich der nur kleinen Differenz) aus dem Verhalten der Zwillingsfrühgeborenen (Tab. 2, S. 9) zu entnehmen. Zwillingsfrühgeborene sind im Durchschnitt etwas reifer als gleichgewichtige Einlinge, erstgeborene Zwillingsfrühgeborene sind seltener als Einlinge von der Membrankrankheit betroffen, während bei den zweitgeborenen der Asphyxiefaktor beherrschend wird. Schließlich ist auch die Häufung bei normalgewichtigen, aber unreifen Kindern diabetischer oder prädiabetischer Mütter hier anzuführen, wobei die anderen, bei diesen Kindern schwerer wiegenden Faktoren (s. S. 75) nicht vergessen seien.

Auch im Tierversuch scheint der Nachweis einer Reifedisposition jetzt durch Beobachtung eines spontanen Membransyndroms bei frühgeborenen Kaninchen (OGAWA u. VAMGUCHI) bzw. Lämmern (STAHLMAN et al.) gelungen. Der Vergleich zwischen reifen neugeborenen und älteren Tieren dagegen fällt weniger eindeutig aus, bei Meerschweinchen unter exogener Hyperkapnie sahen wir wechselnde Ergebnisse.

Wie S. 30 f. darlegt, müssen wir schon beim normalen Frühgeborenen mit einer im Durchschnitt verstärkten und protrahierten Acidose und Hypoxie rechnen, und zwar um so eher, je kleiner und unreifer das Frühgeborene. Der somit bereits äußerst angespannte Säure-Base- und Sauerstoffhaushalt ist schon kleinen zusätzlichen Belastungen nicht gewachsen, die Grenze zum Pathologischen, zum Membransyndrom, wird rasch überschritten. Die Erklärung für diese Situation ist, abgesehen von vermutlich nicht seltener stärkerer intrauterin-subpartaler Initialasphyxierung, vor allem in Lungenbau und -funktion, Nieren- und Atemzentrumsfunktion zu suchen. Auf letztere wurde im vorigen Kapitel bereits eingegangen, Lungen- und Nierenunreife werden weiter unten ausführlicher besprochen. Auch die Gefäßpermeabilität, mitverantwortlich für Auftreten von Ödemen und Transsudaten, bietet evtl. einen zusätzlichen Ansatzpunkt, Rolle und Mechanismen des Unreifefaktors zu verstehen. Aus Untersuchungen an der Blut-Hirn- bzw. Blut-Liquorschranke ist die gute Korrelation von Permeabilität und Unreife bekannt (BAKAY, LENDING et al., NASRALLA et al., SPATZ, ZETTERSTRÖM 1959 u. a.). Analoges gilt für die Korrelation von Capillarresistenz und Reife (BERNFELD, MINKOWSKI, OEHME u. HABERLAND, WILLI, YLPPÖ 1924 u. 1926), wobei sich Verbindungen zur Hämorrhagie-Komponente des Membransyndroms anbieten. Auf die mit der Unreife korrelierende Hypoproteinämie wurde bereits S. 26 hingewiesen, sie scheint aber keine wesentliche Rolle zu spielen (s. S. 97). Die evtl. Bedeutung der Befunde einer mit zunehmender Unreife zunehmend verminderten Fibrinolyse wird S. 99 diskutiert werden.

Besonders schwerwiegend an der ungünstigen Situation der kleinsten Frühgeborenen beteiligt ist die histologische bzw. funktionelle Unreife der Lunge (CROSSE 1957 a, GRONIOWSKI, KEUTH 1961 b, KÖTTGEN, LELONG u. LAUMONIER 1953 b, POTTER 1957, YLPPÖ 1954, weitere Literatur s. CAMPICHE et al. 1963). Schon das reife Neugeborene ist nach den quantitativen Untersuchungen von EMERY u. MITHAL gegenüber dem älteren Säugling in einer ungünstigeren Situation, die Entwicklung seiner terminalen Luftwege ist keineswegs abgeschlossen. Um so mehr das Frühgeborene, und zwar derart, daß wir eine lungenhistologisch bedingte untere Grenze der extrauterinen Lebensfähigkeit annehmen können, die bei der weißen Rasse etwa zwischen 600 und 1000 g Geburtsgewicht liegt. Äußerst geringe Alveolenzahl (pseudotubuläre Struktur nach ENGEL), noch kubisches respiratorisches Epithel, breite Septen, spärliche und noch nicht ganz an die Oberfläche gerückte Capillaren, dagegen (GRONIOWSKI) schon relativ weit fortgeschrittene Entwicklung präcapillärer arteriovenöser Querverbindungen lassen verstehen, daß der anatomische relative Totraum sehr groß ist (MALM), die Diffusionskapazität als vermindert angenommen werden kann (KEUTH u. ADENAUER, STAHLMAN 1957), der intrapulmonale Rechts-links-Shunt evtl. prozentual erhöht und insbesondere der maßgebende funktionelle relative Totraum (CROSS 1961 a, CROSS et al. 1957) vergrößert ist. Schon ein geringfügiger funktioneller Ausfall (durch Atelektasen, Perfusionsstörung, zentral bedingte Hypopnoe u. a.) kann zur Unterschreitung der minimalen, eben noch tolerierten effektiven Alveolarventilation und damit zur Katastrophe führen. Hinzu kommen offenbar noch eine (infolge der ungünstigen Alveolen-Gewebs-Relation und der S. 93 zu besprechenden Oberflächenfaktoren) erniedrigte Compliance (CHU et al., CRAIG 1961, 1963, eigene Beobachtungen).

Nach Tab. 1 (S. 8) und Tab. 12 (S. 46) ist die unreifste Frühgeborenengruppe, d. h. Geburtsgewicht bis 1000 g, erwartungsgemäß am häufigsten vom anatomischen bzw. klinischen Membransyndrom betroffen, vorausgesetzt, daß nicht auf Gestorbene, sondern auf Lebendgeborene pro Gewichtsgruppe bezogen wird. Der Häufigkeitsunterschied zur nächstfolgenden Gruppe (1001—1500 g) ist aber kleiner als erwartet. HIRSCHMANN führt dies auf das Einsetzen des physiologischen Untergangs der unreifen Epithelien meist erst oberhalb 1000 g Geburtsgewicht zurück und leitet u. a. auch daraus seine These einer teilweisen Entstehung der Membranen aus den untergehenden Epithelien ab. Wir möchten dagegen folgende Erklärungen anführen: Gerade in der untersten Gewichtsgruppe genügen oft kleinste Veränderungen, um die kritische Atemfläche zu unterschreiten. Diese minimalen Veränderungen mögen sich oft der Routinediagnostik entziehen oder als quantitativ für ein Membransyndrom unzureichend erachtet werden. Gerade in der unreifsten Gruppe ist die Überlebenszeit oft so kurz, daß sie zur quantitativ befriedigenden Ausprägung eines histologischen Membransyndroms nicht immer ausreichen mag. Minderzahl und Oberflächendistanz der Capillaren erklären, daß oft nur eine relative, evtl. unterbewertete Kongestion bestehen und ein nennenswertes Transsudat sich kaum bilden kann. Schließlich ist infolge der diskutierten physiologischen relativen Depression auch die klinische Diagnose gerade bei den kleinsten Frühgeborenen erschwert. Zusammengefaßt: Die anatomischen und klinischen Angaben über die Häufigkeit des Syndroms bei den unreifsten Frühgeborenen scheinen eher zu niedrig. Wahrscheinlich sterben noch weitere Kinder dieser Gruppe an der chronischen Asphyxie und nach dem Mechanismus, aber ohne die Diagnose der Membrankrankheit. Hierbei scheinen uns besonders die unter der anatomischen Diagnose „fetale Atelektasen“ eingeordneten Fälle verdächtig, zumal auch bei histologisch anerkannten Membranfällen etwa unterhalb 1200 g (MILLER 1962 b u. a) die Atelektasen besonders stark in den Vordergrund rücken.

Die mögliche Rolle der Nieren bei Entstehung des Membransyndroms ist erst in letzter Zeit stärker herausgestellt worden (CORT, KERPEL-FRONIUS et al. 1964, MÜLLER, USHER 1961 a, d, e). Soweit es sich dabei nicht um ein Darniederliegen der Nierenfunktion im Sinne der Schockniere (s. S. 91) bzw. (circulus vitiosus) der Niereninsuffizienz als Folge einer Acidose vom pH unter 7,2 (JAMES 1960) handelt, kann von einer Belastungsinsuffizienz der unreifen Niere des Früh- und Neugeborenen der ersten Lebenstage gesprochen werden. Bereits S. 25 f., 31 und 39 f. wurde sie erwähnt. Bei Neu- und Frühgeborenen zeigen die Epithelien der Glomeruli noch ausgeprägte Cuboidform, bei Frühgeborenen etwa unter 2000 g Geburtsgewicht ist die Zahl der Glomeruli noch nicht vollständig (siehe VESTERDAL), dem entspricht auch der Befund bei „normalgewichtigen“, aber vorzeitig geborenen Kindern diabetischer Mütter (CARDELL, WARREN u. LE COMPTE). Funktionell entspricht diesen Befunden die bei Neu- und besonders Frühgeborenen verminderte GFR, gleichgültig ob bezogen auf Körperoberfläche, extracelluläres oder gesamtes Körperwasser. Noch stärker vermindert ist die Tubulusfunktion, die Filtrationsfraktion ist daher erhöht. Die Konzentrations- und Verdünnungsfähigkeit ist vermindert (Lit. bei VESTERDAL). Die Rolle der Niere bei der Rest-N- und Kalium-Erhöhung des unreifen und des Membrankindes, von USHER (1961 d) betont, ist umstritten. Immerhin fanden GORDON et al. beim Frühgeborenen eine gegenüber dem Neugeborenen verminderte Stickstoff-Clearance. Primär verminderte Kalium-

Ausscheidungsfähigkeit beim Frühgeborenen wird dagegen bestritten (s. Ro-YER). Hungerland betont die ausreichende Nierenleistung bei normaler Belastung, in Übereinstimmung hiermit deuten Nicolopoulos u. Smith die Serumwerte überwiegend als Ausdruck eines verstärkten Katabolismus beim unreifen und beim Membrankind.

Dagegen zeigt die Ausscheidungsfähigkeit der Niere für Säureäquivalente bereits beim normalen Neugeborenen eine so frühe Grenze der Belastungs-fähigkeit, daß von einer flüchtigen Insuffizienz gesprochen werden kann. Die Ausscheidung ist vermindert und verzögert. Reardon et al. (1954) betonten bereits, daß die metabolische Komponente der Übergangsacidose des Neugeborenen sich bis zu 72 Std verfolgen läßt, daß aber im allgemeinen schon ab 4 Std p. p. keine Hypoxie als Ursache dafür mehr nachweisbar ist (s. S. 27 ff.). Noch stärker ist dies Mißverhältnis bei Frühgeborenen aus-geprägt (s. S. 29 ff.). Die Erklärung liegt in der in den ersten Lebenstagen und besonders bei Frühgeborenen nur geringen Titrationsacidität und dem nur geringen Phosphatpuffergehalt des Harnes (McCance u. Hatemi, McCance u. Widdowson 1961, Ruben et al., Rubin et al. u. a.). Royer sowie Ruben et al. sehen die Ursache des geringen Urin-Phosphatbestandes trotz hohem Serumphosphat (s. S. 39) in der niedrigen GFR. Dem widerspricht der Befund einer insgesamt eher erhöhten Phosphatausscheidung beim RDS (Usher 1961 a) nur scheinbar, da (s. S. 39) diese Ausscheidung verzögert erfolgt. Nach Huffmann et al. und Hungerland könnte auch die Hypo-glykämie (s. S. 37 f.) für die geringe Phosphatclearance verantwortlich sein. Nach Versuchen von Ruben et al., allerdings an bereits 4 Wochen alten Frühgeborenen, verbessert therapeutische Phosphatzufuhr die Ausscheidungs-fähigkeit für Säureäquivalente deutlich. Die Fähigkeit zur vermehrten Bicarbonat-Rückresorption und zur vermehrten NH_4-Bildung ist dagegen im allgemeinen schon beim Frühgeborenen und schon in den ersten Tagen ausreichend vorhanden (McCance u. Hatemi, McCance u. Widdowson 1961, Royer, Tudvad et al. u. a.).

8. Die Entstehung und Bedeutung der Kongestion, die Rolle von Herz und Kreislauf

Wie die Frühtodesfälle (s. S. 10), das Bild des congestive pulmonary failure, frühe Röntgenuntersuchungen (Feinberg u. Goldberg, s. S. 19) und kliniknahe Tierversuche, z. B. unsere Hypopnoeversuche (Tab. 18, S. 79) zeigen, läßt sich die pulmonale vasculäre Kongestion, zusammen mit Atelektasen, bereits früh und lange vor Auftreten von Ödemen, Mem-branen und Hämorrhagien nachweisen. Daß sie sich, wie auch die übrigen histologischen Komponenten, in der finalen Hypopnoe weiter verstärken kann (s. unsere Tierversuche S. 77), hat damit nichts zu tun. Umgekehrt bildet sie sich nach röntgenologischen und tierexperimentellen Ergebnissen

(S. 57 f.) bei Überstehen der Krise auch besonders rasch zurück. Nicht nur in zeitlicher, sondern auch in quantitativer Hinsicht ist die Kongestion, neben den Atelektasen, prävalent gegenüber den Extravasaten, wie die tägliche histologische Erfahrung und kliniknahe Tierversuche (Tab. 18, S. 79) lehren. Die Befunde bei besonders unreifen Frühgeborenen machen nur scheinbar eine Ausnahme, ihre relative Kongestion steht etwas zurück gegenüber den massiven Atelektasen, übertrifft aber in der Regel die Extravasate (s. S. 83 f.). Kongestion und Atelektasen sind (worauf u. a. auch GREGG u. BERNSTEIN hinweisen) obligat, während nennenswerte Extravasate durchaus fehlen können (congestive pulmonary failure). Wir können annehmen, daß die Kongestion eine der Vorbedingungen der Extravasate bei der Membrankrankheit ist.

Der zeitlichen und quantitativen Prävalenz entspricht eine solche auch in der pathogenetischen Wertigkeit (KEUTH 1962). Funktionell nämlich ist die pulmonale vasculäre Kongestion zumindest zum Teil als Anteil der S. 20 dargestellten Perfusionsstörung zu deuten und somit, zusammen mit den Atelektasen (Verteilungsstörung), wesentlich verantwortlich für die bedrohliche Verminderung der effektiven Alveolarventilation und Erhöhung des funktionellen Totraumes (s. S. 20) und damit z. T. für Fortdauer und Zunahme der im Membransyndrom eine zentrale Stellung einnehmenden chronischen Asphyxie (s. S. 74). Bei dieser Perfusionsstörung handelt es sich nach den S. 20 zitierten Autoren einerseits um einen vermutlich zumindest z. T. intrapulmonalen Rechts-links-Shunt (man denkt an die nach GRONIOWSKI bevorzugte Ausbildung präcapillärer arteriovenöser Anastomosen noch vor Ausreifung des perialveolären capillären Endnetzes sowie an die Durchströmung der Gefäße nicht oder kaum ventilierter Alveolen), andererseits um eine Nonperfusion. Wir müssen annehmen, daß diesem Begriff der Nonperfusion funktionell zumindest z. T. eine Prästase oder Stase im kongestionierten Netz der kleinen Lungengefäße zugrunde liegt, wie sie u. a. von KEUTH (1962) sowie KLOOS u. WULF (1962) vermutet und von LEXOW tierexperimentell belegt wurde. Zumindest ein Teil der Kongestion wäre danach anatomischer Ausdruck der Nonperfusion.

Nach klinischen und röntgenologischen Verlaufsbeobachtungen und nach Beobachtungen, die wir insbesondere bei unter Dolantin-Luminal stehenden Meerschweinchen anstellen konnten, hat man den Eindruck, daß es fortgeschrittene Stadien von Perfusions-(und Verteilungs-)Störungen gibt, die, ganz abgesehen von den Veränderungen im übrigen Organismus und von den Stoffwechselabweichungen, letal geworden und nicht mehr rückbildungsfähig sind. Dies entspricht auch den klinischen Messungen u. a. von WARLEY u. GAIRDNER. Umgekehrt kann man diskutieren, ob nicht ein durch Rückgang ihrer Ursachen ausgelöster Rückgang von Kongestion, Stase und Nonperfusion, entsprechend dem oben dargestellten frühen Rückgang röntgenologischer und tierexperimentell-histologischer Befunde, mitverantwortlich ist für Überleben und rasche Normalisierung der Kinder. Zumindest läßt sich dies annehmen für Modellfälle wie die von MILLER et al. (1957) mit Zunahme der effektiven Alveolarventilation ohne Änderung des Atemminutenvolumens.

Als Ursache der Kongestion und zumindest teilweise der Perfusionsstörung kann man die oben besprochene Asphyxierung ansehen. Über die einschlägige experimentelle Literatur wurde S. 67 f., 70 berichtet. Auch die Formulierung von STRANG u. McLEISH sowie WARLEY u. GAIRDNER, Unterbeatmung als Ursache der Perfusionsstörung, ist wohl in diesem Sinne zu interpretieren, daneben sei allerdings auf die Atelektase-Versuche von NIDEN hingewiesen, die auch mechanische Faktoren vermuten ließen. Ein anderer Teil der Kongestion könnte Ausdruck eines erhöhten pulmonalen Minutenvolumens sein, wie es (s. o.) aus der experimentellen Literatur berichtet und von RUDOLPH et al. (1961) auch bei Membrankindern im Zusammenhang mit weit geöffnetem Ductus Botalli und erhöhtem Links-rechts-Shunt (s. S. 23) gefunden wurde. Dieser zweiten Komponente möchten wir im Gegensatz zu ORES-POLLERI u. HILL keine ungünstige pathogenetische Bedeutung beimessen. Vielmehr sind Offenstehen des Ductus Botalli und erhöhter Links-rechts-Shunt nach den Hypoxieversuchen von DAWES (1961 a), HIRVONEN et al. sowie Moss et al. (1964) möglicherweise zu deuten (LIND 1961, MOTT 1961 a) als Versuch des Organismus, durch mehrfachen Lungendurchfluß eine bessere Arterialisierung zu erreichen.

Von anderer Seite wird die Kongestion als pulmonale Stauung bei kardialer Linksinsuffizienz interpretiert. Wobei RUDOLPH et al. 1961 (siehe auch BURNARD 1959 a u. b, LIND 1957 u. a.) diese Linksinsuffizienz auf die Volumenbelastung des linken Ventrikels infolge weit offenem Ductus Botalli und großem Links-rechts-Shunt zurückführen. Dem Offenstehen des Ductus wird dabei eine pathogenetische Vorrangstellung eingeräumt, Versagen des Constrictormechanismus, möglicherweise im Zusammenhang mit der Unreife, wird vermutet. Andere diskutierte Insuffizienzursachen: Hypoxie (LENDRUM), Acidose (JAMES 1960), Hyperkaliämie (USHER 1959), intracelluläre Hypokalie (JAMES 1959). Weitere Argumente für die Linksinsuffizienz bzw. die Stauung: Begrenzte mechanische Belastbarkeit des Neugeborenenherzens (DAWES 1961 a, GRASER u. BERGER, KEUTH 1961 a), röntgenologische Herzvergrößerung bei Membrankrankheit, histologische Befunde am Myokard des Membrankindes, (mäßig) beschleunigter Glykogenschwund im Myokard beim tierexperimentellen RDS (WIDDOWSON 1961), verstärktes experimentelles Membransyndrom im Hyperoxie- oder Hyperkapniegemisch durch Teilligatur der Lungenvenen (MATSUMURA), bevorzugter Membranbefall bei Vitien mit erhöhtem Lungendurchfluß (SHANKLIN), röntgenologische Ähnlichkeit zwischen Membranlunge und vermehrter Gefäßzeichnung bei Vitien (JAMES 1959), verbesserte Überlebenschancen nach Aderlaß (ENGELHARDT) oder unter Digoxin (JACO).

Gegen die Theorie der Linksinsuffizienz und Stauung als Grundlage des Membransyndroms finden sich zahlreiche Gegeneinwände: Nach den Ergebnissen von RUDOLPH et al. (1961) selbst scheint Erhöhung des Links-rechts-Shunts bzw. der Links-rechts-Komponente des Doppelshunts bei Membransyndrom zwar die Regel, aber keineswegs obligat. Die Verschiebung der Relation der Minutenvolumina (s. S. 23) muß nicht unbedingt mit einer absoluten Erhöhung des pulmonalen Minutenvolumens einhergehen, es könnten z. T. auch nur relative Verschiebungen ohne den Zwang zur Linksüberlastung vorliegen. Beim (allerdings ja unphysiologischen) tier-experimentellen Membransyndrom fanden wir den Ductus Botalli autoptisch stets verschlossen bzw. bei älteren Tieren obliteriert. Die röntgenologische Herzvergrößerung beim Membransyndrom muß zwar als Insuffizienz-dilation gedeutet werden, jedoch nicht im Sinne der isolierten oder über-wiegenden Linksinsuffizienz. Röntgenkinematographische Beobachtungen am Neugeborenenherz (LIND 1957, 1959, 1961) und anatomische Befunde nach Neugeborenenasphyxie (NAEYE u. LETTS) weisen eher auf eine Insuffizienz-neigung des rechten Ventrikels. Entsprechend haben DOLL sowie HUPKA u. WENGER auch ihre vektorkardiographischen Ergebnisse bei gesunden Neugeborenen, KEITH et al. ihre EKG-Befunde beim RDS gedeutet. Die bekannten Befunde von HORT sowie LINZBACH sprechen allerdings strikt gegen eine verstärkte Rechtsinsuffizienzneigung des Neugeborenenherzens. Andererseits ist nach ihren Ergebnissen das Neugeborenenherz infolge Fehlens der physiologischen Linkshypertrophie auch noch nicht der bekannten Regel (CERLETTI et al., MEESMANN, ROTHLIN et al., SARNOFF et al., SZE-KERES et al. u. a.) unterworfen, wonach Noxen wie Anoxie, Acidose etc. infolge der ungünstigeren Capillarrelation vorwiegend den linken Ventrikel beeinträchtigen. Unter 12 Herzen von Membrankindern fanden wir aut-optisch keine eindeutige Linksdilatation, 7 Fälle zeigten histologisch nennens-werte perinucleäre Vacuolisierung, davon in 2 Fällen rechts stärker, in 5 Fäl-len etwa seitengleich ausgeprägt. Unter 20 Meerschweinchenherzen nach ex-perimentellem Membransyndrom fand sich in keinem Fall eine linksüberwie-gende Vacuolisierung (KEUTH 1962). Eine Häufung von Membransyndrom bei Vitien wird verneint (DRISCOLL et al., GREGG u. BERNSTEIN, KEUTH 1962, ZIEG-LER 1957). Röntgenologisch und histologisch (KLOOS u. WULF 1962, ZIEGLER 1957) bestehen typische Unterschiede des Verteilungsmusters zwischen Mem-branlunge und Stauungslunge. Auch die von BOZIC publizierte Lunge (kein Membranbefall eines Lappenteiles, der arteriell statt aus der Pulmonalarterie durch drei aus der Aorta aberrierende Gefäße, venös aber normal versorgt wurde) spricht gegen die Stauungstheorie. Weiter: Zu hoher Eiweißgehalt der Ödeme bei Membransyndrom (GREGG u. BERNSTEIN), Fehlen einer Erhöhung des linken Vorhofdruckes (RUDOLPH et al. 1961), Fehlen einer günstigen Ader-laßwirkung (TEGELAERS), Versagen der Digitalistherapie bei Membrankindern (SILVERMAN 1961 b, SMITH 1964 b). Selbst die positiven Digoxin-Versuche von

Jaco sind insofern irrelevant, als sie am der Membrankrankheit nicht entsprechenden Modell des Vagotomie-Lungenödems (siehe Drinker, Rummel) mit entsprechender Vagotomie-Tachykardie etc. durchgeführt wurden.

Zusammenfassend möchten wir sagen: Auf Grund der angeführten Argumente können wir vorläufig dem pathogenetischen Vorrang einer Linksinsuffizienz als wesentliche Ursache für Kongestion und Membransyndrom nicht zustimmen. An einer erheblichen Beeinträchtigung des Herzens im Rahmen des Membransyndroms dagegen soll nicht gezweifelt werden. Nur möchten wir, wie auch Cantor et al., Gregg u. Bernstein, Kagan, Polacek, Weisser (1961) u. a., diese Beeinträchtigung mehr als Folge denn als wesentlichen pathogenetischen Teilfaktor des Membransyndroms und der damit verbundenen Stoffwechselstörung deuten.

Pulmonale Kongestion als Folge einer allgemeinen Hypervolämie bzw. Membransyndrom als Folge der Spätabnabelung vermuten u. a. Taylor et al. 1961 (s. a. Levine et al., weitere Lit. s. Silverman 1961 b). Dem widersprechen die Befunde von Lind 1963 (keine Häufung von Membranfällen nach Spätabnabelung) und uns (Übertransfusion bis 30⁰/₀ der Eigenblutmenge wird vom Venensystem aufgefangen) sowie Carter et al. (Venendruck bei deletären Membranfällen tiefer als bei überlebenden), Dobbs et al., Lind (1963) und Sisson (die im Gegensatz zu Alliet et al. bei Membransyndrom in der Regel eine Hypovolämie fanden).

Relative Überfüllung des noch unvollständig ausgebildeten pulmonalen Gefäßnetzes diskutieren Crosse (1957 a), Polacek u. a. Ausweichmöglichkeiten wie die früh ausgebildeten arteriovenösen Anastomosen (Groniowski) und der Ductus Botalli, die pulmonale (und aortale) Hypotonie der Membrankinder (Rudolph et al. 1961), der Befall auch von reifen Neugeborenen sprechen dagegen. Unterentwicklung der Media der pulmonalen Arterien und Arteriolen (O'Neal et al.) mit entsprechender Überbelastung und Kongestion der Capillaren als Ursache des Membransyndroms konnte durch Oeberius-Kapteyn et al. weitgehend ausgeschlossen werden, auch Befunde von Naeye u. Letts sowie der Befall auch reifer Neugeborener sprechen dagegen. Das gleiche gilt für die These pränatal erworbener Gefäßwandschäden (Liszkai) als Ursache des Membransyndroms.

Weisser (1961, 1963) und Pattle et al. führen die Kongestion auf den im Gefolge von Atelektasen und Hyperventilationsversuch verstärkten negativen intrathorakalen inspiratorischen Druck zurück (schon Finkelstein spricht von „Ansaugungshyperämie"). Die kongestionierten Gefäße ihrerseits sollen dann wieder die Atelektasen verstärken. Dagegen spricht, daß im Tierversuch bei CO_2-Gemisch Kongestion ohne vorherige Atelektasen eintritt und insbesondere, daß im Dolantin-Luminal-Tierversuch ebenso wie bei Kindern die stärksten Kongestionsbefunde oft gerade in den Fällen anzutreffen sind, die auf Grund ihrer besonders stark ausgeprägten Depression von Anfang an zu Hyperventilation und Dyspnoe nicht fähig waren.

9. Schock

Angesichts der Hypotonie im großen und kleinen Kreislauf (s. S. 21 ff.) mit auch oszillographisch nachweisbarem (BLYSTAD 1962) Tonusverlust des arteriellen Systems, der pulmonalen Prästase- und Stasebefunde (LEXOW) und zahlreicher anderer Befunde, wie Hämatokriterhöhung (s. S. 26), erniedrigte Körpertemperatur und gedrosselter O_2-Verbrauch (GREGG u. BERNSTEIN, MILLER et al. 1962), Eosinophilenbefunde (s. S. 7), Permeabilitätsstörung, Blutungsneigung, Gerinnungsstörung (s. S. 54 f.), metabolische Acidose, Anstieg von Kalium, Phosphor, Rest-N, Milchsäure, Erniedrigung des Blutzuckers, anfängliche Oligurie usw., die sämtlich auch bei Schock (siehe BUCHBORN 1962, EDEL et al., SCHÄFER 1959) gefunden werden können, bietet sich der Versuch an, das Verhalten des gesamten Kreislaufes einschließlich Offenstehen des Ductus Botalli (SMITH 1960 a) und pulmonaler Kongestion, ja evtl. das gesamte Membransyndrom aus dem Blickwinkel des Schocks zu betrachten. Auch COUFALIC, LYNCH et al. sowie ROGERS u. GRUENWALD (siehe auch die Beziehungen zwischen Asphyxie und Schock bei GRUENWALD 1950) vermuten, daß der Schock für Verlauf und Ausgang des Membransyndroms eine Rolle spielen könnte.

Der regelmäßige Befund einer Hypovolämie beim Membransyndrom (s. S. 25) sowie Beobachtungen bzw. Vermutungen von BOUND et al., CAMPBELL (1960), CARTER et al., DOBBS et al., LYNCH et al., MOSS et al. (1963 a), POLYKOVSKY, USHER (1961 c) u. a. über mögliche ätiologische Beziehungen zwischen exogener Hypovolämie insbesondere durch Blutverlust oder Ausbleiben der placentaren Übertransfusion bei vorzeitiger Lösung, Placenta praevia, Sectio oder Frühabnabelung einerseits und Membransyndrom bzw. RDS andererseits lassen zunächst an den posthämorrhagischen bzw. Volumenmangelschock denken. Zumal MAHAFFEY bzw. MAHAFFEY u. ROSSDALE auch über ein Membransyndrom bei Fohlen nach Frühabnabelung berichten konnten. Und zumal von HAUPT unter dem Titel Schocksyndrom des Neugeborenen nach vorzeitiger Placentalösung Fälle beschrieben wurden, deren eine Gruppe nach allen geschilderten klinischen Symptomen und Verlauf und bei entsprechender Interpretation auch nach den anatomischen Befunden als typisches Membransyndrom angesprochen werden muß. Die Beobachtungen von LIND (1963) über das Verhalten nach Frühabnabelung sprechen jedoch gegen einen direkten bzw. obligatorischen Zusammenhang. Ebenso unsere kreislaufanalytischen Untersuchungen bei Austauschtransfusionen, die zeigten, daß Verlust bis 25—30% der Eigenblutmenge zumindest beim reifen Neugeborenen noch kreislaufregulatorisch kompensiert werden können. Immerhin ist möglich, daß eine durch die Geburtsumstände erworbene Hypovolämie doch in einem kleineren Teil der Membranfälle eine gewisse auxiliäre Rolle spielt.

In der Mehrzahl der Fälle und im wesentlichen scheint jedoch das Schocksyndrom im Rahmen des Membransyndroms als asphyktisch bedingt interpretiert werden zu müssen (auch extreme Hypovolämie kann gelegentlich Asphyxien erzeugen bzw. verstärken). Hierfür sprechen auch die Angaben von JAMES (1960) über den cardiovasculären Kollaps bei Unterschreitung spätestens des pH von 6,9 und die tierexperimentellen Beobachtungen von FLEISHMAN et al. bzw. SHELLEY (1961 b) über das Verhalten von peripherer Zirkulation, Volumen und Widerständen bzw. von Blutdruck und Herzfrequenz mit fallendem pH. Der acidotischen Depression scheint anfangs eine pressorische Gegenregulation entgegenzuwirken, die jedoch darin ihre Grenze findet, daß die Gefäßmuskulatur bei zunehmender Acidose zunehmend refraktär gegenüber pressorischen Substanzen wird (s. u. a. BUCHBORN 1962, SEVERINGHAUS). CHEEK et al. fanden bei Frühgeborenen mit RDS tatsächlich eine Erhöhung des Adrenalin-Blutspiegels auf das Vierfache der Norm, etwas geringer auch einen Anstieg des Noradrenalinspiegels. CASTREN et al. sahen bei Kaiserschnittkindern (ohne Beachtung eines etvl. RDS) auch die renale Ausscheidung von freiem Adrenalin gegenüber Vaginalgeborenen erhöht. Die Ausscheidung von Metaboliten dagegen fanden BOEHM u. O'BRIEN beim RDS nicht erhöht. Nach NIEMOELLER u. SCHAEFER bestehen im tierexperimentellen Membransyndrom Zeichen für eine erhöhte Nebennierenbeanspruchung nur (aber immerhin) am ersten Tag. Bei Berücksichtigung des obengenannten Gesichtspunktes der acidotischen Refraktärität ist es verständlich, daß positiven Berichten über Anwendung von pressorischen Substanzen bei Membransyndrom (BROWN, COUFALIC) zahlreiche Beobachtungen über deren Nutzlosigkeit gegenüberstehen, ebenso versagen die sensibilisierenden Corticosteroide (KEUTH 1962, 1964 b).

Schock als primäre Ursache des Membransyndroms scheidet sicher in der Regel aus. Schock als sekundärer aber wichtiger Komplex im Gefolge der subakut-subchronischen Asphyxie des Membransyndroms dagegen scheint ein pathogenetisch und therapeutisch fruchtbringender Aspekt. Entsprechend dieser pathogenetischen Stellung muß der Versuch seiner direkten Bekämpfung, wie oben gezeigt, meist fehlschlagen, während seine Behebung im Rahmen einer antiacidotischen Therapie (s. S. 113 ff.) häufig offenbar gelingt. Dies ist um so wichtiger, als es fortgeschrittene Stadien des Membransyndroms gibt, bei denen der Schock möglicherweise eine für den deletären Verlauf wichtige Rolle zu spielen beginnt. Wir denken hier an die Belastungsinsuffizienz, insbesondere die verminderte Ausscheidung von Säureäquivalenten der Niere, für die neben der S. 84 f. besprochenen Unreife möglicherweise auch eine Schockniere (siehe EDEL et al.), speziell eine acidotische (JAMES 1960) Schockniere, angeschuldigt werden kann. Vor allem aber denken wir an die pulmonale Kongestion, Prästase und Stase. Ihnen könnte statt der asphyktischen Gefäßerschlaffung möglicherweise und zum Teil auch eine asphyktisch bedingte (s. HIRSCH et al.) Thrombo- und Erythrocytenaggregation im Sinne des „sludge" mit Schockmikrozirkulationsstörungen und ihren ungünstigen Folgen zugrunde liegen. Diese These stützende Therapieversuche mit dem als spezifisch empfohlenen Rheomacrodex (GELIN, SCHNEIDER) stehen noch aus. Immerhin sahen COOKE sowie RIND Günstiges von Albumin-Infusionen (s. S. 110). Auch lassen sich die positiv verlaufenen, vermeintlich gegen die Membranen gerichteten Fibrinolysin-Infusionen von AMBRUS et al. 1961 b u. 1963 (s. S. 99, 110) evtl. auch im Sinne des Antisludge-Effektes von Fibrinolysin (LASCH) deuten.

10. Entstehung und Bedeutung der Atelektasen

Die Atelektasen sind wie die Kongestion und im Gegensatz zu Membranen etc. obligat. Bei nur relativer Kongestion der gefäßarmen unreifsten Lungen beherrschen sie das Bild sogar vollständig, es ergeben sich Beziehungen zu den als „fetale Atelektasen" oder „Anektasie" eingeordneten Fällen (s. S. 84). Wie die Kongestion eilen die Atelektasen den übrigen histologischen Veränderungen voraus (Röntgenserien von FEINBERG u. GOLDBERG, unsere Tierversuche). Sinngemäß eilt bei Überstehen des Syndroms die Rückbildung der Kongestion und eines Teiles der Atelektasen dem Rückgang der übrigen Komponenten voraus (funktionelle Untersuchungen von NELSON et al. 1961, Röntgenbeobachtungen von HUTCHISON et al. 1962, unsere Tierversuche S. 58 f.). Funktionell entspricht den Atelektasen die pulmonale Verteilungsstörung (NELSON et al. 1961) und damit neben der Kongestion ein wesentlicher Anteil der pulmonalen funktionellen Totraumerhöhung (s. S. 20). Sie sind demnach neben Kongestion, Atemzentrum und renalen Faktoren mitverantwortlich für Unterhaltung und Vertiefung, in einigen Fällen sogar auch Entstehung der im Zentrum stehenden chronischen Asphyxie.

Die übliche Progredienz des Atelektasenbefundes beweist, daß es sich z. T. um sog. sekundäre Atelektasen handelt. Bei einem wesentlichen Teil der Kinder müssen wir aber auch mit primären Atelektasen rechnen, die nebenbei auch noch von Teilbedeutung für lokalisatorische und therapeutische Phänomene (s. S. 101 ff.) sein können. Zur umstrittenen histologischen Unterscheidung von primären und sekundären Atelektasen siehe FARBER u. WILSON (1933), POTTER (1957), SINAPIUS, WILSON u. FARBER. Neben der Epithelform scheint unseres Erachtens Vorhandensein oder Fehlen der Kongestion von gewisser Bedeutung bei dieser Frage.

Als mögliche Ursachen für primäre Atelektasen bei Membrankindern sind, abgesehen von seltenen Fällen, wie massiven, subpartalen Aspirationen oder Hämorrhagien, Mißbildungen, Atemmuskellähmung, Pneumo-, Hämato-, Enterothorax u. ä., nur 6 Mechanismen zu diskutieren. Erstens und für die Kinder unter etwa 1200 g eine Rolle spielend die histologische Unreife im Sinne des Fehlens der meisten Alveolen und der ungünstigen Alveolen-Gewebs-Relation mit erschwerter Entfaltbarkeit (s. S. 83).

Neben dieser ungünstigen, extraalveolären Komponente wurde schon von WILSON u. FARBER, später GRUENWALD (1947) und POTTER (1957) eine erhöhte Kohäsion vermutet. Der Befund einer erhöhten Oberflächenspannung von Membranlungenextrakten (AVERY u. MEAD, CLEMENTS, GRUENWALD 1960, 1961, PATTLE et al.) führte dann zur These des Defizits einer oberflächenaktiven Substanz (nach FUJIWARA et al. und MOURIQUAND ein Lipoprotein, nach ADAMS et al. 1965 Bestandteil der Lecithin- und Sphingomyelinfraktion) als wesentlicher Ursache des Membransyndroms, zumal dieses Defizit bei Kindern unter 1200 g auch ohne Membrandiagnose gefunden wurde (AVERY u. MEAD, PATTLE et al.), es sich also um einen primären Defekt zu handeln schien. Und zumal ROBILLARD et al. bei Zufuhr eines Lecithinabkömmlings als Aerosol therapeutische Erfolge gesehen zu haben glauben (s. S. 109). Mit Rücksicht auf die S. 83 f. gemachten Bemerkungen über die unsicheren Grenzen des Membransyndroms bei den unreifsten Kindern und angesichts des Auftretens des Membransyndroms auch bei reifen Kindern (nach Sectio etc.) ist dieser Schluß auf einen primären Defekt jedoch nicht ohne weiteres zulässig. Wir glauben, daß es sich bei diesem Defizit oberflächenaktiver Substanz überwiegend um eine Folge der Membrankrankheit bzw. der subakut-subchronischen Asphyxie handelt. Möglicherweise vermittelt durch die zur Krankheit gehörenden Durchblutungsänderungen analog den Beobachtungen von TOOLEY et al. u. a. nach Anwendung von extracorporalem Kreislauf. Sinngemäß würde mit Rückgang der Grund- und Perfusionsstörung auch die Oberflächenaktivität wieder zunehmen. GRUENWALD (1960) fand tatsächlich bei Kindern, die 48 Std oder mehr überlebten, kein sicheres Defizit mehr.

JÄYKKÄ (1957, 1958) und später LAUWERYNS et al. kamen auf Grund von Injektions- und Beatmungsversuchen sowie histologischen Befunden zur Ansicht, daß die Eröffnung des capillären Lungenkreislaufes (Capillarerektion) eine wesentliche Voraussetzung der Lungenentfaltung sei. Wozu auch Versuche von PELTONEN u. KREINER sowie die Vorstellungen über einen Zusammenhang von Hypovolämie und Membransyndrom (CARTER et al., s. S. 90) passen würden. Nach Ergebnissen von HARTUNG u. DELFMANN, PELTONEN u. HIRVONEN sowie STRANG scheint aber die Aeration der Capillardurchströmung doch vorauszugehen. Nach KOETTGEN, LIND (1961) und zuletzt auch JÄYKKÄ (1964) selbst ist dem Erektionsmechanismus höchstens eine auxiliäre Wirkung zuzubilligen.

Als extrapulmonale Ursachen primärer Atelektasen werden am häufigsten Thoraxweichheit und Atemmuskulaturschwäche angeschuldigt. Wie einige augenfällige Besserungen durch Sternumelevation (s. S. 108) zeigen, spielt die Thoraxweichheit tatsächlich eine Rolle. Allerdings nur eine untergeordnete, denn nennenswerte inspiratorische Einziehungen treten nur bei erheblichem Entfaltungswiderstand auf, und die Besserungen bei Sternumelevation sind meist flüchtig. Die Muskelschwäche ist sicher erst spät von

Bedeutung. Solange tiefe inspiratorische Einziehungen vorhanden sind, kann keine Muskelschwäche vorliegen. Erst gegen Ende des Krankheitsverlaufes ist der Glykogengehalt der für die Neugeborenenatmung besonders wichtigen (LIND et al., PELTONEN) Zwerchfellmuskulatur stark vermindert (SHELLEY 1964, Tierversuche von SHELLEY 1961 c u. WIDDOWSON 1961).

Die primäre zentrale Depression als Ursache primärer Atelektasen, insbesondere bei den „untypischen", von Anfang an gegenwehrlos verfallenden Membrankindern, spielt sicher eine Rolle, sie wurde schon S. 76 ff. besprochen. Daneben wird von OSBORN u. FLETT (s. a. MATZKER) eine durch zentrale Schädigung bedingte Dysfunktion des Kehlkopfes als häufige Ursache primärer Atelektasen und des Membransyndroms vermutet. Ihr Hauptindiz, die laryngealen Ulcera (s. S. 4), lassen sich jedoch zwanglos auch als Spätfolge des Syndroms nach intensiver Dyspnoe deuten, zumal die Ulcera auch nach membran- und atelektasefreien Dyspnoen anderer Ursache gefunden wurden.

Als Ursache der sekundären Atelektasen im Rahmen des Membransyndroms wird in erster Linie meist die Obturation durch in Bronchiolen und besonders Alveolargängen gelegene Membranen bzw. Membranpfröpfe angeschuldigt (CRAIG et al., SNYDER 1958 b, u. a.), zumal bei Beatmungsversuchen an Membranlungen die Bronchiolen und Alveolargänge leicht, die Alveolen dagegen schwer entfaltbar sind (CRAIG 1961, 1963, REES, POTTER 1957). Zahlreiche Argumente sprechen jedoch dafür, daß die Obturation keine oder keine wesentliche Rolle spielt: Bei „Beatmung" mit Wasser statt Luft lassen sich auch die Alveolen eröffnen (POTTER 1957), das Verteilungsmuster der Atelektasen ist unabhängig von Vorhandensein oder Fehlen der Membranen (BRIGGS u. HOGG, RANSTRÖM 1953), kein quantitativer Zusammenhang zwischen Membranen und Atelektasen (SINAPIUS), Atelektasen eilen den Membranen voraus (congestive pulmonary failure und Tierversuche, KEUTH 1962, NIEMOELLER u. SCHAEFER), schließlich bei Überstehen der Krankheit früher, röntgenologisch (HUTCHISON et al. 1962), gasanalytisch (NELSON et al. 1961) und tierexperimentell (KEUTH 1962) nachweisbarer Rückgang von Atelektasen bei wochenlanger Persistenz des Membranmaterials (s. S. 57 ff.).

Dagegen scheint uns die Möglichkeit, daß ein Teil der der Obturation angelasteten Atelektasen auf die oben besprochene Verminderung der Oberflächenaktivität zurückgeht, eine festere Grundlage zu haben. Schon oben wurde dargelegt, daß wir es bei diesem Mechanismus vermutlich großenteils mit sekundären Atelektasen zu tun haben. Auch hier kann die evtl. Weichheit des Thorax als verstärkender Hilfsfaktor hinzukommen (RAHN, SILVERMAN 1961 b). Für den Mechanismus einer angiektatischen Alveolarkompression als Ursache der sekundären Atelektasen der Membrankinder (ENGELHARDT, KLOOS u. WULF 1962, WEISSER s. S. 89) fehlen noch die Belege.

Ein Teil der sekundären Atelektasen der Membrankinder sind eindeutig als Hypoventilations- und finale Resorptionsatelektasen anzusprechen. Ursachen: Die frühe, späte oder finale zentrale Depression und evtl. (s. S. 105) auch die finale diaphragmale Erschöpfung. Belege: Besonders starke Ausprägung der Atelektasen bei spontan verstorbenen Membranversuchstieren (KEUTH 1962, s. S. 77 ff.), der bei Versuchstieren und Membrankindern nicht seltene Befund eines zweiten Häufigkeitsmaximums der Atelektasen in zentralen Lungenabschnitten (soweit nicht z. T. auch primäre Hypoventilationsatelektasen) neben der gewöhnlich betont peripheren Ausprägung der histologischen Komponenten des Membransyndroms (s. auch GOEBEL et al., KOBURG et al.), röntgenologisch zu verfolgende rapide und massive Ausbildung von Atelektasen in der akuten Apnoe des Frühgeborenen (KEUTH 1961 b).

Zusammenfassend: Bei einem Teil der Atelektasen handelt es sich um funktionell bedeutungslose finale Resorptionsatelektasen. Der andere Teil dagegen ist pathogenetisch von hoher Bedeutung für Unterhaltung und Vertiefung, z. T. sogar auch Entstehung der im Zentrum des Syndroms stehenden subakut-subchronischen Asphyxie. Primäre Atelektasen scheinen vor allem auf anatomische Unreife, ungünstige Alveolar-Gewebs-Relation und evtl. hohe Oberflächenspannung bei nur begrenzter Thoraxbelastungsfähigkeit, sowie auf primäre zentrale Depression zurückgeführt werden zu müssen. Sekundäre Atelektasen (soweit funktionell von Bedeutung) scheinen vor allem durch die im Rahmen des Membransyndroms ansteigende Oberflächenspannung (bei begrenzter Thoraxbelastungsfähigkeit) verursacht.

11. Entstehung und Bedeutung der Extravasate, insbesondere der Membranen

Unter Extravasaten seien hier hyaline Membranen, perivasculäre, interstitielle und alveoläre Ödeme und Hämorrhagien, Transsudate der serösen Häute, vermehrt produzierter Liquor, Albuminocholie sowie subcutane und andere extrapulmonale Ödeme verstanden (s. S. 3, 6 f.). Wegen der ihnen von verschiedenen Seiten zugesprochenen, vermeintlichen besonderen Bedeutung und als pars pro toto sei hier jedoch im wesentlichen von den hyalinen Membranen gesprochen. Über die zeitliche und quantitative Prävalenz von Kongestion und Atelektasen gegenüber den pulmonalen Extravasaten, speziell den Membranen, wurde bereits S. 85 f. u. 92 berichtet. Sie ist auch ein wesentliches Argument gegen eine exogene Herkunft der pulmonalen Membranen, Ödeme und Hämorrhagien. Weitere Argumente gegen die exogene sowie umgekehrt Belege für die endogene Herkunft im Sinne des Extravasates wurden bereits S. 61 f. zusammengestellt.

Die hyalinen Membranen sind funktionell im Sinne einer Beteiligung am pathogenetischen circulus vitiosus oder an der letztlichen Todesursache ohne oder ohne wesentliche Bedeutung. Das zeigen u. a. bereits einerseits das Bild des congestive pulmonary failure ohne Membranen (und andere pulmonale Extravasate) bei Kind und Versuchstier (s. u. a. Tab. 18, S. 79), die weitgehende Widerlegung der Obstruktionstheorie (s. S. 94) sowie die quantitativen Untersuchungen von SINAPIUS, andererseits massive, das bei Tod an Membrankrankheit übliche Bild quantitativ in der Mehrzahl übertreffende Membranbefunde bei Kindern, die nach Überstehen des Membransyndroms jenseits der ersten Lebenswoche an anderen Krankheiten starben (KEUTH 1959 u. 1962, ZIEGLER 1959) oder analoge Beobachtungen beim tierexperimentellen Membransyndrom (KEUTH 1962). Ebenso spricht hierfür die Diskrepanz zwischen der auch durch funktionelle Untersuchungen (MILLER et al. 1957, NELSON et al. 1961) belegten klinischen Beobachtung der Möglichkeit einer relativ raschen, krisenhaften Besserung des Krankheitsbildes einerseits und der tage- und wochenlangen histologischen Persistenz der Membranen (s. S. 59) andererseits. Die von MEESSEN (1962) u. a. vermutete Verschlechterung der Diffusion durch den Membranbelag scheint nach allen neueren funktionellen und anatomischen Untersuchungen (NELSON et al. 1961, PROD'HOM et al. 1962, SINAPIUS, STRANG u. MACLEISH, WARLEY u. GAIRDNER) ebenso wie die Obstruktion quantitativ keine besondere Rolle zu spielen, sie findet zudem statt in Lungengebieten, deren Unterfunktion im Gefolge von Verteilungsstörung, Nonperfusion und Rechts-links-Shunt wesentlich im Vordergrund steht.

Wir sind uns in dieser Abwertung der Membranen einig mit Autoren wie BLYSTAD (1956 a), CLAIREAUX (1958), GREGG u. BERNSTEIN, GRUENWALD (1953, 1958), KLOOS u. WULF (1962), SINAPIUS u. a. GREGG u. BERNSTEIN u. a. bevorzugen auch aus diesem Grunde den Terminus RDS statt Membransyndrom. Wir haben jedoch darauf hingewiesen, daß auch er nicht befriedigt (S. 43), so daß man bis auf weiteres bei der alten, von einem histologisch eindrucksvollen aber funktionell unterwertigen Befund abgeleiteten Bezeichnung bleiben sollte. Ob die relative Bedeutungslosigkeit auch für die (pulmonalen und) extrapulmonalen Ödeme gilt, können wir nicht entscheiden. S. 80 wurde bereits darauf hingewiesen, daß die cerebralen Ödeme möglicherweise doch am circulus vitiosus beteiligt sind. Auch ist eine allgemeine Verstärkung der Gewebsacidose durch massive Ödematose zu erwägen. Die pulmonalen Hämorrhagien sind von Bedeutung wohl nur in den seltenen Fällen massiver Ausprägung (s. S. 6).

Ursächlich sind für den Austritt des Membranmaterials ebenso wie der anderen pulmonalen und extrapulmonalen Extravasate 3 Mechanismen zu erwägen: Eine Erhöhung der mechanischen oder Verminderung der onkotischen transmuralen Druckdifferenz sowie eine Erhöhung der Permeabilität. S. 87 ff. wurde bereits dargelegt, daß eine kardiale Stauung als Ursache einer erhöhten mechanischen transmuralen Druckdifferenz kaum wesentlich in Frage kommen dürfte. Erhöhter intrathorakaler inspiratorischer Sog als andere mögliche Ursache einer erhöhten mechanischen Druckdifferenz ist lediglich bei den dyspnoischen, nicht aber bei den widerstandslos verfallenden Kindern anzunehmen, entfällt somit ebenfalls zumindest als generell wirksamer Faktor. Zudem konnte DRINKER durch partielle Obstruktion der Luftwege mit anschließenden maximalen Atemanstrengungen tierexperimentell ein Lungenödem erst dann erzeugen, wenn die Tiere zusätzlich auch hypoxisch oder hyperkapnisch wurden.

Für die Hypoproteinämie als Ursache der Ödematose und der Membranentstehung (COOKE, VEITH, ZIEGLER 1957 u. a.) spricht die Häufigkeit eines hypoproteinämischen Befundes gerade bei den membrandisponierten Kindern (s. S. 26), nämlich Frühgeborenen, Kindern diabetischer Mütter, Kindern nach Sectio (vorausgesetzt kindlicher Blutverlust oder Wegfall der placentaren Übertransfusion). Die von COOKE als weiterer Beleg angeführten (und von FRAILLON u. KITCHEN bestrittenen) prophylaktischen Erfolge von Albumininfusionen (s. a. RIND) lassen sich, wie S. 110 angeführt, auch im Sinne des Anti-Schock-Effektes deuten. Weiteres Gegenargument ist der hohe Eiweißgehalt der Ödeme der Membrankinder (s. S. 26), ähnlich wie dies auch für die latenten oder manifesten Ödeme membransyndromfreier Kinder durch Befunde von GAIRDNER et al., SCHÄFER (1953) und STEELE (Neugeborene), NICOLOPOULOS u. SMITH, YOUNG et al. (Frühgeborene), NICOLOPOULOS u. SMITH sowie PEDERSEN (Kinder diabetischer Mütter) belegt ist.

NICOLOPOULOS u. SMITH sowie SMITH (1960 b) sehen im verstärkten Gewebsabbau, wie er auch für die Kinder diabetischer Mütter gilt (PEDERSEN), die Erklärung für die extrapulmonalen Ödeme. Ferner ist eine verzögerte Ausscheidung des dabei vermehrt anfallenden Wassers in Rechnung zu setzen (WIDDOWSON 1964, s. S. 25). Es ist aber anzunehmen, daß zumindest daneben die wesentliche Ursache der intrapulmonalen Extravasate, die erhöhte Permeabilität, ebenfalls extrapulmonal wirksam ist.

Der hohe Eiweißgehalt der Ödeme bei Membrankrankheit, der Fibringehalt der Membranen sowie die Vergesellschaftung mit Hämorrhagien sprechen eindeutig für die erhöhte Permeabilität der kleinen Gefäße als wesentliche Ursache der Extravasatbildung. Die bei Früh- und Neugeborenen sowieso erhöhte Permeabilität und verminderte Resistenz der kleinen Gefäße (s. S. 82 f.) mag hierbei bereits als Basis dienen, auf die sich die Permeabilitätserhöhung im Gefolge der Asphyxie bzw. ihrer Komponenten (Lit. s. S. 68, 72) aufpfropft. Der S. 88 erwähnte Solitärfall von BOZIC bietet sich ebenfalls als Argument für die Bedeutung der Stärke asphyktischer Blutveränderungen für Entstehen und Grad der Permeabilitätsstörung an. Die vasculäre Kongestion, die der Extravasatbildung vorausgeht (s. S. 85 f.) und an die (es sei denn im Rückbildungsstadium) die Extravasate immer gekoppelt sind, ist ebenfalls von Bedeutung für die Extravasatbildung angesichts der Stase-Befunde von LEXOW und der über Schock und Mikrozirkulationsstörung S. 91 f. gemachten Ausführungen (siehe auch MARKS). Sinngemäß fallen bei

Überstehen der Krankheit rascher Rückgang der Kongestion und Sistieren der Ödem- und Membranbildung zusammen (s. S. 58 ff.).

Das tierexperimentelle Vagotomie-Lungenödem (Mechanismus s. DRINKER, RUMMEL) kann zu einem klinischen RDS-Bild und gelegentlich auch zu membranähnlichen Produkten führen (FARBER, JACO, LYNCH, TRAN-DINH-DE u. ANDERSON 1954 u. a.). Im Hyperoxieversuch verstärken Atropin oder Histamin die Membranausbeute (BUCKINGHAM u. SOMMERS). HADDERS u. DIRKEN beobachteten membranähnliche Veränderungen nach transthorakaler Histamininjektion. DAVIS (1961) sah bei Membrankindern temporäre Minderung von Tachypnoe (allerdings auch als sedativer Effekt zu erklären) und Hautödemen unter Antihistaminica. Es wurde deshalb vermutet, Extravasatbildung bzw. sogar Entstehung des ganzen Syndroms sei evtl. Folge eines erhöhten Histaminspiegels oder einer Sympathicotonie, letztere möglicherweise (LYNCH et al.) im Rahmen eines Geburtsschocks. Wir möchten der oben gegebenen Erklärung den Vorzug geben. Auch ist anzumerken, daß MITCHELL bei Membrankindern keine erhöhte Histidin-Decarboxylase-Aktivität fand. Ferner, daß der beim RDS vierfach erhöhte Adrenalinspiegel (CHEEK et al.) nichts über eine wesentliche pathogenetische Beteiligung einer Sympathicotonie aussagt, da bei pränataler Dystrophie und anderen mit Zeichen der Placentainsuffizienz geborenen Kindern der Spiegel sogar auf das Achtfache erhöht war (CHEEK et al.), ohne daß ein RDS vorlag oder eintrat.

In Erweiterung der oben genannten alten Befunde über die erhöhte Gefäßpermeabilität bei Früh- und Neugeborenen haben neuere Untersuchungen (s. ADAMS et al. 1963 a, b) ergeben, daß eine physiologische, intrauterine, pulmonale Sekretion bzw. Filtration einer sehr eiweißarmen, in der übrigen Zusammensetzung aber dem fetalen Blutserum ähnlichen Flüssigkeit angenommen werden muß. Die physiologische Trachealflüssigkeit des Feten und wohl auch ein Teil des Fruchtwassers sind demnach pulmonalen Ursprungs. STOWENS nahm nun jüngst an, daß dieser Vorgang sich bei Frühgeborenen (zumal angesichts ihrer verzögerten Wasserausscheidung über die Nieren) auch postnatal fortsetze. Wobei jetzt aber, im Gegensatz zu den Verhältnissen vor Geburt, das zurückgehaltene Protein nicht mehr capillär reabsorbiert werden könne, sondern sich extracapillär ansammle, zur Membran werde und damit erst das gesamte Membransyndrom herbeiführe. Die darauf aufgebaute dehydrierende Therapie (s. S. 109) harrt noch der Überprüfung und Bestätigung. Unabhängig davon ist jedoch einzuwenden, daß das postnatale Versagen der Proteinabsorption nicht recht erklärt ist, ebensowenig das Verschontbleiben der Überzahl der reifen Neugeborenen, obwohl die pulmonale Sekretion gerade bei ausgetragenen Lammfeten beobachtet worden ist (ADAMS et al. 1963 a, b), und auch reife Neugeborene oft viele Stunden eine Anurie zeigen. Abgesehen davon muß nach den eingangs dieses Kapitels gebrachten Argumenten jede Theorie, die vom pathogenetischen Primat der Membranen ausgeht, zumindest teilweise enttäuschen.

LIEBERMAN (1959) stellte die These auf, pulmonale Transsudation fibrinogenhaltigen Materials sei ein physiologischer Vorgang, das Auftreten von hyalinen Membranen sei Folge dieses Vorganges, verbunden mit einem pathologischen Mangel an fibrinolytischer Aktivität. Gestützt wird die These durch den Befund einer tatsächlich verminderten fibrinolytischen Aktivität von Membranlungenextrakten (LIEBERMAN 1959) sowie Lungenextrakten von besonders zum tierexperimentellen Membransyndrom geeigneten Tieren (Meerschweinchen, Kaninchen) im Gegensatz zu schlecht geeigneten (KLOOS u. WULF 1962, LIEBERMAN 1959), durch den Befund einer beim Frühgeborenen (SAMARTZIS et al.) im Gegensatz zum Neugeborenen (KÜNZER u. MARKEL, ROGNER) verminderten fibrinolytischen Aktivität im Blut bei vermindertem Plasminogen- und Proaktivatorgehalt sowie erhöhtem (nicht bestätigt von AMBRUS et al. 1965) Antiplasmin-Spiegel (AMBRUS et al. 1961 a, 1963, KÜNZER u. MARKEL, ROGNER), ferner durch therapeutische Effekte urokinase-aktivierten Human-Plasminogens (AMBRUS et al. 1961 b, 1963). Im wesentlichen jedoch führen LIEBERMAN (1961) sowie LIEBERMAN u. KELLOGG die Befunde bei Membrankindern auf einen vermehrt vorhandenen Inhibitor zurück, der aus zerstörtem Placentagewebe stammen soll (LIEBERMAN 1963) und sich dementsprechend nach erschwerter Geburt im Blut erhöht findet (GABURRO et al.).

Gegenargumente: KLOOS u. LIBAL fanden in Membranlungen die fibrinolytische Aktivität nicht vermindert, SAMARTZIS et al. fanden Verminderungen, aber ohne Korrelation mit Vorhandensein bzw. Grad einer Atemstörung, die bevorzugte Eignung von Meerschweinchen zum experimentellen Membransyndrom könnte auch durch andere Faktoren bedingt sein, z. B. durch die von uns (in einer nur kleinen Serie) gemessene verminderte Fähigkeit zur kompensatorischen Erhöhung des Standardbicarbonatwertes. Angesichts der eingangs zusammengestellten Argumente gegen einen pathogenetischen Primat der Membranen wird man zumindest an einer pathogenetischen Schlüsselstellung der verminderten Fibrinolyse zweifeln dürfen. Zumal die therapeutischen Erfolge mit urokinase-aktiviertem Plasminogen evtl. auch als Anti-sludge-Effekt (s. S. 110) erklärt werden können. Da ferner eine Verminderung der Fibrinolyse auch bei Hyperkapnie und Säure-Base-Verschiebungen (ENGSTRÖM u. KAGER, MARX) sowie bei Schock (LASCH u. a.) bekannt ist, wird man (wie auch GREGG u. BERNSTEIN) einen Teil der genannten Fibrinolysebefunde bei Membrankindern möglicherweise sogar als Folge des distress bzw. Membransyndroms deuten können.

Immerhin: Die im Gefolge der chronischen Asphyxie auftretende Minderung der Fibrinolyseaktivität würde sich summieren mit einer nach jüngsten Untersuchungen von ENGSTRÖM u. KAGER generell bei Neugeborenen postnatal und vorübergehend auftretenden Abnahme der fibrinolytischen Aktivität. Dies zusammen mit den besonderen Permeabilitätsverhältnissen bei Früh- und Neugeborenen würde erklären, warum die chronische Asphyxie im allgemeinen nur beim Früh- und Neugeborenen und nur ausnahmsweise bei älteren Kindern und Erwachsenen zum histologischen Bild der Membranen führt.

Zur Ausbildung und Formung der Membranen nahmen GAVALLER (1956), GLEISS (1959), MORISON, SINAPIUS, SNYDER, WEBER (1957), ZIEGLER (1957) und andere an, die freien alveolären Ödeme seien die Vorstufe der Membranen. Die Eindickung soll dabei insbesondere durch Abdunstung und Rückresorption von Wasser erfolgen, die membranähnliche Umformung und Peripheralisation dagegen durch die respiratorische Strömung (zu letzterem

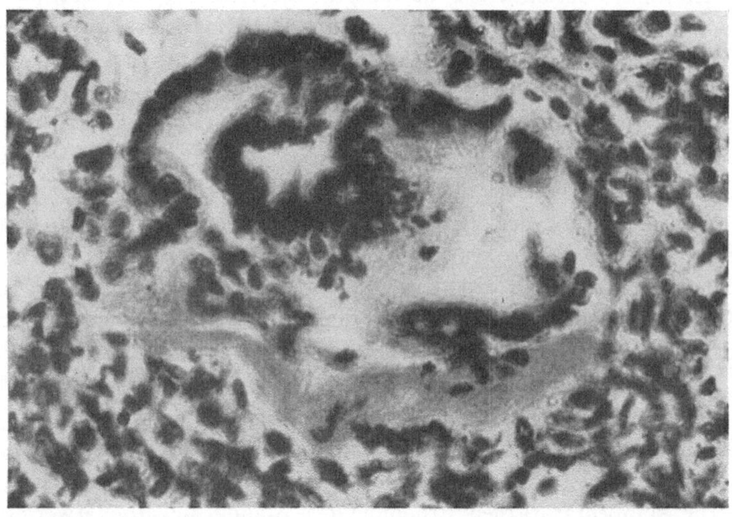

Abb. 8. Membran, die noch deutlich unter dem abgehobenen und noch zusammenhängenden Epithel eines Bronchiolus liegt. Frühgeborenes von 1750 g. H.E.-Färbung, Vergrößerung 1 : 700.

siehe FARBER u. WILSON 1932, SNYDER 1958 b). Tatsächlich gibt es Übergangsformen vom Ödem bis zu wandständigen Ödemkondensaten (s. a. WADE-EVANS 1962), sie sind aber selten, minder dicht, meist völlig strukturlos, arm an Detritus, haben freien Rand und sitzen einem in der Regel unbeschädigt scheinenden Abschnitt respiratorischen Epithels auf, unterscheiden sich also eindeutig von echten Membranen. Weitere Gegenargumente: Die (zwar seltenen) Membranbefunde bei Totgeborenen sprechen gegen Abdunstung und Atmung als Voraussetzungen der Membranbildung. Das Ödem eilt zwar im Tierversuch den Membranen in der Regel voraus, jedoch können schon früheste Fälle Ödem und Membranen zugleich zeigen. Schon frühverstorbene Membranfälle können ödemfrei sein (SINAPIUS). Gerade auch Spätgestorbene (CROSSE 1957 b) können statt Membranen überwiegend ödemähnliches „eosinophiles Material" enthalten.

Unseres Erachtens (siehe auch GREGG u. BERNSTEIN, KLOOS u. WULF 1962) sind Ödeme und Membranen Parallelprodukte. Auf Grund unserer Tierversuche (Beispiel Abb. 6, S. 66) und Sektionsbefunde bei Membrankindern (Beispiel Abb. 8) entsteht die typische Membran durch Transsudation und zwangsläufig band- bzw. ringförmige Formung unter der Grenzmembran (siehe auch Beschreibungen von KLOOS u. WULF 1957) bzw. den Deckepithelien (KEUTH 1962). Erst sekundär löst sich diese formende Bedeckung vollständig aus dem Zusammenhang, bildet den aufliegenden Detritus oder seltener noch zusammenhängende freie Epithelbänder (Abb. 8). Die fertige Membran liegt damit ganz oder teilweise einer epithelfreien Alveolar- oder Ductuswand auf (siehe auch CAMPICHE et al. 1961). Daneben gibt es nach KLOOS u. WULF (1962) Membranmaterial, das aus einem Epitheldefekt, insbesondere über einer vorspringenden Capillare, hervorzuquellen und teilweise auf einem noch leidlich intakt aussehenden Epithel sich auszubreiten scheint. Das in unseren Tierversuchen häufig beobachtete zeitliche Vorauseilen der Ödeme vor den Membranen ist zwanglos als Folge des im Vergleich zum erst zu bildenden subepithelialen Spalt niedrigeren Drucks in Alveole bzw. Ductus deutbar. Abschnittsweise verschiedene Häufigkeitsrelation von Ödemen und Membranen zueinander kann dementsprechend Folge verschieden starker oder zeitlich verschobener Funktion bzw. Entfaltung sein.

12. Zum Verteilungsmuster der Lungenveränderungen

Die bevorzugt periphere Lokalisation des histologischen Vollbefundes mit Kongestion, Atelektasen und Membranen bzw. des nur Kongestion und Atelektasen umfassenden Befundes des congestive pulmonary failure, die oft fleckförmige Verteilung der beiden Bilder, das Vorkommen größerer, entfalteter und völlig freier Lungenabschnitte, der Befund eines zweiten, mehr zentral gelegenen Häufigkeitsmaximums der Atelektasen und die Inkonstanz ihrer Kombination mit Kongestion bedürfen einer befriedigenden Erklärung. Sie liegt in der zonenweise verschiedenen Entfaltung, Ventilation und zugeordnet auch Perfusion der Neugeborenenlunge, in der lokalisatorischen Bedeutung der Funktionsbeanspruchung bzw. umgekehrt dem prohibitiven Effekt der primären Atelektase als Ausdruck der Nichtfunktion (KEUTH 1959, 1962).

Aus den Untersuchungen von DAWES (1961 d), GRONIOWSKI, JÄYKKÄ (1957, 1958), LAUWERYNS et al., LIND (1961), PELTONEN u. HIRVONEN, PELTONEN u. KREINER u. a. ist bekannt, daß fetal bzw. primär atelektatische Bezirke in der Regel nicht bzw. minimal durchblutet sind. Wesentlich erst mit Entfaltung eines primär atelektatischen Lungenabschnittes bei Einsetzen der Neugeborenenatmung wird der zugehörige capilläre Kreislauf eröffnet. Nur in einem eröffneten Kreislaufgebiet kann es zur raschen und vollen Auswirkung der asphyktischen Blutveränderungen und damit zu Kongestion, sludge, Permeabilitätsstörung, Extravasaten (und auch zugehörigen sekundären Atelektasen) kommen. Der S. 62 erwähnte Solitärfall von PIPER u. KLEPPE (Membranbefund in einer bronchusfreien Nebenlunge) kann nicht als Gegenbeweis verwandt werden, er zeigt lediglich, daß Entfaltung und Perfusion nicht unter allen Umständen obligat gekoppelt sind. Subpartale Lungenentfaltung mit Fruchtwasseraspiration hat nach DAWES (1961 d) nicht den gleichen capillar-eröffnenden Effekt wie die Lungenentfaltung mit Luft. Dies ist u. E., neben der oft nötigen Latenzzeit, auch die Erklärung für den meist negativen Membranbefund bei Totgeborenen (während von anderer Seite hierfür häufig das Fehlen der austrocknenden und formenden Wirkung der Atmung angeführt wurde).

Auf die möglichen Zusammenhänge zwischen Entfaltung, Perfusion und Stärke der histologischen Veränderungen erstmals aufmerksam wurden wir durch Beobachtungen gelegentlich fast augenblicklicher und eklatanter (allerdings z. T. nicht anhaltender), statt allmählicher Besserungen des klinischen Membransyndroms bei Sternumelevation (KEUTH 1959) bzw. (noch seltener) kurzer Überdruckbeatmung (KEUTH 1961 b, REES). Der Sektionsbefund eines solchen, schlagartig gebesserten, dann aber eine Woche nach Überwindung seiner Membrankrankheit an Coli-Dyspepsie gestorbenen Frühgeborenen bestärkte uns in dieser Auffassung. Neben massiv befallenen Lungenabschnitten fanden wir andere, die fast oder vollständig frei waren (Abb. siehe KEUTH 1959). Wir deuteten sie als primär atelektatisch gewesene und deshalb vom Membransyndrom verschonte Bezirke, die erst mit verbessertem Ansatz der inspiratorischen Kräfte bei Sternumelevation eröffnet wurden und die kritische Besserung ermöglichten (KEUTH 1959). Auch das Nebeneinander von verschiedenen histologischen Stadien sowie der unter obengenannten und ähnlichen therapeutischen Versuchen oft schubweise Verlauf mit Besserung und Wiederverschlechterung könnten gedeutet werden. Es könnte sich dabei nämlich u. a. um die Folgen einer sukzessiven, spontanen oder therapeutisch provozierten Neuentfaltung mit anschließendem Neubefall bzw. um verschieden starken funktionellen Einsatz mit verschieden starkem Befallstempo handeln (KEUTH 1962).

Wir versuchten, unsere Annahmen auch tierexperimentell weiter zu unterbauen (KEUTH 1962). Bei Kaninchen wurde ein rechtsseitiger Oleothorax angelegt, anschließend wurden die Tiere über 2—3 Tage einem CO_2-Gasgemisch ausgesetzt. Bei einem Tier war wegen starker Mediastinalverschiebung unter dem Oleothorax keine Kompressionsatelektase zustande gekommen, hier fand sich keine deutliche Seitendifferenz. Bei den beiden anderen Tieren dagegen war die beabsichtigte Kompressionsatelektase erreicht worden, hier entsprachen die Befunde voll den theoretischen Erwartungen. Während sich in der entfaltet gewesenen linken Lunge Kongestion, Ödeme, z. T. auch Atelektasen und Membranen fanden, waren rechts außer und infolge der Kompressionsatelektase nur eine verminderte oder doch keineswegs vermehrte Capillarfüllung, aber kein Ödem und keine Membranen zu sehen (Abb. siehe KEUTH et al. 1963).

In der Diskussion um den obenerwähnten Solitärfall (KEUTH 1959) hatten wir bereits geschlossen, daß der voll ausgebildete histologische Befund in der Regel und vorwiegend in den beim jeweiligen Membrankind zuerst entfalteten Abschnitten zu finden sein muß. In der späteren mikroskopischen Auszählung (GOEBEL et al., KOBURG et al.) wurde festgestellt, daß die Veränderungen und insbesondere die Zahl der Membranen pro Flächeneinheit des mikroskopischen Präparates in der Peripherie erheblich höher ist als im Zentrum, und daß in einigen Fällen die Basis noch deutlich die übrigen peripheren Bezirke übertrifft. Dies entsprach genau den über die Entfaltung der Neugeborenenlunge bekannten Beobachtungen und damit unserer Voraussage. Die Entfaltung beginnt im allgemeinen peripher (KOEGEL), und zwar besonders rasch in den basalen Abschnitten unter Einwirkung der ausgeprägten Zwerchfellfunktion bei der Erstentfaltung (LIND et al., PELTONEN). Der nicht seltene Befund eines zweiten Häufigkeitsmaximums von überwiegend membranfreien Atelektasen in den zentralen Abschnitten entspricht dem Minimum der Auswirkung inspiratorischer Kräfte im Sinne primärer oder sekundärer, überwiegend hypoventilatorischer Atelektasen gerade in diesen Bezirken.

Die bisherigen Überlegungen setzten die Anwesenheit von primären Atelektasen voraus. Während wir bei Membrankindern im allgemeinen tatsächlich mit primären Atelektasen rechnen können, sind sie zumindest bei älteren Versuchstieren nicht vorhanden. Trotzdem fanden wir ebenso wie andere Untersucher auch bei ihnen einen gewissen bevorzugten Befall der Peripherie, besonders der basalen Abschnitte. Dies sind die aus mechanischen Gründen nicht nur am frühesten, sondern auch dauernd am stärksten beatmeten Bezirke, d. h. der Entfaltungsreihe entspricht auch eine Funktionsreihe. Zur Erklärung der typischen Membranverteilung ist also die Annahme einer ausschließlich oder überwiegend peripheren Entfaltung mit mehr oder minder starker Atelektase der übrigen Abschnitte nicht in vollem Maße nötig, berücksichtigt man auch die bevorzugte Funktionsbeanspruchung der peripheren Schichten.

13. Todesursache

Bei der Suche nach dem tödlichen Mechanismus der Membrankrankheit stellt sich zunächst die Frage des klinischen bzw. anatomischen Membransyndroms als Todesursache überhaupt. Bereits S. 12 u. a. wurde auf die Schwierigkeit dieser Entscheidung im Individualfall hingewiesen. Wenn wir wissen, daß Membrankrankheit und Membranlunge in den Kreis der rezidivierenden oder protrahierten, chronisch schleichenden Asphyxie gehören, die ja ihrerseits vielfältige Ursachen und verschiedenste Folgeerscheinungen haben kann, so werden wir vorsichtig in der Frage der Wertigkeit von

Membrankrankheit und Membranlunge für Klinik und Tod. Die klinischen und anatomischen Veränderungen können schwer oder leicht, einziger oder nicht einziger, Haupt- oder Nebenbefund sein. Und unabhängig davon: der Tod kann eingetreten sein durch die Membrankrankheit selbst, durch einen ihrer ätiologischen Faktoren unabhängig von seiner fördernden Wirkung auf klinisches und anatomisches Syndrom (s. Asphyxie S. 73 ff., Apnoeanfälle S. 81, intrakranielle Befunde S. 80), durch eine parallel- oder eine nachgeordnete typische Komplikation (s. S. 54 ff.), durch eine völlig unabhängige andere Ursache, oder durch eine Kombination dieser Möglichkeiten.

LATHAM et al., SINAPIUS u. a. erkennen die Membrankrankheit als Todesursache nur dort an, wo über 70% der Lungenschnittfläche von Atelektasen eingenommen werden. Hierzu sei einschränkend erinnert an die Feststellung (s. S. 77, 95), daß ein Teil der histologischen Lungenveränderungen und insbesondere auch der Atelektasen als final angesehen werden kann. Wir müssen uns befreien von der Vorstellung, die Membrankrankheit sei eine isolierte und dementsprechend erst bei massiver Ausprägung tödliche Lungenerkrankung. Die Membrankrankheit ist eine Stoffwechselentgleisung, die pulmonale und extrapulmonale Veränderungen hervorruft und von ihnen ihrerseits z. T. unterhalten werden kann. Ein nur mittlerer Lungenbefund z. B., biete er die vollzählige Trias oder nur Atelektasen mit absoluter bzw. relativer Kongestion, schließt Tod im Rahmen der Membrankrankheit nicht aus, zumal bei entsprechenden anamnestischen (s. S. 12 ff.) und klinischen Anhaltspunkten einschließlich typischen zeitlichen Ablaufs (s. S. 47 ff.), und zumal ein Teil der zum Membransyndrom gehörigen Fälle gerade auf Grund dieser Daten und weniger auf Grund des pathologisch-anatomischen Befundes diagnostiziert werden müssen (s. S. 84). Umgekehrt beweist ein schwerer Lungenbefund allein noch nicht den Tod an Membrankrankheit. Und endlich schließt ein schwerer zusätzlicher Befund außerhalb der typischen Trias und typischer extrapulmonaler Begleitbefunde einen Tod an Membrankrankheit noch nicht aus. Letzteres gilt insbesondere für den häufigen Befund einer zusätzlichen intrakraniellen Blutung, deren Eigenwertigkeit nicht selten überschätzt scheint (s. S. 55, 80).

Für den günstigen oder deletären Verlauf sowie die Länge der Überlebenszeit des reinen und unbehandelten Membransyndroms sind mehrere Faktoren maßgebend. Auf der einen Seite stehen Stärke, Dauer und Progredienz der chronischen Asphyxie sowie der pulmonalen, zirkulatorisch-vasculären, zentralen und renalen Veränderungen und Funktionseinschränkungen. Auf der Gegenseite stehen die Kompensationsmechanismen und -möglichkeiten, insbesondere die Größe der Lungenreserven, d. h. das Ausmaß unbefallener und auch sonst funktionsfähiger (z. B. genügend reifer) Lungenbezirke sowie die mechanischen Voraussetzungen zu deren ausreichender Beatmung, ferner das Ausmaß der kompensatorischen Tachypnoe, der Energiereserven und der relativen Umsatzdrosselung. Das Membrankind neigt zu tiefen Körpertemperaturen (GREGG u. BERNSTEIN, MILLER et al. 1962), sein Sauerstoffverbrauch ist u. U. vermindert (MILLER et al. 1962) analog dem Hypoxietier (DAWES 1961 b) bei allerdings vermehrten anaeroben Abläufen, angesichts der u. U. bis auf das 10- und 20fache erhöhten Atemarbeit (s. S. 21) scheint jedoch wesentlich wichtiger, ob die erzielte Verbesserung der effektiven Alveolarventilation größer ist als der Mehrbetrag der dafür aufgewandten Energie bzw. des Sauerstoffverbrauchs. Wie bereits S. 21 bemerkt, scheint hierbei vorwiegende Zunahme der Atemfrequenz ökonomischer als vorwiegende Zunahme des Hubs.

Gelingt es mangels oder trotz (vorwiegend tachypnoischer) Vergrößerung des Atemminutenvolumens nicht, die durch die inzwischen angelaufene Verteilungs- und Perfusionsstörung bereits mehr oder minder verringerte effektive Alveolarventilation derart zu heben, daß eine Wendung der asphyktischen Blut- und Gewebswerte in Richtung Normalisierung erreicht wird (Wettlauf zwischen Atemzentrum und Lunge auf der einen und atelektatischen und zirkulatorischen Veränderungen auf der anderen Seite), so schreiten die pulmonalen Veränderungen, d. h. vor allem Atelektasen und Kongestion und damit Verteilungs- und Perfusionsstörung, ferner die übrigen zirkulatorischen Veränderungen, insbesondere renale und cerebrale Beeinträchtigung, und damit im circulus vitiosus wieder die Asphyxierung mit Hypoxie, Hyperkapnie, anaerober Glykolyse, metabolischer Acidose etc. fort bis zum acidotischen Zusammenbruch von Kreislauf- (s. S. 91) und Nierenfunktion (s. S. 91), zur Blockade der cellulären Enzymtätigkeit infolge Unterschreitung des tolerierten pH-Bereiches (DAWES 1961 c u. d, SHELLEY 1961 b), zur zunehmenden zentralen Lähmung. Die in früheren Arbeiten von USHER (1959) vermutete Todesursache Hyperkaliämie wird dagegen heute nicht mehr ernstlich in Erwägung gezogen. Einige Beobachtungen sprechen dafür, daß es neben der finalen zentralen Lähmung auch eine evtl. schon früher sich ankündigende, muskuläre Erschöpfung gibt. Sie ist leicht verständlich angesichts der nicht selten erheblichen Hypoxie, die zu vermehrter anaerober Glykolyse und damit raschem Schwund der Glykogenvorräte führt. Im Gegensatz zu den Anoxieexperimenten von DAWES (1961 d), DAWES et al. sowie SHELLEY (1961 a) scheint eine Erschöpfung der kardialen Glykogenvorräte beim RDS zwar nur gering ausgeprägt (WIDDOWSON 1961, SHELLEY 1964). Dagegen ist der Schwund des Zwerchfellglykogens im tierexperimentellen RDS bereits bei Tötung vor dem Spontantod stark (WIDDOWSON 1961), bei Spontantod nach RDS fand SHELLEY es bei Versuchstier (1961 c) bzw. Kind (1964) auf Null gesunken. Diese Sonderstellung des Zwerchfells ist verständlich und bedeutsam angesichts der isoliert und maximal gesteigerten Atemarbeit der typischen, erregten Form der Membrankrankheit. Auch die Glucose-Erfolge von JACO beim Vagotomie-Lungenödem finden so ihre Erklärung.

Gelingt die Wendung der asphyktischen Blut- und Gewebswerte und parallel dazu einiger klinischer Zeichen nur vorübergehend und mit anschließendem Absturz in den endgültig tödlichen Kurs, so ist, abgesehen von interkurrenten Komplikationen wie Aspiration etc. als Erklärung für derart biphasische Verläufe ein zu spätes Einsetzen oder ein zu langsamer Anstieg der günstigen Wendung der Asphyxie zu vermuten derart, daß nicht in allen Bereichen das prozeßhafte und seinerseits asphyxierende Fortschreiten der Veränderungen und Funktionseinschränkungen (seien sie pulmonaler, zirkulatorisch-vasculärer, zentraler, muskulärer, renaler Art) mehr aufgehalten werden konnte. Hierher gehört auch der nicht allzu seltene Tod des Membrankindes in der überraschenden akuten Apnoe. Sowie in weiterem Sinne auch der Tod in der seltenen plötzlichen massiven pulmonalen Hämorrhagie nach Membransyndrom. Wenn ZIEGLER (1957) letztere allerdings als die wesentliche Todesursache beim Membransyndrom ansieht, so können wir dem nicht beipflichten (s. S. 6). Ebenso wenig wie der Deutung des Membrantodes als obligate Folge einer obligat aufgepfropften Pneumonie (AHVENAINEN 1959, RANSTRÖM 1953, s. S. 56 f.).

14. Zusammenfassung

Fassen wir die Ergebnisse der vorangegangenen Kapitel zusammen, so kommen wir zu folgendem, schematisch vergröbertem und durch künftige Untersuchungen noch ergänzungs- und verbesserungsbedürftigem Bild (Abb. 9): Am Anfang der Membrankrankheit stehen intrauterin-subpartale oder bzw. und zentrale oder bzw. und pulmonale bzw. periphere asphyxierende Faktoren sowie die Unreife. Auf die wesentliche Bedeutung dieses Doppelgespannes Asphyxie und Unreife hat bereits CROSSE (1957 b) auf Grund ihrer Zwillingsuntersuchungen (s. Tab. 2, S. 9) hingewiesen. Stärke der initial asphyxierenden Faktoren, Unreife sowie Unzulänglichkeit und verzögerter Einsatz kompensatorischer Faktoren sind dafür verantwortlich, daß die initiale Asphyxierung nach Tiefe und bzw. oder Dauer über die physiologische Asphyxierung des Früh- und Neugeborenen hinausgeht und daß die dem Syndrom zugrunde liegende chronische Asphyxie in dieser Häufigkeit nur bei Früh- und Neugeborenen auftritt. Die Unreife ist auch für viele Eigenheiten des klinischen Bildes verantwortlich. Daneben sind die an die Postnatalperiode gebundenen Besonderheiten der Lunge, des Kreislaufs, der Permeabilität und der Fibrinolyse wahrscheinlich auch dafür verantwortlich, daß die chronische Asphyxie im allgemeinen nur bei Früh- und Neugeborenen zu dem histologischen Bild des Membransyndroms führt.

Primäre Asphyxierung und Unreife bedeuten primär bzw. verursachen sekundär (teils früher, teils später) Veränderungen bzw. Dysfunktionen besonders an Lunge, Kreislauf, Zentrum und Niere, die sich z. T. noch gegenseitig verstärken. Hinsichtlich der Lungenveränderungen stehen Atelektasen

und Kongestion, d. h. funktionell Verteilungs- und Perfusionsstörung mit
Erhöhung des funktionellen Totraums und Rückgang der effektiven Alveolarventilation, im Vordergrund. Unter der gemeinsamen Wirkung dieser
pulmonalen, zirkulatorisch-vasculären (die Frage der Herzbeteiligung ist

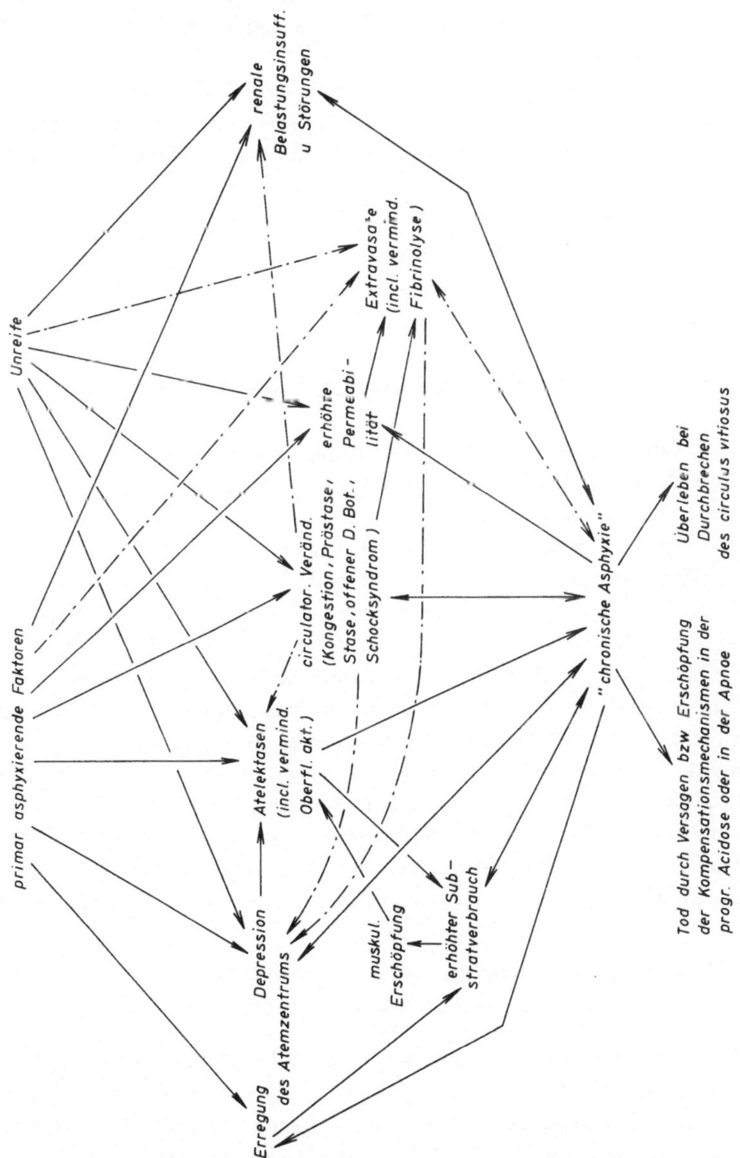

Abb. 9. Versuch einer grobschematischen Darstellung von Ätiologie und Pathogenese des sog. Membransyndroms auf Grund der bisher bekannten Daten. —·—·— bedeutet seltene oder fragliche pathogenetische Mechanismen

als noch offen auf Abb. 9 nicht berücksichtigt), zentralen und renalen Faktoren kommt es zur chronisch protrahierten und in den deletären sowie vorübergehend auch in einem Teil der überlebenden Fälle progredienten Asphyxie, die ihrerseits rückwirkend in mehreren Circuli vitiosi wiederum die pulmonalen, zirkulatorisch-vasculären, zentralen und renalen Veränderungen bzw. Dysfunktionen verstärkt und somit im Zentrum der Membrankrankheit steht.

Der Tod erfolgt in der acidotischen Enzymblockade unter dem Bild der zunehmenden Atemlähmung, möglicherweise ist eine lokale energetische Erschöpfung gelegentlich beteiligt. Tod in der interkurrenten akuten Apnoe bei lädiertem Atemzentrum oder in der akuten massiven pulmonal-hämorrhagischen Erstickung ist ebenfalls möglich, aber selten. Überleben ist möglich dort, wo durch spontanen Einsatz der natürlichen Kompensationsmechanismen und bzw. oder therapeutische Eingriffe ein Durchbrechen der circuli vitiosi gelingt.

V. Prophylaxe und Therapie

Angesichts der ätiologischen Bedeutung von Asphyxierung und Unreife ergibt sich als sinnvollste Prophylaxe die bestmögliche Vermeidung oder Minderung aller perinatalen asphyxierenden Momente (siehe CAMPBELL 1960, KEUTH 1963, 1964 a, WRIGHT u. a.) sowie weitestmögliche Reduzierung der Frühgeborenenrate. Da mit antiasphyktischen Maßnahmen zugleich auch das Fortschreiten der Membrankrankheit erschwert wird, sind Prophylaxe und Therapie nicht immer scharf zu trennen. Bei bereits eingetretener Membrankrankheit ist es wichtig, die natürlichen Kompensationsmechanismen zu unterstützen oder zu ersetzen, um so an einer wichtigen oder mehreren Stellen die Circuli vitiosi der protrahierten und progredienten Asphyxie zu unterbrechen. Rein lokale oder nur gegen pathogenetisch unwichtige Komponenten des Membransyndroms gerichtete Maßnahmen müssen immer oder doch fast immer aussichtslos sein. Maßnahmen, die ausschließlich gegen Komplikationen der Membrankrankheit gerichtet sind (z. B. Antibioticaprophylaxe, s. S. 57), sind im folgenden nicht berücksichtigt.

1. Therapieversuche, die an Lunge, Kreislauf, Gefäßen oder Extravasaten ansetzen

Die früher (ALLIAUME, JOPPICH, KEUTH 1959, LOVE u. TILLERY, MICHELSON, WARLEY u. GAIRDNER, WOLF, siehe auch SILVERMAN 1961 b) häufiger angewandte Sternumelevation ist, ausreichende Zwerchfell- und Lungenreserven vorausgesetzt (s. S. 102), in der Lage, Atelektasen zu lösen und u. U. nennenswerte Besserungen herbeizuführen. Meist ist der Effekt aber, weil nicht entscheidend, flüchtig, die Methode wird bei uns nicht mehr angewandt. Wesentlich seltener gelingt es (KEUTH 1961 b, REES), durch kurze Überdruckbeatmung Atelektasen der Membranlunge zu lösen, in der Regel kommt es nur zur Überblähung von Bronchiolen und Alveolargängen (CRAIG 1961, POTTER 1957, REES, WEISSER u. ROULET), siehe auch S. 94. Netzmittel-Aerosole (Detergentien) versagten ebenfalls in der Verhütung oder Bekämpfung der Membranlungen-Atelektasen (BRIGGS, MCKAY u. SMITH, PATTLE et al., SILVERMAN u. ANDERSEN (1955). Eine Ausnahme bildet möglicherweise die noch weiterer Überprüfung bedürftige Mikroaerosoltherapie mit dem der physiologischen oberflächenaktiven Substanz verwandten Dipalmitoyl-Lecithin (ROBILLARD et al.).

Versuche, mit Vitamin E (CROSSE 1959) bzw. Antihistaminica (DAVIS 1961) bzw. Chlorpromazin (DIAMOND u. YOUNG) die Permeabilität zu mindern und die Transsudation von Membranmaterial zu unterbinden, haben bisher keine Überprüfung erfahren. Auf Grund der nur untergeordneten pathogenetischen Wertigkeit der Membranen und übrigen Extravasate (s. S. 95 f.) sind keine größeren Erfolge zu erwarten. Wir selbst haben im gleichen Sinne Prednisolon (KEUTH 1962, 1964 b) und, zusammen mit ALLARDT, Adrenoxyl (Adrenochrommonosemicarbazon) am Meerschweinchen-Membransyndrom getestet, es zeigte sich keinerlei prophylaktischer oder therapeutischer Effekt. Albumin-Infusionen sollen nach COOKE via Anhebung des onkotischen Druckes und damit Minderung der Transsudation wirken, möglicherweise sind die (von FRAILLON u. KITCHEN bestrittenen) Erfolge jedoch im Sinne des Anti-Schock-Effektes (s. u.) zu deuten. Diuretica, z. B. das früher von uns diskutierte Diamox oder Spirolactone (RAPPALLINI u. MURTAGH) wurden noch nicht in größerem Stil an Membrankindern erprobt, eine wesentliche Wirkung an pathogenetisch wichtiger Stelle würde überraschen, schädliche Nebenwirkungen wären bei einigen Präparaten zu erwarten. Der Versuch, durch Dickdarmeinläufe mit gesättigter Magnesiumsulfatlösung Wasser zu binden und die pulmonale Transsudation zu mindern, geht von nach derzeitigem Wissensstand z. T. anfechtbaren Voraussetzungen aus (s. S. 98), die jüngst gemeldeten aufsehenerregenden Erfolge (STOWENS) müssen noch überprüft werden.

COLE, CROSSE (1957 a), POTTER (1957), THOMAS u. a. empfahlen überhöhte Luftfeuchtigkeit bzw. Wasservernebelung, um eine Verfestigung der Membranen durch Austrocknung oder auch eine Reizwirkung zu trockener Atemluft zu verhüten. Beide Mechanismen sind (s. S. 62) bedeutungslos, dementsprechend konnten die Erfolge nicht bestätigt werden (COOK et al. 1956, HSIA et al., SILVERMAN u. ANDERSEN 1956, SMITH 1955 u. a.). Auf den thermischen Effekt erhöhter Luftfeuchtigkeit wird S. 112 eingegangen. Membranverhütung durch Ausschaltung eines gerinnungsfördernden Fruchtwassereffektes empfiehlt WRIGHT. Seine prophylaktischen Erfolge durch Extraktion der Sectiokinder in pronierter Kopftieflage noch vor dem ersten Atemzug (Fruchtwasserdrainage) sind aber vermutlich eher im Sinne der Asphyxieprophylaxe zu deuten. Instillation oder Aerosolinhalation von Heparin, tryptischen Fermenten (ARONSON) bzw. Fibrinolysin (ALVAREZ DE LOS COBOS et al. 1962, CRAIG et al., EBNER et al., LIEBERMAN 1960, TURNER) zeitigte keine sicheren Erfolge hinsichtlich Verhütung oder Wiederauflösung der Membranen. Zur erfolgreichen i. v. Zufuhr von Fibrinolysin siehe unten.

Die Kongestion soll nach Anhängern der Hypervolämie-Theorie (s. S. 89) durch frühes Abnabeln bzw. Aderlaß (CROSSE 1957 a, ENGELHARDT) verhütet bzw. bekämpft werden. Die Bemerkungen von S. 89 und der Hinweis auf das Bestehen einer Hypovolämie-Theorie (s. S. 90) mögen als Gegenargumente genügen. Fälle von außerhalb des Membransyndroms stehender Dyspnoe, die durch Hyper- oder Hypovolämie bedingt sein und sinngemäß auch erfolgreich behandelt werden können, werden hiervon nicht berührt. Anhänger der kardialen Insuffizienz-Theorie empfehlen Herzglykoside (BURNARD 1959 b, DIAMOND u. YOUNG, JACO, RUDOLPH et al. 1961), jedoch sahen SILVERMAN (1961 b) und SMITH (1964 b) ebensowenig wie wir einen sicheren Erfolg. Zur fehlenden Stichhaltigkeit der Tierversuche von JACO siehe S. 89. Deutung der Kongestion als Schocksymptom läßt Therapieversuche mit kreislaufaktiven Substanzen (BROWN, COUFALIC) interessant erscheinen, die acidotische Refraktärität (S. 91) läßt verstehen, daß diese Mittel meist versagen müssen, auf die Gefahr gesteigerten O_2-Bedarfs unter Noradrenalin u. ä. (TIZARD u. SCOPES) sei hingewiesen. Analog ist das Versagen von Glucocorticoiden (Prednisolon) verständlich, es bestehen sogar Anhaltspunkte für eine evtl. ungünstige Wirkung (ausführliche Darstellung und Literatursammlung des Verhaltens der Corticosteroide bei gesunden und kranken Neu- und Frühgeborenen und eigene Testung am Meerschweinchen-Membransyndrom siehe KEUTH 1962, 1964 b). Angesichts der Befunde von DAVIS (1964), DAWKINS, NELIGAN u. a. besteht jedoch immerhin die theoretische Möglichkeit eines (geringfügigen) Glucocorticoid- oder Adrenalineffektes über eine Milderung der Hypoglykämie (s. S. 113 f.).

Auf die Möglichkeit, daß der Kongestion z. T. eine Thrombo- und Erythrocytenaggregation im Sinne des „sludge" mit entsprechenden Mikrozirkulationsstörungen (SCHNEIDER) zugrunde liegen könnte, wurde bereits S. 91 f. hingewiesen. Unter diesem Aspekt wären möglicherweise die von i. v. Fibrinolysin- (AMBRUS et al. 1961 b, 1963 im Gegensatz zu GOMEZ u. GRAVEN, SMITH 1964 b) oder Albumin-Infusionen (COOKE, RIND) berichteten prophylaktischen oder therapeutischen Erfolge bei Membransyndrom zu verstehen. Auch (kochsalzfreie) Rheomacrodex-Infusionen (GELIN, SCHNEIDER) würden sich dann möglicherweise als hilfreich erweisen. Zusammen mit ALLARDT testeten wir die prophylaktische Wirkung von Humanalbumin beim Meerschweinchen-Membransyndrom, vorbehaltlich der nicht sehr hohen Zahl (22 Albumintiere, 11 Kontrolltiere) sahen wir einen verzögerten Membranbefall bei den Albumintieren.

2. Versuche einer Beeinflussung von Gasaustausch und Energiehaushalt

Entscheidende Verbesserung der O_2-Aufnahme und CO_2-Abgabe wird vor allem durch Bekämpfung der Perfusions- und Verteilungsstörung erreicht, d. h. durch Behandlung der im Zentrum stehenden chronischen Asphyxie bzw. Acidose (s. nächstes Kapitel) oder, seltener, direkte Minderung von Kongestion und Atelektasen (s. voriges Kapitel). Daneben stehen noch einige Hilfsmaßnahmen zur Verfügung: So die obligatorische Inkubatorpflege des Membrankindes (keine Atembehinderung durch Kleidung oder Bettzeug, gute Beobachtung). Ferner bei unzureichender kompensatorischer Tachypnoe bzw. und Apnoeneigung der Versuch der Beseitigung einer evtl. exogenen (diaplacentar übergegangene Narkotica bzw. Analgetica, man gebe Morphinantagonisten) oder in den Circulus vitiosus des Syndroms gehörenden (ROVINSKI et al. berichten über Erfolge mit Delta-Hydrocortison-Acetat intralumbal) Depression bzw. Versuch der Dauerstimulierung durch beispielsweise Micoren (im i. v.Tropf oder 1—2stündl. i. m. bzw. perlingual, siehe auch COUFALIC, MINKOWSKI et al., cave Überdosierung mit Umsatzerhöhung oder Krämpfen). Verbesserte O_2-Aufnahme verbessert ihrerseits zusätzlich die Atemtätigkeit (s. S. 64 f.).

Maschinelle Beatmung (s. KEUTH 1963), evtl. nur als patientengesteuerte Unterstützungsbeatmung, bei sonst therapieresistenter, zentral oder diaphragmal bedingter Hypopnoe oder schwerer Apnoeneigung ist zwar im Prinzip wirksam (s. DELIVORIA-PAPADOPOULOS u. SWYER, GAIRDNER, SMITH 1964 b), zeitigt aber fast immer nur geringe oder flüchtige Besserungen (s. a. SILVERMAN 1961 b). Lediglich HEESE u. WITTMANN, STAHLMAN (1964) sowie WEISSER u. ROULET können auf eindrucksvollere Erfolge verweisen. Der Versuch der Umgehung der Lunge durch gastrointestinale O_2-Insufflation ist sinnlos (Lit. s. KEUTH 1963), extracorporaler Gasaustausch ist denkbar (CALLAGHAN et al., SALING 1962 b), aber noch nicht zuverlässig erprobt.

Leichtere Fälle von RDS kommen evtl. ohne therapeutischen O_2-Zusatz aus (s. S. 44). Bei nennenswerten, sicheren Membranfällen dagegen ist O_2-Zusatz immer indiziert und theoretisch sinnvoll (funktioneller Totraum vergrößert, Rechts-links-Shunt, s. S. 20). Wird eine Verringerung der Hypoxämie erreicht, so tritt nicht nur u. U. eine Minderung der anaeroben Glykolyse und metabolischen Acidose ein (gemessen von WANG et al., siehe auch KARLBERG 1964, KILDEBERG, SILVERMAN 1964 b), sondern via Besserung der Atemaktivität (s. S. 64 f.) evtl. auch eine Abnahme der respiratorischen Acidose. Vergleichende Untersuchungen von SCALAMANDRE et al. ergaben eine deutliche Verbesserung der Überlebenschancen durch hohe O_2-Gaben. Minderung der Apnoeneigung unter O_2 ist umstritten (KEUTH 1963, MILLER et al. 1959, SILVERMAN 1961 b, SMITH 1964 a), sicher aber werden die Apnoen besser überstanden (sog. Diffusionsatmung). Die übliche (aber, siehe SMITH 1958 b, keineswegs restlos sichere) Dosisbegrenzung auf maximal 40 Vol.-% ist bei schweren Membranfällen unsinnig, siehe auch Messungen von STRANG u. MacLEISH, WARLEY u. GAIRDNER. Wo der allein verbindliche arterielle pO_2 nicht gemessen werden kann, ist Dosierung bis eben zum Schwinden der Cyanose ein brauchbares Kriterium (s. a. SMITH 1964 a). GAIRDNER gibt bei Membrankindern routinemäßig sogar $^5/_4$ der zum Schwinden der Cyanose nötigen O_2-Konzentration. Schwerste Fälle benötigen u. U. über 90 Vol.-% O_2. Der Versuch, auch dann noch nicht ansprechende Fälle mittels weiterer Erhöhung des O_2-Partialdrucks per Druckkammer anzugehen, hat bisher keine eindeutigen Erfolge gebracht (HUTCHISON et al. 1962, SMITH 1964 b).

Wo es nicht oder nicht ausreichend gelingt, Sauerstoffzufuhr und CO_2-Ausfuhr zu verbessern, bleibt als zweiter Weg zur Verlängerung der Lebenszeit und Besserung der Überlebenschancen die Drosselung des Umsatzes und damit des Sauerstoffverbrauchs und der CO_2-Produktion ebenso wie der anaeroben Glykolyse. Auch die Natur schlägt diesen Weg ein. Der Ruheumsatz (allerdings bezogen auf Körperoberfläche) des ungestörten Frühgeborenen (BRÜCK, CROSS et al. 1957, KERPEL-FRONIUS et al. 1961, SMITH 1953, eigene Messungen) ist bei Vergleich mit dem reifen Neugeborenen vermindert. Eine noch stärkere Verminderung zeigten die von MILLER et al. (1962) untersuchten Membrankinder. Ob dies für alle Membrankinder, auch solche mit schwerster Dyspnoe, gilt, bleibe dahingestellt. Auch ist bei diesen Angaben die Größe anaerober Abläufe des Frühgeborenen der ersten Stunden und des Membrankindes nicht berücksichtigt.

Umsatzdrosselung durch exogene Hypothermie ohne pharmakologische Eingriffe gelingt beim Feten (GELINEO, WESTIN u. ENHÖRNING) und tief asphyktischen Neugeborenen (AULD et al., WESTIN et al.), nicht aber beim Membrankind. Mindestens bis hinunter zu einer Köpertemperatur von 32 °C reagiert das nicht tief asphyktische Neu- und Frühgeborene (BRÜCK, BRÜCK et al. 1962 a) auf Abkühlung mit kompensatorischer Umsatzsteigerung. Dies gilt vermindert, aber doch prinzipiell auch für kleinste Frühgeborene (SILVERMAN 1964 a) und RDS-Kinder (BRÜCK et al. 1962 b, c). Schon klinisch zeigen RDS-Kinder bei experimenteller Abkühlung Verschlechterung, Apnoeanfälle u. a. (ADAMS). Die Sterblichkeit von Frühgeborenen mit und ohne Membransyndrom ist um so tiefer, je höher (in den Grenzen des sog. Behaglichkeitsbereiches, siehe BRÜCK) die Inkubatortemperatur (SILVERMAN et al. 1958, später auch JOLLY et al.), und je kleiner die Körpertemperaturschwankungen (BUETOW u. KLEIN, DAY et al.). Die bei höherer Feuchtigkeit gefundene Minderung der Sterblichkeit (McINTOSH u. SILVERMAN, SILVERMAN u. BLANC) ist ebenfalls ein rein thermischer Effekt (MILLER et al. 1961, SILVERMAN 1961 a, SILVERMAN et al. 1963, WARLEY u. GAIRDNER).

Thermische Umsatzdrosselung beim Membrankind bedeutet somit entweder schwankungsfreie Einhaltung der Neutralzone (Servocontrol-System) oder aber medikamentöse Ausschaltung der o. g., spontan wohl erst beim moribunden Kind (siehe SMITH 1961 a gegen KARLBERG 1959 c) versagenden Gegenregulation. COUFALIC, ROSSIER u. SARRUT, STOKES und besonders DIAMOND u. YOUNG berichten von Phenothiazinen Günstiges. Nach OLIVER allerdings gelingt auch mit Phenothiazinen keine zuverlässige Ausschaltung der Gegenregulation, wohl aber eine (ebenfalls umsatzsenkende) motorische Sedierung.

Zum Versuch der Umsatzdrosselung durch Angebot eines Hypoxie-Atemgemisches (SJÖSTEDT u. ROOTH) folgendes: Es besteht eine Vorrangregelung der Sicherung des aeroben Stoffwechselminimums vor der Erhaltung der Körpernormaltemperatur, siehe die Beobachtungen von BRÜCK et al. (1962 b), DAWES (1961 b), MOTT (1961 b), OLIVER u. KARLBERG, ferner die Untertemperatur asphyktischer (BURNARD u. CROSS u. a.) und Membrankinder (GREGG u. BERNSTEIN, MILLER et al. 1962, USHER 1961 b). Die Beobachtungen von Umsatzdrosselung durch Hypoxie (CROSS et al. 1958, 1959) sind zu erklären als Rückgang eines infolge kühler Umgebungstemperatur erhöhten Ausgangswertes (CROSS 1961 b, 1963). Erhöhte O_2-Aufnahme bei erhöhtem Angebot (MALM) ist als Zeichen der Aufhebung dieses Notfallmechanismus und der Minderung der anaeroben Glykolyse sowie als erwünschte Umkehrung der S. 64 f. beschriebenen ungünstigen deprimierenden Wirkung der Hypoxie auf das Neu- und Frühgeborenen-Atemzentrum zu deuten.

3. Natriumbicarbonat- (bzw. THAM-) Glucose-Infusion

Wenn die S. 73 f. und S. 106 ff. dargelegten Vorstellungen über die zentrale Rolle der subakut-subchronischen Asphyxie und insbesondere der protrahierten und progredienten Acidose zumindest teilweise zutreffen, dann muß ausreichende und konsequente Alkali- oder Pufferzufuhr mehrere und wesentliche Circuli vitiosi der Membrankrankheit durchbrechen (wie umgekehrt die Wirksamkeit dieser Therapie ein Argument für diese pathogenetischen Vorstellungen liefert). Tatsächlich hat die von USHER 1959 (ursprünglich allerdings zur Bekämpfung der pathogenetisch überbewerteten Hyperkaliämie) eingeführte Behandlung des Membransyndroms mit Natriumbicarbonat Erfolge gebracht, die denen anderer Therapieversuche z. T. weit überlegen sind.

Die Zuführung erfolgt parenteral in wäßriger Lösung zusammen mit Glucose. Begründung der Glucose-Zugabe: Frühzeitiger Substratbedarf schon des „normalen" Frühgeborenen (Literatur siehe KEUTH 1965), Substrat-Engpaß der Atemmuskulatur beim Membransyndrom (s. S. 105), bei Verhütung der acidotischen Enzymblockade evtl. manifest werdender Substratmangel auch anderer Organe (DAWES 1961 c, d, DAWES et al., SHELLEY 1961 a, b), Glucose günstiger als Fructose (CORNBLATH et al. 1963). Verhütung oder Wendung des Membransyndroms durch Glucose allein (CARRINGTON et al., REARDON et al. 1957) gelingt allerdings nicht (BAUMAN

1960, Butterfield et al., Hubbell et al., Rudolph et al. 1959), selbst günstige Beeinflussung (Prod'hom u. Catti) der wohl überbewerteten Hyperkaliämie ist unzuverlässig (Nicolopoulos u. Smith). Argumente für die Applikation als wäßrige Lösung: Notwendigkeit frühzeitiger Wasserzufuhr schon beim „normalen" Frühgeborenen (siehe Keuth 1965), möglicherweise darüber hinaus gehende Bedürftigkeit der Membrankinder s. S. 40 und S. 84 f. Begründung des parenteralen Weges: Ausschaltung von Fehlern durch evtl. gestörte Darmfunktion, Vermeidung von mit enteraler Zufuhr verbundenen zusätzlichen Atemstörungen (s. S. 81 und Keuth 1965).

Die Indikation sollte so früh wie möglich gestellt werden, möglichst schon beim nach Geburtsanamnese, Gewicht und Aufnahmebefund gefährdeten Kind, spätestens bei Auftreten der typischen Symptome von seiten der Atmung oder bei Unterschreitung der altersbezogenen pH-Norm (inkl. Streuung, s. Abb. 4, S. 30), aber selbst spät behandelte Fälle sprechen überzufällig häufig an. Zufuhr als i.v. Dauerinfusion (Tropf oder Infusionspumpe, wie sie zu Clearance-Untersuchungen gebraucht wird) über Nabelvenenkatheter oder (gefahrloser) Kopfhautvene. Dosierung 65—70 ml/kg je 24 Std einer Lösung von Natriumbicarbonat und $10^0/_0$ Glucose. Usher (1961 a, e) wählt den Natriumbicarbonatgehalt zwischen 50 und 250 mÄq/l je nach Ausgangs-pH. Gairdner gibt an: 100 mÄq/l bei capillärem pH unter 7,30, 150 mÄq/l unter 7,20, 200 mÄq/l unter 7,10, 300 mÄq/l unter 7,0. Wir fanden 50 und 100 mÄq/l (ebenso wie die von Reardon 1959 empfohlene Dosis von 0,5 g/kg Körpergewicht) kaum wirksam, wählen deshalb in der Regel 150 mÄq/l, in verzweifelten Fällen 300 mÄq/l. Infusionsgeschwindigkeit 3 ml/kg/Std, in den ersten Stunden auch wesentlich mehr. pH-Kontrolle (capillär, evtl. venös, wofür Usher 1961 a eine Differenz von 0,08 angibt) anfangs 1—2stündlich, später etwa 6stündlich (nur die pH-Bestimmung ist unumgänglich und maßgebend, auf Standardbicarbonat etc. und pCO_2 kann auch verzichtet werden, Dosierung allein nach Standardbicarbonat o. ä. unzulänglich angesichts der Fälle mit persistierender respiratorischer Acidose). Je nach pH-Verlauf Minderung von Infusionsmenge oder Bicarbonatkonzentration, Behandlungsdauer je nach Verlauf 24 Std bis 7 Tage, Überlappen mit der nach 1—4 Tagen einsetzenden, ansteigenden peroralen Ernährung. Hutchison et al. (1962, 1964) führen an Stelle der Dauerinfusion wiederholte Infusionen durch, zu Anfang eine dem Basendefizit des extracellulären Raumes (Basendefizit×0,35×kg Körpergewicht) entsprechende Korrektionsdosis einer 1000 mÄq/l enthaltenden Natriumbicarbonatlösung, anschließend je nach pH stündliche Nachinjektionen von Bicarbonat und Glucose. Für schwere Fälle hat sich die Kombination der beiden Methoden sehr bewährt. Wir geben sofort bis zu [Basendefizit×kg×0,7] ml der $4^0/_0$igen Natriumbicarbonat-Stammlösung, die Kinder werden dabei oft rosig, das Stöhnen sistiert. Anschließend Dauerinfusion wie oben, je nach pH schnellere oder definitive Tropfgeschwindigkeit. Bestimmung des Basendefizits siehe ASTRUP et al. Wir sahen mit dieser kombinierten Methode, welche die Kinder möglichst schnell aus dem gefährlichsten pH-Bereich herausholt, ein Membrankind überleben, dessen pH noch jenseits der ersten $1^1/_2$ Std nach Geburt unter 7,0 (nämlich bei 6,8 capillär) lag.

USHER konnte 1963 zwar seine früheren noch günstigeren Zahlen (1961 e, f) nicht voll bestätigen, dafür jedoch einen alternierenden Kontrollversuch vorlegen (Tab. 19), der hinsichtlich der Überlebensrate in der Gruppe 1751—2500 g eine signifikante, für die gesamten Frühgeborenen eine praktisch signifikante (p = 0,06) Überlegenheit der Natriumbicarbonat-Glucose-Infusion zeigt. Darüber hinaus waren bei den überlebenden Infusionskindern Apnoen, Ductus-Botalli-Geräusche, EKG-Veränderungen, Sklerödeme, Gewichtsverlust, K- und Rest-N-Anstiege seltener bzw. geringer als bei den unbehandelten. Bei einem Teil der trotz Infusion gestorbenen Kinder war wenigstens die Überlebenszeit verlängert. Die Sterblichkeit von nur 37% in der unbehandelten Gruppe läßt allerdings vermuten, daß nicht nur mittlere und schwere Fälle erfaßt wurden.

Tabelle 19. *Sterblichkeit im streng alternierenden Kontrollversuch an RDS-Kindern, 35 Kinder mit früher Natrium-Bicarbonat-Glucose-Dauerinfusion, 35 Kinder mit konventioneller Behandlung (*USHER *1963)*

Geburtsgewicht	900—1750 g	1751—2500 g	zusammen 900—2500 g
Infusion	6/18 = 33%	0/17 = 0%	6/35 = 17%
Ohne Infusion	7/16 = 44%	6/19 = 32%	13/35 = 37%
p-Wert	0,22	0,02	0,06

HUTCHISON et al. (1962, 1964) verloren von 100 Natriumbicarbonat-Glucose-Fällen 46 (Sterblichkeit der Jahre vor Therapiebeginn 65%), im Gegensatz zu USHER (1963) war der Fortschritt auch in der Gewichtsgruppe unter 1800 g eindrucksvoll. SCALAMANDRE et al. berichteten jüngst über 9 (5 schwere, 4 leichtere) mit Bicarbonat behandelte Fälle, sie verloren 2.

Wir überprüften die Methode anfangs unter bewußt erschwerten Versuchsbedingungen, indem wir bei den ersten 15 Fällen den Natriumbicarbonat-Glucose-Tropf überwiegend erst dann anlegten, wenn pH- (und Standardbicarbonat-)Kurve und klinischer Verlauf den typischen Knick (s. S. 34) zum deletären Absturz zeigten. Selbst unter derart verschärften Bedingungen ergaben sich noch in $^2/_3$ der Fälle unerwartete und dramatische Wendungen mit definitivem Überleben, Beispiele siehe Abb. 10 (KEUTH u. ADENAUER). In den günstigen Verläufen gingen pH- und Standardbicarbonat-Anstieg und klinische Besserung parallel. Selbst in günstigen Fällen konnte dagegen der pCO_2 u. U. noch längere Zeit erhöht bleiben (dann Kompensation durch therapeutische Überhöhung des Standardbicarbonates). Insgesamt behandelten wir bis April 1964 43 Membrankinder mit Bicarbonat-Glucose-Infusionen. Es handelte sich auch dort, wo nicht mehr bis zum deletären Absturz gewartet wurde, ausschließlich um schwerere Fälle, während die zahlreicheren mittleren und leichten Fälle bis dahin unbehandelt blieben. Angesichts dieser negativen Auswahl ist die Überlebensrate von 29

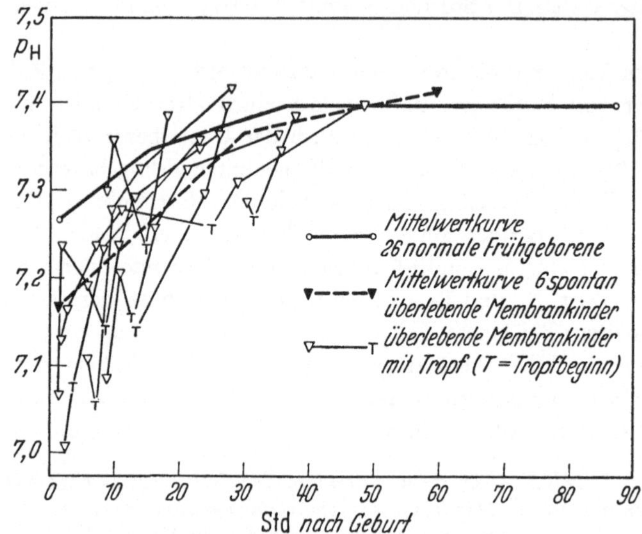

Abb. 10. pH-Werte im Capillarblut von 8 überlebenden Frühgeborenen mit Membransyndrom und i.v. Natriumbicarbonat-Glucose-Dauertropfinfusion. (Aus Keuth u. Adenauer; die oben beschriebene fakultative Vorinjektion einer größeren Korrektionsdosis wurde damals noch nicht praktiziert.)

dieser 43 Kinder erstaunlich, Sterblichkeit 32,6%. Seither behandeln wir auch mittlere Fälle. Bis Dezember 1964 ergaben sich so weitere 33 Fälle, 25 davon überlebten, Sterblichkeit = 24,2%. Aufteilung nach Gewichtsgruppen siehe Tab. 20.

Tabelle 20. *Sterblichkeit von Membrankindern, die mit Natriumbicarbonat-Glucose-Infusion behandelt wurden, aufgeteilt nach Geburtsgewichtsgruppen. Bis April 1964 nur schwere Fälle mit Infusion behandelt, seither auch mittlere Fälle. Erste Zahl = trotz Infusion verstorbene Kinder, zweite Zahl = Gesamtzahl der infundierten Kinder. Universitäts-Kinderklinik Köln*

Datum	Schwere	bis 1000 g	1001—1500 g	1501—2000 g	2001—2500 g	über 2500 g
1962 bis April 1964	nur schwere Fälle	5/9	5/14	4/16	0/3	0/1
Mai bis Dez. 1964	schwere und mittlere Fälle	1/3	4/10	2/11	1/8	0/1

Schädliche Nebenwirkungen lassen sich bei entsprechender Vorsicht großenteils vermeiden. Bei schweren Membranfällen mit entsprechend geschädigtem Herz muß an die Möglichkeit der akuten Herzdilatation (etc). durch relative Überinfusion gedacht werden, daher besonders vorsichtige Erstinjektion und besonders scharfe Kontrolle der Dauerinfusion. Überkorrektur mit gefährlichen Alkalosen, Depressionen, Apnoen, Tetanien kann durch enge und exakte pH-Kontrolle zuverlässig vermieden werden, wir haben sie nie gesehen. Nach McCance kann das Neugeborene eine Natriumbicarbonat-Überdosierung selbst renal relativ gut kompensieren. Zunahme der Ödematose ist bei Natriumbicarbonatinfusion (hohe Dosis Natriumionen) möglich, Warley u. Gairdner sahen davon aber keine Nachteile, Usher (1963) und wir konnten bisher keine nennenswerte Zunahme der Ödeme beobachten. Plötzliches Absetzen der Infusion kann akute Hypoglykämie, evtl. mit Tod unter dem Bild der akuten Apnoe, verursachen (mehrere Fälle von Usher 1963, eine eigene Beobachtung), vorsichtiges Ausschleichen bei ansteigender peroraler Versorgung ist wichtig.

Lactat (s. Minkowski et al.) statt Bicarbonat zu geben, erscheint uns nicht günstig, beim gestörten Neu- und Frühgeborenen bereitet der Abbau der angehäuften Milchsäure sowieso Schwierigkeiten, während CO_2 auch bei erhöhtem pCO_2 fast immer noch in relativ großen Mengen abgegeben werden kann. Dagegen scheint der Ersatz des Bicarbonats durch THAM (Tris-Puffer) ernsthaft diskutabel. Über Wirkungsweise und Nebenwirkungen siehe u. a. Henschler, Nahas. Bemerkenswert erscheint uns besonders die prompt und früh einsetzende Diurese. Zufuhr der üblichen 0,3-molaren THAM-Lösung (mit 10% Glucose) entspricht einer Bicarbonatlösung mit 300 mÄq/l Natriumbicarbonat, also besonders vorsichtige Dosierung bzw. besonders häufige pH-Kontrollen nötig. Cornelissen et al. behandelten 29 Kinder, 15 überlebten, von den 14 verstorbenen werden nur 10 Fälle der Membrankrankheit angelastet. Jarre et al. verloren in der ersten Versuchsserie 8 von 13 mit THAM behandelten Membrankindern, in der anschließenden Serie nur noch 5 von 17. Darunter war ein Kind, das überlebte, obwohl sein pH (capillär) jenseits $1^1/_2$ Std p. p. noch unter 7,0 lag bzw. fiel (pH 6,8). Troelstra et al. ziehen THAM bei erhöhten pCO_2-Werten vor, da die CO_2-Bindung bzw. -Ausscheidung bei THAM bekanntlich besonders günstig ist. Sie behandelten 23 schwere Fälle, 10 starben. Bei besonders ausgeprägter metabolischer Acidose (dies sind nach allgemeiner Erfahrung die noch schwereren Fälle) gaben sie kombiniert THAM und Natriumbicarbonat, von 15 Fällen starben 9. Davis (1964), Kaplan et al. sowie Sutherland et al. (1962) berichteten nur über vereinzelte Fälle. Hutchison et al. (1964) schreiben dem THAM keine wesentlichen Vorteile zu und warnen vor möglichen Nebenwirkungen. Silverman (1964 b) erwägt (auf Grund der bekannten experimentellen Daten) an Nebenwirkungen insbesondere Atemdepression, Hypoglykämie, ungünstige Veränderung der Bilirubinverteilung (ähnlich wie bei Sulfonamiden), schwere Irritation kleinerer infundierter Venen. Troelstra et al. sahen (vorausgesetzt niedrige

Calcium- und hohe Phosphorwerte) bei zu rascher pH-Korrektur Tetanien (Calcium-Injektion empfohlen).

Die Grenzen der Alkali- bzw. Puffer-Therapie zeigten sich uns in Ausmaß und Dauer der Acidose, mit Ausnahme der Fälle von JARRE et al. und uns ist bisher kein Membrankind bekannt, dessen pH jenseits $1^1/_2$ Std Alter unter 7,0 lag oder fiel und das trotzdem überlebte. Weiter zeigten sie sich in Ausmaß bzw. Art der eventuellen cerebralen oder pulmonalen Grundursachen der Störung oder hinzukommender Komplikationen. Prognostisch besonders ungünstig erwies sich (s. a. HUTCHISON et al. 1964) ein trotz Alkali-Infusion infolge fortschreitender Lungenveränderungen oder bzw. und Depression weiter ansteigender pCO_2. Nur für diese Fälle eines versagenden steady state der CO_2-Ausfuhr gilt der gegen die Glaubhaftigkeit der Alkali- bzw. Puffer-Therapie jüngst erhobene Einwand, die zugeführten Alkali- bzw. Puffermengen stünden in keinem Verhältnis zu dem großen Betrag der normalerweise über Niere und insbesondere Lunge ausgeschiedenen Säureäquivalente. Für alle anderen Fälle läßt sich dagegen nachweisen, daß die erfolgreich zugeführten Basenäquivalente der acidotischen Situation quantitativ gut entsprechen (siehe auch die Tierexperimente von BÜCHERL, DAWES 1961 d u. a.).

Abschließend: Wenn auch über den Wirkungsmechanismus der Natriumbicarbonat- bzw. THAM-Glucose-Infusion im einzelnen ebenso wie über die entsprechenden (und andere) Punkte der Pathogenese des Membransyndroms noch nicht alle Fragen beantwortet sind, so kann doch an der gegenüber anderen (und selbstverständlich teilweise beibehaltenen bzw. weiter zu erprobenden) Maßnahmen entscheidenden Verbesserung der spätprophylaktischen und therapeutischen Aussichten durch die i.v. Bicarbonatbzw. THAM-Infusion kaum noch gezweifelt werden. Ein erfreulicher Aspekt angesichts der Tatsache, daß wir es bei der Membrankrankheit mit einer der wesentlichsten Komplikationen der Neugeborenenperiode und einer wichtigen Ursache für die noch verbesserungsbedürftige Säuglingssterblichkeit zu tun haben.

Literatur

ADAMS, F. H.: In Thermoregulation of the newly born. Suppl. 2 to Reports of Ross Conf. Pediat. Research, Columbus/Ohio: Ross Laboratories 1964.

—, P. KARLBERG, and J. LIND: Adaptations of the newborn infant's cardiovascular and pulmonary systems to extrauterine life. Amer. J. Dis. Child. 96, 603 (1958).

—, and J. LIND: Physiological studies on the cardiovascular status of newborn infant (with special reference to the ductus arteriosus). Pediatrics 19, 431 (1957).

—, A. J. Moss, and L. FAGAN: The tracheal fluid in the fetal lamb. Biol. neonat. 5, 151 (1963 a).

—, T. FUJIWARA, and G. ROWSHAN: The nature and origin of the fluid in the fetal lamb lung. J. Pediat. 63, 881 (1963 b).

ADAMS, F. H., T. FUJIWARA, G. EMMANOUILIDES, and A. SCUDDER: Surface properties and lipids from lungs of infants with hyaline membrane disease. J. Pediat. **66,** 357 (1965).

AHVENAINEN, E. K.: On asphyxial membranes in lungs of newborns. Acta paediatr. **40,** Suppl. 83, 71 (1951).

— Clinical symptoms of respiratory disorders in the newborn. Symptoms of hyaline membranes and massive pulmonary hemorrhage. Ann. paediatr. fenn. **4,** 69 (1958).

— A study of causes of neonatal deaths. J. Pediat. **55,** 691 (1959).

— Über die klinischen Symptome der Atemstörungen beim Neugeborenen. Arch. Kinderheilk. **167,** 113 (1962).

ALLIAUME, A.: Die Behandlung der Frühgeborenen-Atelektasen mit Hilfe der Sternum-Elevation. Zbl. Kinderheilk. **81,** 154 (1961).

ALLIET, A. J. A., J. E. SLEGERS und W. H. H. TEGELAERS: Biochemische Aspekte der Hyalinmembrankrankheit. Zbl. Kinderheilk. **88,** 18 (1963).

ALTMANN, II. W.: Über Leberveränderungen bei allgemeinem Sauerstoffmangel nach Unterdruckexperimenten an Katzen. Frankf. Zschr. Pathol. **60,** 376 (1949).

ALVAREZ DE LOS COBOS, J., E. JURADO-GARCIA, J. SAGAON, and E. LEON: Respiratory problems of the premature infant. Acid-base adjustments. Normal capillary plasma values of CO_2 total content and pH, from birth to the seventieth day of life. Ann. paediatr. fenn. **3,** 118 (1957).

—, E. GARCIA, E. DULANTO GUTIERREZ, and L. VILLANCENCIO: El uso de la fibrinolisina y varidasa en el sindrome de membranas hialinas del prematuro neonato. Rev. Esp. Pediat. **18,** 567 (1962).

AMBRUS, C. M., D. DUNPHY, D. H. WEINTRAUB, and J. L. AMBRUS: Enzymes of the blood-clotting and fibrinolysin systems in mature and premature infants with hyaline membrane disease; before and after therapy with human plasmin. Amer. J. Dis. Child. **102,** 639 (1961 a).

—, J. L. AMBRUS, D. H. WEINTRAUB, and D. DUNPHY: Experimental hyaline membrane disease in guinea pigs: therapeutic trial with human plasmin. Amer. J. Dis. Child. **102,** 639 (1961 b).

—, D. H. WEINTRAUB, D. DUNPHY, J. E. DOWD, J. W. PICKREN, K. R. NISWANDER, and J. L. AMBRUS: Studies on hyaline membrane disease. The fibrinolysin system in pathogenesis and therapy. Pediatrics **32,** 10 (1963).

—, D. H. WEINTRAUB, K. R. NISWANDER, and J. L. AMBRUS: Studies on hyaline membrane disease. The ontogeny of the fibrinolysin system. Pediatrics **35,** 91 (1965).

ANDERSEN, O. S.: Acute experimental acid-base disturbances in dogs. Scandinav. J. clin. laborat. Investig. **14,** Suppl. 66 (1962).

APGAR, V.: Proposal for new method of evaluation of newborn infant. Anesth. and Analg. **32,** 260 (1953).

—, and D. HOLADAY: unpublished but cit. by COOK et al., New Engl. J. Med. **254,** 604 (1956).

AREY, J. B. (ed.): Pulmonary hyaline membranes. Report of the 5th M and R pediatric research conference, April 16, 1952. Columbus, Ohio, M and R Laboratories, 1953.

—, and J. DENT: Causes of fetal and neonatal death with special reference to pulmonary and inflammatory lesions. J. Pediat. **42,** 1 (1953).

ARONSON, N.: Studies on hyaline membranes. Pediatrics **27,** 567 (1961).

ARWAKA, J. K.: Pulmonary lesions in experimental oxygen poisoning. Amer. J. Dis. Child. **91,** 614 (1956).

ASTRUP, P., K. JORGENSEN, O. SIGGAARD-ANDERSEN, and K. ENGEL: The acid-base metabolism. A new approach. Lancet **1960/I,** 1035.

Auld, P. A. M., N. M. Nelson, D. A. Nicolopoulos, F. Helwig, and C. A. Smith: Physiologic studies on an infant in deep hypothermia. New Engl. J. Med. **267**, 1348 (1962).

Avery, G. B.: The effect of hypoxia on newborn animals, with reference to hyaline membrane disease. Pediatrics **32**, 801 (1963).

Avery, M. E., and M. Drolette: Incidence of hyaline membrane in premature infants. Lancet **1958/II**, 960.

—, and J. Mead: Surface properties in relation to atelectasis and hyaline membrane disease. Amer. J. Dis. Child. **97**, 517 (1959).

—, and E. H. Oppenheimer: Recent increase in mortality from hyaline membrane disease. J. Pediat. **57**, 553 (1960).

Bachmann, K. D.: Leber- und Kaliumstoffwechsel bei histotoxischer Malonat-Hypoxydose. Tierexperimentelle Untersuchungen. Zschr. Kinderheilk. **83**, 143 (1959).

Baens, G. S., E. Lundeen, and M. Cornblath: Studies of carbohydrate metabolism in the newborn. Levels of glucose in blood of premature infants. Pediatrics **31**, 580 (1963).

Bakay, L.: Studies on blood-brain barrier with radioactive phosphorus. Embryonic development of the barrier. Arch. Neurol. Psychiatr. **70**, 30 (1953).

Bannister, W. K.: Controlled respiration during cesarean section. J. Amer. Med. Ass. **162**, 1028 (1956).

Barter, R. A.: Pulmonary hyaline membrane. Further observations on epithelial origin. Arch. Dis. Childh. **37**, 314 (1962).

—, and T. G. Maddison: The nature of the neonatal pulmonary hyaline membrane. Arch. Dis. Childh. **35**, 460 (1960).

Bauman, W. A.: The respiratory distress syndrome and its relationship to hyaline membrane formation. Bull. Sloane Hosp. f. Women **4**, 113 (1958).

— Early feeding of dextrose and saline solution to premature infants. Pediatrics **26**, 756 (1960).

—, and J. Nadelhaft: Chest radiography of prematures. Pediatrics **21**, 813 (1958).

Beard, A. G., T. C. Panos, J. C. Burroughs, B. V. Marasigan, and A. G. Öztalay: Perinatal stress and the premature neonate. Effect of fluid and caloric deprivation. J. Pediat. **63**, 361 (1963).

Becker, H. und G. Quadbeck: Tierexperimentelle Untersuchungen über die Funktionsweise der Blut-Hirnschranke. Zschr. Naturforsch. **7 b**, 493 (1952).

— — Untersuchungen über Funktionsstörungen der Blut-Hirnschranke bei Sauerstoffmangel und Kohlenoxydvergiftung mit dem neuen Schrankenindikator Astraviolett FF. Zschr. Naturforsch. **7 b**, 498 (1952).

Behrle, F. C., and N. W. Smull: Differences of somatic and respiratory response to hypoxia in newly born and older infants. Pediatrics **20**, 601 (1957).

Benitez, R. E.: Degenerative changes in liver associated with aspiration of vernix and hyaline membrane formation in lungs in intrauterine anoxia. Arch. Pathol. (Chicago) **54**, 378 (1942).

Berfenstam, R., T. Edlund, and L. Zettergren: The hyaline membrane disease. Acta paediat. **47**, 82 (1958 a).

— — — Hyaline membrane disease. The influence of high oxygen concentration on ciliary activity in the respiratory tract. An experimental study on rabbits. Acta paediat. **47**, 527 (1958 b).

Berger, H., G. Strauss und H. Vorherr: Vergleichende direkte und indirekte Blutdruckmessungen bei Neugeborenen in den ersten Lebensstunden. Zschr. Kinderheilk. **86**, 247 (1962).

Berglund, G., and R. Zetterström: Infants of diabetic mothers; foetal hypoxia in maternal diabetes; preliminary report. Acta paediat. **43**, 368 (1954).

Bernfeld, W.: Experimentelle Untersuchungen über die Capillarresistenz junger, insbesondere frühgeborener Säuglinge (Saugglockenmethode). Mschr. Kinderheilk. 51, 1 (1931).

Black, M. M., and A. G. Baldi: Eosinophils in the thymus in hyaline membrane disease (respiratory distress syndrome). Pediatrics 24, 205 (1959).

Blystad, W.: The hyaline membrane syndrome in premature infants. Arch. Dis. Childh. 31, 33 (1956 a).

— Blood gas determinations on premature infants. Investigations of premature infants with early neonatal dyspnoe (the hyaline membrane syndrome). Acta paediat. 45, 103 (1956 b).

— Systemic blood pressure and arterial tone in premature infants with idiopathic respiratory distress. X. Intern. Kongr. Pädiatr., Lissabon 1962.

—, B. H. Landing, and C. A. Smith: Pulmonary hyaline membranes in newborn infants: Statistical, morphological and experimental study of their nature, occurrence and significance. Pediatrics 8, 5 (1951).

Boehm, J. J., and D. O'Brien:The urinary excretion of 3-methoxy-4-hydroxy-mandelic aid (VMA) in newborn infants with the respiratory distress syndrome. Pediatrics 31, 861 (1963).

Bondi, S.: Die Entstehung der Herzgeräusche. Ergebn. inn. Med. Kinderheilk. 50, 308 (1936).

Bound, J. P., P. W. Harvey, and H. B. Bagshaw: Prevention of pulmonary syndrome of the newborn. Lancet 1962/I, 1200.

Bozic, C.: Pulmonary hyaline membranes and vascular anomalies of the lung. Pediatrics 32, 1094 (1963).

Braudo, M., and R. D. Rowe: Auscultation of the heart, early neonatal period. Amer. J. Dis. Child. 101, 575 (1961).

Braun, O., und A. Mann: Zur Frage der intrapulmonalen hyalinartigen Membranen bei Neugeborenen. Arch. Kinderheilk. 159, 130 (1959).

Breemen, V. L. van, H. B. Neustein, and P. D. Bruns: Pulmonary hyaline membranes studied with the electron microscope. Amer. J. Pathol. 33, 769 (1957).

Briggs, J. N.: A clinical trial of Alevaire in pulmonary distress of the newborn infant. J. Pediat. 46, 621 (1955).

—, and G. Hogg: Perinatal pulmonary pathology. Pediatrics 22, 41 (1958).

Brown, R. J. K.: Hyaline membranes and pulmonary blood pressure. Pediatrics 33, 792 (1964).

Brück, E., and D. H. Weintraub: Serum calcium and phosphorus in premature and full-term infants. Amer. J. Dis. Child. 90, 653 (1955).

Brück, K.: Temperature regulation in the newborn infant. Biol. neonat. 3, 65 (1961).

—, A. H. Parmelee und M. Brück: Neutraltemperatur und Behaglichkeitstemperatur bei Frühgeborenen. Biol. neonat. 4, 32 (1962 a).

—, F. H. Adams, and M. Brück: Temperature regulation in infants with chronic hypoxemia. Pediatrics 30, 350 (1962 b).

— — — Significance of environmental temperatures on oxygen requirement in infants with disturbed oxygen supply. X. Internat. Kongr. Pädiatr., Lissabon 1962 (c).

Bruns, P. D., and L. V. Shields: The pathogenesis and relationship of the hyaline-like pulmonary membrane to premature neonatal mortality. Amer. J. Obstetr. Gynecol. 61, 953 (1951).

— — High oxygen and hyaline-like membranes. Amer. J. Obstetr. Gynecol. 67, 1224 (1954).

Bruns, P. D., W. E. Cooper, and V. E. Drose: Maternal-fetal oxygen and acidbase studies and their relationship to hyaline membrane disease in the newborn infant. Amer. J. Obstetr. Gynecol. **82**, 1079 (1961).

Bucci, G., A. Scalamandre et P. Savignoni: La pression artérielle systolique chez le nouveau-né prématuré. Cah. Coll. Méd. Hôp. Paris **4**, 742 (1963).

Buchborn, E.: Schock und Kollaps. In Handb. inn. Med., 4. Aufl., Bd. IX/1, 952. Berlin, Göttingen, Heidelberg: Springer 1960.

— Stoffwechselveränderungen im Schock und ihre Bedeutung für die Schockbehandlung. Internist **3**, 522 (1962).

Buckingham, S., and S. C. Sommers: Pulmonary hyaline membranes. A study of the infant disease and experimental hyaline membranes induced pharmacologically. Amer. J. Dis. Child. **99**, 216 (1960).

Bücherl, E. S.: Säure-, Basen- und Elektrolytstoffwechsel, Kreislauf und Ventilation während Kohlensäureatmung. Anaesthesist **9**, 67 (1960).

— und K. Kloos: Anatomische Befunde, Elektrolythaushalt und Gasspannungen im Blut vor, während und nach experimenteller Beatmung mit extrem hohen Kohlensäurekonzentrationen bei Hunden. Verhandl. Dtsch. Ges. Pathol. **44**, 251 (1960).

Büchner, F.: Die pathogenetische Wirkung des allgemeinen Sauerstoffmangels. Zbl. Pathol. **83**, 53 (1945/48).

Bühlmann, A.: CO_2-Wirkungen auf Körper-, Lungen- und Gehirnkreislauf. Anaesthesist **9**, 66 (1960).

Buetow, K. C., and S. W. Klein: Effect of maintenance of "normal" skin temperature on survival of infants of low birth weight. Pediatrics **34**, 163 (1964).

Burnard, E. D.: A murmur from the ductus arteriosus in the newborn baby. Brit. med. J. 1958/I, 806.

— The cardiac murmur in relation to symptoms in the newborn. Brit. med. J. 1959/I, 134 (a).

— Changes in heart size in the dyspnoeic newborn baby. Brit. med. J. 1959/I, 1495 (b).

—, and K. W. Cross: Rectal temperature in the newborn after birth asphyxia. Brit. med. J. 1958/II, 1197.

—, and L. S. James: Radiographic heart size apparently healthy newborn infants. Clinical and biochemical correlations. Pediatrics **27**, 726 (1961).

Butterfield, J. B., D. O'Brien, and L. O. Lubchenco: Respiratory distress syndrome in premature infants. An evaluation of the early feeding of glucose water. Amer. J. Dis. Child. **104**, 230 (1962).

Cairns, H.: Raised intracranial pressure: hydrocephalic and vascular factors. Brit. J. Surg. **27**, 275 (1939).

Caldwell, B. M., F. K. Graham, M. M. Pennoyer, C. B. Ernhart, and A. F. Hartmann: The utility of blood oxygenation as an indicator of postnatal condition. J. Pediatr. **50**, 434 (1957).

Callaghan, J. C., D. Cardozo, B. Boracchia, and A. Aleksiuk: Study of prepulmonary bypass in the development of an artificial placenta for prematurity and respiratory distress syndrome of the newborn. J. thorac. cardiovasc. Surg. **44**, 600 (1962).

Campbell, J. A.: The influence of O_2-tension in the inspired air upon the O_2-tension in the tissues. J. Physiol. **60**, 20 (1925).

Campbell, K.: The infant in caesarean section. Med. J. Austral. **47**, 198 (1960).

Campiche, M., S. Prod'hom et A. Gautier: Etude au microscope électronique du poumon de prématurés morts en détresse respiratoire. Ann. paediatr. **196**, 81 (1961).

CAMPICHE, M., A. GAUTIER, E. I. HERNANDEZ, and A. REYMOND: An electron microscope study of the fetal development of human lung. Pediatrics 32, 976 (1963).

CANTOR, E. B., M. SILVERMAN, K. BALADI, and L. J. BRAHEN: Hyaline membrane disease. Obstetr. Gynecol. 12, 632 (1958).

CAPERS, T. H.: Pulmonary hyaline membrane formation in the adult. Amer. J. Med. 31, 701 (1961).

CARDELL, B. S.: The infants of diabetic mothers: A morphological study. J. Obstetr. Gynaecol. Brit. Emp. 60, 834 (1953).

CARRINGTON, E. R., C. R. SHUMAN, and H. S. REARDON: Evaluation of the prediabetic state during pregnancy. Obstetr. Gynecol. 9, 644 (1957).

CARTER, R. E. B., J. P. BOUND, and J. M. SMELLIE: Mean venous pressures in the first hours of life. Lancet 1956/II, 1320.

CASTREN, O., A. PEKKARINEN, and K. SOIVA: Urinary excretion of free adrenaline and noradrenaline by newborn infants. Ann. chir. gynaecol. fenn. 52, 114 (1963).

CATTI, A. et L. S. PROD'HOM: Les variations de la kaliémie au cour du syndrome de détresse respiratoire du nouveau-né. Jahresversamml. Schweiz. Ges. Pädiatr., Winterthur, 5.—7. 6. 1964.

CELANDER, O.: Diskuss. zu Session IV in Nutricia Symposium on the adaptation of the newborn infant to extra-uterine life. Ed. by JONXIS, VISSER and TROELSTRA. Leiden: Stenfert Kroese 1964.

CERLETTI, A., E. FERNANDEZ und M. TAESCHLER: Über das verschiedene Verhalten des rechten und linken Herzens bei induzierter und spontaner Insuffizienz des Herz-Lungen-Präparates. Helvet. physiol. pharmacol. Acta 11 C, 13 (1953).

CHEEK, D. B., M. MALINEK, and J. M. FRAILLON: Plasma adrenaline and noradrenaline in the neonatal period, and infants with respiratory distress syndrome and placental insufficiency. Pediatrics 31, 374 (1963).

CHERNICK, V., F. HELDRICH, and M. E. AVERY: Periodic breathing of premature infants. J. Pediat. 64, 330 (1964).

CHU, J. S., P. DAWSON, M. KLAUS, and A. Y. SWEET: Lung compliance and lung volume measured concurrently in normal full-term and premature infants. Pediatrics 34, 525 (1964).

CLAIREAUX, A. E.: Hyaline membrane in the neonatal lung. Lancet 1953/II, 749.
— Neonatal pathology. In: Modern trends in pediatrics, ed. by A. HOLZEL, and J. P. M. TIZARD. New York: Hoeber 1958.

CLAPP, W. M., L. J. BUTTERFIELD, and D. O'BRIEN: Body water compartments in the premature infant, with special reference to the effects of the respiratory distress syndrome and of maternal diabetes and toxemia. Pediatrics 29, 883 (1962).

CLARK, A. C. L., and D. GAIRDNER: Postnatal plasma shift in premature infants. Arch. Dis. Childh. 35, 352 (1960).

CLEMENTS, J. A.: Surface tension in the lungs. Sci. Amer. 1962, Dec., 120.

CLIFFORD, S. H.: Problem of prematurity; obstetric, pediatric, and socioeconomic factors. J. Pediat. 47, 13 (1955).

COHEN, M. M., D. H. WEINTRAUB, and A. M. LILIENFELD: The relationship of pulmonary hyaline membrane to certain factors in pregnancy and delivery. Pediatrics 26, 42 (1960).

COLE, W. C. C.: Resuscitation of the newborn premature infant. In: Symposion on care of the premature infant, Aug. 1954. Philadelphia and London: Saunders.

COLEBATCH, H. J. H., D. F. J. HALMAGYI, and B. STARZECKI: Effect of amniotic fluid aspiration on the lung and circulation. Pediatrics 32, 808 (1963).

CONDORELLI, S., and C. UNGARI: The period of functional closure of the foramen ovale and the ductus Botalli in the human newborn. Cardiologia 36, 274 (1960).

COOK, C. D.: Some aspects of respiratory problems in the newborn. J. Pediatr. 61, 105 (1962).

—, R. B. CHERRY. D. O'BRIEN, P. KARLBERG, and C. A. SMITH: Studies of respiratory physiology in the newborn infant. Observations on normal premature and fullterm infants. J. clin. Investig. 34, 975 (1955).

—, J. F. LUCEY, J. E. DRORBAUGH, S. SEGAL, J. M. SUTHERLAND, and C. A. SMITH: Apnea and respiratory distress in the newborn infant. New Engl. J. Med. 254, 562, 604, 651 (1956).

—, J. M. SUTHERLAND, S. SEGAL, R. B. CHERRY, J. MEAD, M. B. MCILROY, and C. A. SMITH: Studies of respiratory physiology in the newborn infant. Measurements of mechanics of respiration. J. clin. Investig. 36, 440 (1957).

—, D. O'BRIEN, J. D. L. HANSEN, M. BEEM, and C. A. SMITH: Water and electrolyte economy in newborn infants of diabetic mothers. Acta paediatr. 49, 121 (1960).

COOKE, W. D. D.: Prognostic significance of the serum protein content in premature babies and its relation to pulmonary hyaline membrane: preliminary communication. Med. J. Austral. 1960, 887.

CORNBLATH, M., G. ODELL, and E. Y. LEVIN: Symptomatic neonatal hypoglycemia associated with toxemia of pregnancy. J. Pediat. 55, 545 (1959).

—, S. H. WYBREGT, and G. S. BAENS: Studies of carbohydrate metabolism in the newborn infant. Tests of carbohydrate tolerance in premature infants. Pediatrics 32, 1007 (1963).

CORNELISSEN, P. J. H. C., H. VAN RAVENSTEYN, H. OVING en W. H. H. TEGELAERS: Het „respiratory distress" syndroom bij prematuren. Maandschr. Kindergeneesk. 31, 273 (1963).

CORNER, B.: Prematurity. London: Cassell 1960.

CORT, R. L.: Renal function in the respiratory distress syndrome. Acta paediatr. 51, 313 (1962).

—, and H. PRIBYLOVA: Placental transfusion and fluid metabolism on the first day of life. Arch. Dis. Childh. 39, 363 (1964).

COSSEL, L.: Licht- und elektronenmikroskopische Untersuchungsbefunde bei pulmonalen hyalinen Membranen. Beitr. path. Anat. 129, 53 (1963).

COUFALIC, E.: The treatment of pulmonary atelectasis of premature infants under 2000 g. X. Internat. Kongr. Pädiatr., Lissabon 1962.

COURTICE, F. C., and P. I. KORNER: The effect of anoxia on pulmonary oedema produced by massive intravenous infusions. Austral. J. exper. Biol. Med. Sci. 30, 511 (1952).

CRAIG, J., and M. S. FRASER: The respiratory difficulties of caesarean babies. Ann. paediatr. fenn. 3, 143 (1957).

CRAIG, J. M.: Pressure-volume expansion curves and alveolar expansion patterns of lungs of stillborn and newborn infants with and without respiratory distress: The unique pattern of infants with hyaline membranes. Amer. J. Dis. Child. 102, 707 (1961).

— Distensibility curves and expansion patterns of newborn lungs. The unique pattern of lungs of infants with hyaline membranes. Amer. J. Dis. Child. 106, 174 (1963).

—, K. FENTON, and D. GITLIN: Obstructive factors in the pulmonary hyaline membrane syndrome in asphyxia of the newborn. Pediatrics 22, 847 (1958).

CRAIG, W. S.: Intracranial haemorrhage in the new-born. A study of diagnosis and differential diagnosis based upon pathological and clinical findings in 126 cases. Arch. Dis. Childh. **13**, 89 (1938).

CROSS, K. W.: Respiration in the new-born baby. Brit. med. Bull. **17**, 160 (1961 a).

— Disk. zu Dawes in Ciba Found. Sympos. on somatic stability in the newly born. London: Churchill 1961 (b).

— Respiration in the newborn infant. Ann. paediatr. **200**, 112 (1963).

—, J. M. D. HOOPER, and T. E. OPPE: The effect of inhalation of carbon dioxide in air on the respiration of the full-term and premature infant. J. Physiol. **122**, 264 (1953).

—, J. P. M. TIZARD, and D. A. H. TRYTHALL: The gaseous metabolism of the newborn infant. Acta paediatr. **46**, 265 (1957).

— — — The gaseous metabolism of the newborn infant breathing 15⁰/o oxygen. Acta paediatr. **47**, 217 (1958).

—, G. S. DAWES, and J. C. MOTT: Anoxia, oxygen consumption and cardiac output in newborn lambs and adult sheep. J. Physiol. **146**, 316 (1959).

—, and T. E. OPPE: Organization of respiratory control in the new-born infant. In: Anoxia of the new-born infant. A symposium. Ed. by K. W. CROSS, M. LELONG, and C. A. SMITH. Oxford: Blackwell 1953.

CROSSE, V. M.: The premature baby. 5th ed., London: Churchill 1957 (a).

— Atelectasis with hyaline membrane. Ann. paediatr. fenn. **3**, 153 (1957 b).

— Atelectasis with hyaline membranes and vitamin E. Pediat. intern. (Roma) **9**, 229 (1959).

CURTIS, P.: Hyaline membrane disease. J. Pediat. **51**, 726 (1957).

DAVIS, J. A.: Antihistamine drugs in neonatal respiratory-distress syndrome. Lancet **1961/II**, 1451.

DAVIS, J.: Diskuss. zu TROELSTRA et al., Nutricia Sympos. 1964.

DAVIS, M. E., and E. L. POTTER: Intrauterine respiration of the human fetus. J. Amer. Med. Ass. **131**, 1194 (1946).

DAWES, G. S.: Changes in the circulation at birth. Brit. med. Bull. **17**, 148 (1961 a).

— Oxygen consumption and hypoxia in the newborn animal. In: Ciba Found. Sympos. on somatic stability in the newly born. London: Churchill 1961 (b).

— Disk. zu USHER in Ciba Found. Sympos. on somatic stability in the newly born. London: Churchill 1961 (c).

— Experimente über respiratorische und zirkulatorische Reaktionen zur Asphyxie und Anoxie bei neugeborenen und jungen Tieren. Pädiatr. Kreislaufkolloquium, Mainz, 11./12. 4. 1961 (d).

—, J. C. MOTT, and H. J. SHELLEY: The importance of cardiac glycogen for the maintenance of life in foetal lambs and newborn animals during anoxia. J. Physiol. **146**, 516 (1959).

DAWKINS, M. J. R.: Diskuss. zu NELIGAN, Nutricia Sympos. 1964.

DAY, R. L., L. CALIGUIRI, C. KAMENSKI, and F. EHRLICH: Body temperature and survival of premature infants. Pediatrics **34**, 171 (1964).

DELIVORIA-PAPADOPOULOS, M., and P. R. SWYER: Assisted ventilation in terminal hyaline membrane disease. Arch. Dis. Childh. **39**, 481 (1964).

DIAMOND, E. F., and V. R. DE YOUNG: Treatment of the neonatal idiopathic respiratory distress syndrome with chlorpromazine-report of a series. X. Internat. Kongr. Pädiatr., Lissabon 1962.

DICK, F., and E. R. PUND: Asphyxia neonatorum and the vernix membrane. Arch. Pathol. (Chicago) **47**, 307 (1949).

DIJI, A., and D. GREENFIELD: The local effect of carbon dioxide on human blood vessels. Amer. Heart J. **60**, 907 (1960).

Dobbs, H. A., R. R. Franklin, W. S. Henly, and M. M. Desmond: Blood volume and respiratory distress in the neonate. Circulation 24, 920 (1961).

Doll, E.: Das normale Neugeborenenvektorkardiogramm und die Auswirkung seiner weiteren Entwicklung in den ersten Lebensmonaten auf den oberen Umschlagspunkt des Brustwandelektrokardiogrammes. Klin. Wschr. 34, 162 (1956).

Donald, J., and R. E. Steiner: Radiography in the diagnosis of hyaline membrane. Lancet 1953/I, 846.

Dongen, K. van, and H. Leusink: The action of opiumalkaloids and expectorants on the ciliary movements in the air passages. Arch. internat. pharmacodyn. thérap. 93, 261 (1953).

Drinker, C. K.: Clinical physiology of the lungs. Springfield/Ill.: Thomas 1954.

Driscoll, S. G., and C. A. Smith: Neonatal pulmonary disorders. Pediat. Clin. N. Amer. 9, 325 (1962).

—, K. Benirschke, and G. W. Curtis: Neonatal deaths among infants of diabetic mothers. Postmorten findings in 95 infants. Amer. J. Dis. Child. 100, 818 (1960).

Drorbaugh, J. E., S. Segal, J. M. Sutherland, T. E. Oppe, R. B. Cherry, and C. A. Smith: Compliance of lung during first week of life. Amer. J. Dis. Child. 105, 63 (1963).

Dumont, M.: Les hémorrhagies surrénales chez le nouveau-né. Presse méd. 67, 126 (1959).

Dunn, P. M.: Intestinal obstruction in the newborn with special reference to transient functional ileus associated with respiratory distress syndrome. Arch. Dis. Childh. 38, 459 (1963).

— The respiratory distress syndrome of the newborn: immaturity versus prematurity. Arch. Dis. Childh. 40, 62 (1965).

Duran-Jordan, F., A. Holzel, and W. H. Patterson: A histochemical study of pulmonary hyaline membrane. Arch. Dis. Childh. 31, 113 (1956).

Ebner, S., G. Solomans, and H. J. McMillan: Treatment of respiratory distress of the newborn with human fibrinolysin. Rhode Island Med. J. 44, 89 (1961).

Edel, H. J., H. J. Gurland und E. Renner: Die Schockniere. Pathogenese, Klinik und Therapie. Internist 3, 531 (1962).

Elert, R.: Geburtshelfer und Prophylaxe der perinatalen Hypoxie. In: Probleme der ersten Lebenstage. Hrsg. Klinke. Stuttgart: Schattauer 1961.

Emery, J. L., and A. Mithal: The number of alveoli in the terminal respiratory unit of man during late intrauterine life and childhood. Arch. Dis. Childh. 35, 544 (1960).

Engel, S.: Die Lunge des Kindes. Stuttgart: Thieme 1950.

Engelhardt, J.: Een poging tot behandeling van de hyaliene-membranen-pneumonie. Ned. T. Geneesk. 105, 1813 (1961).

Engström, L., and L. Kager: Changes in plasma fibrinolytic activity of newborn infants during first hour after birth. Acta paediat. 53, 326 (1964).

—, P. Karlberg, G. Rooth, and R. Tunell: The influence of the onset of respiration on the blood-gases and the acid base balance. X. Internat. Kongr. Pädiatr., Lissabon 1962 (wiss. Ausstellg.).

Ernst, A. M.: Pharmakologische Untersuchungen und Wertbestimmung von hustenstillenden Mitteln. Arch. intern. pharmacodyn. thérap. 58, 363 (1938).

Escardo, F. E.: Biochemische Veränderungen bei der Asphyxie des Neugeborenen. Bedeutung des anorganischen Phosphors. IX. Internat. Kongr. Pädiatr., Montreal 1959.

Essbach, H.: Paidopathologie. Leipzig: VEB Thieme 1961.

Ewerbeck, H.: Der Säugling. Berlin, Göttingen, Heidelberg: Springer 1962.

FARBER, S.: Studies on pulmonary edema; consequences of bilateral cervical vagotomy in rabbit. J. exper. Med. 66, 397 (1937).

—, and L. K. SWEET: Amniotic sac contents in lungs of infants. Amer. J. Dis. Child. 42, 1372 (1931).

—, and J. WILSON: The hyaline membrane in lungs. Arch. Pathol. (Chicago) 14, 437 (1932).

— — Atelectasis of the newborn. Amer. J. Dis. Child. 46, 572 (1933).

FARQUHAR, J. W.: The child of the diabetic woman. Arch. Dis. Childh. 34, 76 (1959).

FAWCITT, J.: Radiological findings in the lungs of premature infants. Arch. Dis. Child. 31, 119 (1956).

FEINBERG, S. B., and M. E. GOLDBERG: Hyaline membrane disease. Preclinical roentgen diagnosis. Radiology 68, 185 (1957).

FINKELSTEIN, H.: Säuglingskrankheiten. 4. Aufl. Amsterdam: Elsevier 1938.

FISCHER, A. E.: Management of the newborn infant of the diabetic mother. N. Y. St. J. Med. 61, 292 (1961).

FISCHER, W. M. und W. TOUSSAINT: Über den Säure-Base-Haushalt beim Neugeborenen. Arch. Gynäkol. 199, 182 (1963).

FITCH, L. B., and A. I. RUBENSTONE: Severe interstitial emphysema, pneumomediastinum, and pneumothorax: uncommon complications of hyaline membrane disease. Amer. J. Med. Sci. NS 242, 105 (1961).

FLEISHMAN, M., J. SCOTT, and F. J. HADDY: Effect of pH change upon systemic large and small vessel resistance. Circul. Res. 5, 602 (1957).

FRAILLON, J. M. G., and W. H. KITCHEN: The relationship between serum protein levels and hyaline membrane disease in premature babies. Med. J. Austral. 1962, 941.

FRIEDRICH, S.: Das Krankheitsbild der hyalinen Membranen bei Frühgeborenen. Zschr. Kinderheilk. 82, 367 (1959).

FRUHMANN, G. und H. J. LÖBLICH: Klinische Untersuchungen über die Diffusionskapazität der Lunge für Sauerstoff und die Ultrastruktur der alveo-kapillären Membran unter chronischer Hypoxie. 68. Tagg. Dtsch. Ges. inn. Med., Wiesbaden 1962.

FUJIWARA, F., F. H. ADAMS, and K. SETO: Lipids and surface tension of extracts of normal and oxygen-treated guinea pig lungs. J. Pediat. 64, 45 (1964).

GABURRO, D., G. F. PANIZZA et E. BONIFACI: Les inhibiteurs de la fibrinolyse chez le nouveau-né. Ann. Pédiat. 40, 53 (1964).

GAIRDNER, D.: Respiratory distress in the newborn. In: Recent advances in paediatrics, ed. by D. GAIRDNER, 3rd ed. London: Churchill 1965.

—, J. MARKS, J. D. ROSCOE, and R. O. BRETTELL: The fluid shift from the vascular compartment immediately after birth. Arch. Dis. Childh. 33, 489 (1958).

GAJL-PECZALSKA, K.: Plasma protein composition of hyaline membrane in the newborn as studied by immunofluorescence. Arch. Dis. Childh. 39, 226 (1964).

GANDY, G., L. GRANN, N. CUNNINGHAM, K. ADAMSONS, and L. S. JAMES: The validity of pH and pCO_2 measurements in capillary samples in sick and healthy newborn infants. Pediatrics 34, 192 (1964).

GAVALLER, B. VON: Die hyalinen Membranen in der Lunge Neugeborener. Verhandl. Dtsch. Ges. Pathol. 40, 191 (1956).

— Disk. zu Weber, Arch. Gynäkol. 189, 160 (1957).

GELIN, L. E.: Hämatorheologische Veränderungen bei Trauma. In: Schock und Plasmaexpander, hrsg. K. HORATZ und R. FREY. Berlin-Göttingen-Heidelberg: Springer 1964.

GELINEO, S.: Disk. zu DAWES in Ciba Found. Sympos. on somatic stability in the newly born. London: Churchill 1961.

GELLIS, S. S.: In: Pulmonary hyaline membranes. Report of the 5th M and R pediatric research conference, april 16, 1952. Columbus/Ohio: M and R Laboratories, 1953.

—, and D. Y. Y. HSIA: The infant of the diabetic mother. Amer. J. Dis. Child. 97, 1 (1959).

GERHARD, L.: Zur Morphologie der perinatalen Hypoxie. In: Probleme der ersten Lebenstage. Hrsg. K. KLINKE. Stuttgart: Schattauer 1961.

GESELL, R.: On the chemical regulation of respiration. The regulation of respiration with special reference to the metabolism of the respiratory center and the coordination of the dual function of hemoglobin. Amer. J. Physiol. 66, 5 (1923).

GEUBELLE, F., P. KARLBERG, G. KOCH, J. LIND, G. WALLGREN, and C. WEGELIUS: Aeration of the lung in the newborn infant. Biol. neonat. 1, 169 (1959).

GIBB, B.: Eosinophile Infiltrate im Pancreas Neugeborener bei Diabetes mellitus der Mutter. Med. Bild-Dienst Roche 1963, H. 4, 12.

GILMER, W. S., and A. M. HAND: Morphologic studies of hyaline membrane in the newborn infant. Arch. Pathol. (Chicago) 59, 207 (1955).

GITLIN, D., and J. M. CRAIG: The nature of the hyaline membrane in asphyxia of the newborn. Pediatrics 17, 64 (1956).

GIVEN, W. P., R. G. DOUGLAS, and E. TOLSTOI: Pregnancy and diabetes. Amer. J. Obstetr. 59, 729 (1950).

GLEISS, J.: Zum Frühgeborenenproblem der Gegenwart. Über fütterungs- und umweltbedingte Atemstörungen bei Frühgeborenen. Zschr. Kinderheilk. 76, 261 (1955).

— Atemstörungen bei Neugeborenen als Folge hyaliner Membranen. Kinderärztl. Prax. 27, 382 (1959).

— Die alveolare Hypercarbie nach der Geburt als Gradmesser pränataler Hypoxie bei physiologischen Geburten. 60. Tagg. Dtsch. Ges. Kinderheilk., Heidelberg 1961 (s. Mschr. Kinderheilk. 110, 204, 1962).

— Beitrag zur gasanalytischen Diagnostik der Atemstörungen unreifer Neugeborener. 61. Tagg. Dtsch. Ges. Kinderheilk., Köln 1963 (s. Mschr. Kinderheilk. 112, 236, 1964).

— Zur Entwicklung Neugeborener diabetischer Mütter, insbesondere ihrer geistigen Leistungsfähigkeit. 62. Tagg. Dtsch. Ges. Kinderheilk., München 1964.

GOEBEL, A., E. KOBURG und H. THELEN: Über Zusammenhänge zwischen der Lokalisation und der Entstehung pulmonaler hyaliner Membranen bei Frühgeborenen. Frankf. Zschr. Pathol. 72, 111 (1962).

GOMEZ, M. F., and N. GRAVEN: The use of fibrinolysin in the treatment of respiratory distress syndrome. Pediatrics 34, 877 (1964).

GORDON, H. H., H. E. HARRISON, and H. MCNAMARA: Urea clearance of young premature and full-term infants. J. clin. Investig. 21, 499 (1942).

GRAHAM, B. D., J. C. WILSON, M. U. TSAO, M. L. BAUMAN, and S. BROWN: In: Adaption to extrauterine life. Report of the 31th Ross conference on pediatric research. Columbus/Ohio: Ross Laboratories 1959, p. 57.

GRASER, F. und H. BERGER: Der zeitliche Verlauf der Herz-Kontraktion bei Neugeborenen und jungen Säuglingen. Mschr. Kinderheilk. 109, 532 (1961).

GREGG, R. H., and J. BERNSTEIN: Pulmonary hyaline membranes and the respiratory distress syndrome. Amer. J. Dis. Child. 102, 871 (1961).

GRIBETZ, I., N. R. FRANK, and M. E. AVERY: Static volume-pressure relations of excised lungs of infants with hyaline membrane disease, newborn and still-born infants. J. clin. Investig. **38**, 2168 (1959).

GRONIOWSKI, J.: Morphological investigations on pulmonary circulation in the neonatal period. Amer. J. Dis. Child. **99**, 516 (1960).

—, and W. BICZYSKOWA: The fine structure of the lungs in the course of hyaline membrane disease of the newborn infant. Biol. neonat. **5**, 113 (1963).

GRUENWALD, P.: Surface tension as a factor in the resistance of neonatal lungs to aeration. Amer. J. Obstetr. Gynecol. **53**, 996 (1947).

— Asphyxia, trauma and shock at birth. Arch. Pediat. **67**, 103 (1950).

— In: Pulmonary hyaline membranes. Report of the 5th M and R pediatric research conference. Columbus/Ohio: M and R Laboratories 1953, p. 71.

— The significance of pulmonary hyaline membranes in newborn infants. J. Amer. Med. Ass. **166**, 621 (1958).

— Prenatal origin of the respiratory distress (hyaline membrane) syndrome of premature infants. Lancet **1960/I**, 230.

— In: Normal and abnormal respiration in children. Report of the 37th Ross conference on pediatric research, april 24—26, 1960. Columbus/Ohio: Ross Laboratories 1961.

HADDERS, H. N., and M. N. J. DIRKEN: On the origin of the pulmonary hyaline membranes. J. Pathol. Bacteriol. **70**, 419 (1955).

HANSEN, A. E.: Complications in post-anesthetic period of parturition from pediatrician's viewpoint. Texas Rep. Biol. Med. **12**, 67 (1954).

HARNACK, G. A. VON: Welche Überlebenschancen hat ein Frühgeborenes? Arch. Kinderheilk. **161**, 209 (1960).

HARNED, H. S., G. ROWSHAN, L. G. MACKINNEY, and K. SUGIOKA: Relationships of pO_2, pCO_2, and pH to onset of breathing of the term lamb as studied by a flow-through cuvette electrode assembly. Pediatrics **33**, 672 (1964).

HARTUNG, W. und L. DELFMANN: Perfusionsversuche an Leichenlungen. Beitr. klin. Tuberkul. **123**, 41 (1960).

HAUPT, H.: Über das Schocksyndrom des Neugeborenen nach vorzeitiger Placentalösung. Münch. med. Wschr. **1963**, 441. Und persönl. Mitteilg.

HAWORTH, J. C., F. J. COODIN, K. C. FINKEL, and M. L. WEIDMAN: Hypoglycemia associated with symptoms in the newborn period. Canad. med. Ass. J. **88**, 23 (1963).

HEESE, H. V., and W. WITTMANN: Respiratory-distress syndrome in the newborn. Lancet. **1962/II**, 1058.

HEMPEL, H. C.: Der Einfluß der Schnittentbindung auf das Schicksal der Kinder und die Stillfähigkeit der Mütter. Dtsch. Gesundheitswes. **1952**, 1090.

HENDERSON, H., R. MOSHER, and N. M. BITTRICH: Sauerstoffgehalt des Nabelschnurblutes nach einer Sectio. Amer. J. Obstetr. Gynecol. **73**, 664 (1957). Ref. Dtsch. med. Wschr. **1957**, 1775.

HENDERSON, J. L.: Hepatic haemorrhage in stillborn and newborn infants, a clinical and pathological study. J. Obestetr. Gynaecol. Brit. Emp. **48**, 377 (1941).

HENSCHLER, D.: Trispuffer (THAM) als Therapeutikum. Dtsch. med. Wschr. **1963**, 1328.

HESS, O. W.: Factors influencing perinatal mortality in cesarean section. Amer. J. Obstetr. Gynecol. **75**, 376 (1958).

HICKL, E. J.: Der „fetale Distress". Fortschr. Med. **82**, 723 (1964).

HILDING, A. C., and D. HILDING: Expansion of the lungs in the newborn: an experimental study in rabbits. Transact. Amer. Acad. Ophthalm. Otolaryngol. **1951**, 576.

HINGSON, R. A., and L. M. HELLMAN: Anesthesia for obstetrics. Philadelphia: Lippincott 1956.

HIRSCH, H., U. BENEICKE und D. POPESKOVIC: Die Entstehung von Thrombocyten-aggregaten durch Asphyxie beim Hund. Pflügers Arch. 281, 201 (1964).

HIRSCHMANN, E.: Unvollkommene Lungenentwickluung bei Frühgeborenen mit pulmonalen hyalinen Membranen. Zschr. Kinderheilk. 91, 170 (1964).

HIRVONEN, L. und T. PELTONEN: Röntgenkinematographische Untersuchungen über den Ductus arteriosus im Fetal- und Neonatalstadium. Zschr. Kinderheilk. 86, 336 (1962).

— —, and P. GRIBBE: Ductus arteriosus and pulmonary circulation at birth. Acta physiol. scandinav. 50, Suppl. 175, 69 (1960).

HOCHHEIM, K.: Über einige Befunde in den Lungen von Neugeborenen und die Beziehung derselben zur Aspiration von Fruchtwasser. Path. anat. Arbeiten Joh. Orth gewidmet, Berlin 1903, 421.

HÖRMANN, G.: Neue Gesichtspunkte zur Ursache des intrauterinen Fruchttodes. Arch. Gynäkol. 189, 168 (1957).

HON, E.: pers. comm. to JAMES, Pediatrics 24, 1069 (1959).

HORT, W.: Morphologische Untersuchungen am Herzen vor, während und nach der postnatalen Kreislaufumschaltung. Virchows Arch. 326, 458 (1955).

— Morphologische Untersuchungen zur postnatalen Kreislaufumschaltung. Pädiatr. Kreislaufkolloquium Mainz 11./12. 4. 1961.

HSIA, D. Y. Y., and S. S. GELLIS: Birth weight in infants of diabetic mothers. Ann. hum. Genet. 22, 80 (1957).

—, H. G. PETERSON, and S. S. GELLIS: A controlled clinical trial of the effects of water vapor mist on respiratory distress among infants of diabetic mothers. Pediatrics 20, 234 (1957).

HUBBELL, J. P., J. E. DRORBAUGH, A. J. RUDOLPH, P. A. M. AULD, R. B. CHERRY, and C. A. SMITH: Early versus late feeding of infants of diabetic mothers. New Engl. J. Med. 265, 835 (1961).

HUFFMANN, E. R., C. J. HLAD. N. E. WHIPPLE, and H. ELRICK: The influence of blood glucose on the renal clearance of phosphate. J. clin. Investig. 37, 369 (1958).

HUNGERLAND, H.: Die Änderung der Harnzusammensetzung. In: Die physiologische Entwicklung des Kindes. Hrsg. F. LINNEWEH. Berlin-Göttingen-Heidelberg: Springer 1959.

HUPKA, K. und R. WENGER: Vektorkardiographische Untersuchungen an Säuglingen mit besonderer Berücksichtigung der ersten Lebensstunden und ihre Deutung im Hinblick auf die Umstellung vom fötalen auf den kindlichen Kreislauf. Helvet. paediatr. acta 12, 524 (1957).

HUTCHISON, J. H., M. M. KERR, M. F. M. McPHAIL, T. A. DOUGLAS, G. SMITH, J. N. NORMAN, and E. H. BATES: Studies in the treatment of the pulmonary syndrome of the newborn. Lancet 1962/II, 465.

— —, T. A. DOUGLAS, J. A. INALL, and J. C. CROSBIE: A therapeutic approach in 100 cases of the respiratory distress syndrome of the newborn infant. Pediatrics 33, 956 (1964).

ILLINGWORTH, R. S.: Cyanotic attacks in newborn infants. Arch. Dis. Childh. 32, 328 (1957).

IMHOLZ, G., G. BAUMGARTEN, E. SALING und K. KLOOS: Frühgeburtlichkeit, Asphyxie und Placenta. Arch. Gynäkol. 198, 100 (1963).

INGALLS, T. H.: Epidemiology of retrolental fibroplasia; its etiologic relation to pulmonary hyaline membrane. New Engl. J. Med. 251, 1017 (1954).

Jaco, N. T.: Effect of glucose and digoxin on experimental hyaline membrane disease in guinea pigs. Pediatrics 32, 922 (1963).

Jäykkä, S.: Capillary erection and lung expansion. An experimental study of the effect of liquid pressure applied to the capillary network of excised fetal lungs. Acta paediatr. 46, Suppl. 112, 5 (1957).

— Capillary erection and the structural appearance of fetal and neonatal lungs. Acta paediatr. 47, 484 (1958).

— The hemodynamic factor associated with lung expansion at birth. Ann. paediat. fenn. 10, 113 (1964).

James, L. S.: Changes in the heart and lungs at birth. J. Pediatr. 51, 95 (1957).

— Physiology of respiration in newborn infants and in the respiratory distress syndrome. Pediatrics 24, 1069 (1959).

— Acidosis of the newborn and its relation to birth asphyxia. Acta paediatr. 49, Suppl. 122, 17 (1960).

— Disk. zu Kerpel-Fronius in Ciba Found. Sympos. on somatic stability in the newly born. London: Churchill 1961.

—, and E. D. Burnard: Biochemical changes occuring during asphyxia at birth and some effects on the heart. In: Ciba Found. Sympos. on somatic stability in the newly born. London: Churchill 1961.

—, and R. D. Rowe: The pattern of response of pulmonary and systemic arterial pressure in newborn and older infants to short periods of hypoxia. J. Pediatr. 51, 5 (1957).

—, I. M. Weisbrot, C. E. Prince, D. A. Holaday, and V. Apgar: The acid-base status of human infants in relation to birth asphyxia and the onset of respiration. J. Pediatr. 52, 379 (1958).

Jarre, W., W. Ketterle und H. Reinwein: Zur Behandlung des Respiratory-Distress-Syndroms bei Frühgeborenen mit THAM und Netzmittel. Helvet. paediatr. acta, im Druck.

Johnson, W. C., and J. R. Meyer: A study of pneumonia in the stillborn and newborn. Amer. J. Obstetr. Gynecol. 9, 151 (1925).

Jolly, H., P. Molyneux, and D. J. Newell: A controlled study of the effect of temperature on premature infants. J. Pediatr. 60, 889 (1962).

Jonsson, B.: Lower nephron nephrosis in asphyxia neonatorum. Acta paediatr. 40, 401 (1951).

Joppich, G.: Über die respiratorische Insuffizienz der Neugeborenen durch „hyaline Membranen". Ann. paediatr. fenn. 3, 293 (1957).

— und H. Wolf: Reststickstofferhöhungen im Blut von Frühgeborenen in den ersten Lebenstagen. Klin. Wschr. 36, 616 (1958).

Kagan, B.: In: Pulmonary hyaline membrane disease. A panel discussion. Californ. Med. 92, 4 (1960).

Kaplan, S., R. P. Fox, and L. C. Clark: Amine buffers in the management of acidosis. Study of respiratory and mixed acidosis. Amer. J. Dis. Child. 103, 4 (1962).

Karlberg, P.: The lung function. In: Die physiologische Entwicklung des Kindes. Hrsg. F. Linneweh. Berlin-Göttingen-Heidelberg: Springer 1959 (a).

— Diskussionsbeitrag in Mschr. Kinderheilk. 107, 134 (1959 b).

— IX. Internat. Kongr. Pädiatr., Montreal 1959 (c). Ref. von Smith, J. Pediatr. 57, 114 (1960).

— The adaptive changes in the immediate postnatal period, with particular reference to respiration. J. Pediat. 56, 585 (1960).

KARLBERG, P.: Adaptation of the lungs to air-breathing. In: Nutricia Sympos. on adaptation of the newborn infant to extra-uterine life. Ed. by JONXIS, VISSER and TROELSTRA. Leiden: Stenfert Kroese 1964.

—, and G. KOCH: Respiratory studies in newborn infants. Development of mechanics of breathing during the first week of life. A longitudinal study. Acta paediatr. 51, Suppl. 135, 121 (1962).

—, C. D. COOK, D. O'BRIEN, R. B. CHERRY, and C. A. SMITH: Studies of respiratory physiology in the newborn infant. Observation during and after respiratory distress. Acta paediatr. 43, Suppl. 100, 397 (1954).

KEITH, J. D., M. BRAUDO, and R. D. ROWE: The electrocardiogram in the respiratory distress syndrome and related cardiovascular dynamics. J. Pediat. 59, 167 (1961).

KERPEL-FRONIUS, E., F. VARGA, and G. MESTYAN: Clinical aspects of stability. In: Ciba Found. Sympos. on somatic stability in the newly born. London: Churchill 1961.

—, L. NAGY et G. BATA: Kaliémie et potassium tissulaire du nouveau-né. Arch. franç. Pédiat. 19, 386 (1962).

—, F. VARGA, and G. BATA: Blood gas and metabolic studies in plasma cell pneumonia and in newborn prematures with respiratory distress. Arch. Dis. Childh. 39, 473 (1964).

KEUTH, U.: Beitrag zu Ätiologie, Häufigkeit, Prophylaxe und Therapie der pulmonalen hyalinen Membranen bei Frühgeborenen. Zschr. Kinderheilk. 82, 139 (1959).

— Zum Ablauf der Herzkontraktion im Kindesalter. Zschr. Kinderheilk. 86, 177 (1961 a).

— Klinik und Therapie der perinatalen Hypoxie. In: Probleme der ersten Lebenstage. Hrsg. K. KLINKE. Stuttgart: Schattauer 1961 (b).

— Das Syndrom der pulmonalen hyalinen Membranen der Neu- und Frühgeborenen. Med. Habilitationsschrift, Köln 1962. (Zusammenfassung siehe Fortschr. Med. 82, 625, 1964.)

—, Therapie der akuten Asphyxie des Neu- und Frühgeborenen. Pädiatr. Prax. 2, 31 (1963). (Lit. hierzu s. Kap. „Asphyxiebehandlung" in Handbuch der Kinderheilk., Hrsg. H. OPITZ und F. SCHMID. Bd. II, Berlin-Göttingen-Heidelberg: Springer.)

— Atemstörungen des Neugeborenen. Pädiatr. Prax. 3, 555 (1964 a).

— Tierversuche zur Frage der Corticosteroidtherapie beim Membransyndrom der Früh- und Neugeborenen. Zschr. Kinderheilk. 91, 144 (1964 b).

— Die Frage des Fütterungsbeginnes und überbrückender Maßnahmen beim Frühgeborenen. In: Ernährung der Frühgeborenen, hersg. H. WILLI, Basel—New York: Karger 1965.

— und F. ADENAUER: Untersuchungen zur Wirksamkeit von Alkali-Glucose-Infusionen bei der protrahierten Acidose der Früh- und Neugeborenen (Krankheit der pulmonalen hyalinen Membranen). Zschr. Kinderheilk. 88, 244 (1963).

—, I. LENTZE und H. STICKL: Tierexperimentelle Untersuchungen zum Problem der pneumonischen Komplikation beim Membransyndrom der Früh- und Neugeborenen. Zschr. Kinderheilk. 88, 255 (1963).

—, E. SCHMIDT, G. TZIEPLY und V. WEIDTMAN: Untersuchungen zur unterschiedlichen perinatalen Schädigung von Zwillingen. Zschr. Kinderheilk. 91, 265, (1964).

KILDEBERG, P.: Disturbances of hydrogen ion balance occuring in premature infants. Acta paediat. 53, 505 u. 517 (1964).

KILLIAN, H. und H. WEESE: Die Narkose. Stuttgart: Thieme 1954.

Klaus, M., W. H. Tooley, K. H. Weaver, and J. A. Clements: Lung volume in the newborn infant. Pediatrics 30, 111 (1962).

Kloos, K.: Zur Pathologie der Feten und Neugeborenen diabetischer Mütter. Virchows Arch. 321, 177 (1952).

— Pulmonale hyaline Membranen und Neugeborenenatmung. Ärztl. Wschr. 12, 457 (1957).

— Pulmonale hyaline Membranen. Dtsch. med. Wschr. 1959, 78.

— siehe auch M. Vogel.

— und B. Libal: Pulmonale hyaline Membranen bei Neugeborenen und postpartale Gerinnungsstörungen. Klin. Wschr. 40, 798 (1962).

—, G. Malorny und H. Wulf: Experimentelle pulmonale hyaline Membranen. Verhandl. Dtsch. Ges. Pathol. 41, 180 (1957).

— — — persönl. Mitteilg. 1961.

— und H. Wulf: Pulmonale hyaline Membranen bei Neugeborenen. Klinik und Pathogenese. Zbl. Gynäkol. 78, 1693 (1956).

— — Pulmonale hyaline Membranen bei Neugeborenen. Morphogenese und histochemische Analysen. Zbl. Pathol. 96, 41 (1957).

— — Die Pathogenese der pulmonalen hyalinen Membranen bei Neugeborenen. Dtsch. med. Wschr. 1962, 869.

Knieriem, H. J.: Über die Wirkung des Kohlendioxyds auf das Kiemenepithel von Maulbrütern. Beitr. pathol. Anat. 123, 1 (1960).

Koburg, E., H. Thelen und A. Goebel: Untersuchungen zum Verteilungsmuster der pulmonalen hyalinen Membranen innerhalb der Lunge. Arch. Kinderheilk. 167, 135 (1962).

Koegel, R.: Über die Bedeutung der primären Lungenatelektasen beim Neugeborenen. Helvet. paediatr. acta 11, 283 (1956).

Köttgen, U.: Atelektasen bei Kindern. Dtsch. med. Wschr. 1958, 239.

Konrath, M.: Hyaline Membranen bei Neugeborenen. Med. Diss., Leipzig 1957.

Kühns, K. und H. Weber: Störungen des Kaliumstoffwechsels und ihre klinische Bedeutung. Ergebn. inn. Med. Kinderheilk. NF 10, 185 (1958).

Künzer, W. und A. Markel: Der Proaktivator des fibrinolytischen Systems im Nabelvenen- und Säuglingsblut. Ann. paediat. 202, 278 (1964).

—, J. Zanner und H. Zeisel: Der Serumeiweißgehalt von Unreifgeburten. Klin. Wschr. 1951, 327.

Landing, B.: Pathologic features of respiratory distress syndromes in newborn infants. Amer. J. Roentgenol. 74, 796 (1955).

Landis, E. M.: Micro-injection studies of capillary permeability. The effect of lack of oxygen on the permeability of the capillary wall to fluid and to the plasma proteins. Amer. J. Physiol. 83, 528 (1928).

Larks: persönl. Mitteilg.

Lasch, H. G.: Disk. in Schock und Plasmaexpander, hrsg. K. Horatz und R. Frey, Berlin - Göttingen - Heidelberg: Springer 1964.

Latham, E. F., R. E. L. Nesbitt, and G. W. Anderson: A clinical and pathological study of the newborn lung with hyaline-like membranes. Bull. Johns Hopkins Hosp. 96, 173 (1955).

Laufe, L. E., and S. S. Stevenson: Pulmonary hyaline membranes. Preliminary report on experimental production. Obstetr. Gynecol. 3, 637 (1954).

— — Pulmonary hyaline membrane syndrome. Some effects of oxygen and amniotic fluids in its pathogenesis. Obstetr. Gynecol. 8, 451 (1956).

Lauweryns, J., J. Bonte und G. van der Schueren: Die Alveolar-Entfaltung im Augenblick der Geburt. Morphologischer und hämodynamischer Beitrag. Zbl. Kinderheilk. 80, 85 (1961).

LEHNDORFF, H.: Die hyalinen Membranen in den Lungen von Neugeborenen. Österr. Zschr. Kinderheilk. 10, 89 (1954).

LELONG, M.: In Anoxia of the new-born infant. A symposium. Ed. by K. W. CROSS, M. LELONG, and C. A. SMITH. Oxford: Blackwell 1953.

—, and R. LAUMONIER: Histochemical structure of the hyaline membrane. In: Anoxia of the new-born infant. A symposium. Ed by K. W. CROSS, M. LELONG, and C. A. SMITH. Oxford: Blackwell 1953 (a).

— — Histological and histochemical evolution of the foetal lung, its relation to anoxia in premature infants. In: Anoxia of the new-born infant. A symposium. Ed. by K. W. CROSS, M. LELONG, and C. A. SMITH. Oxford: Blackwell 1953 (b).

LENDING, M., L. B. SLOBODY, and J. MESTERN: Effect of hypercapnia and acidosis on the blood-cerebrospinal fluid barrier. Amer. J. Dis. Child. 102, 622 (1961).

LENDRUM, F. C.: The pulmonary hyaline membrane as a manifestation of heart failure in the newborn infant. J. Pediat. 47, 149 (1955).

LEVINE, S. Z., C. D. COOK, P. GRUENWALD, and W. A. SILVERMAN: Respiratory difficulties of newborn infants. N. Y. State J. Med. 58, 372 (1958).

LEVISON, H., R. W. BOSTON, D. M. MUIRHEAD, C. S. C. WANG, J. B. WEISS, and C. A. SMITH: Maternal acid-base status and neonatal respiratory distress in normal and complicated pregnancies. Amer. J. Obstet. Gynec. 88, 759 (1964).

LEXOW, P.: The capillary circulation in experimental pulmonary hyaline membrane. Acta pathol. microbiol. scandinav. 51, Suppl. 144, 75 (1961).

LIEBEGOTT, G.: Über Organveränderungen bei langer Einwirkung von Sauerstoff mit erhöhtem Partialdruck im Tierexperiment. Zieglers Beitr. pathol Anat. 105, 413 (1941).

LIEBERMAN, J.: Clinical syndromes associated with deficient lung fibrinolytic activity. A new concept of hyaline-membrane disease. New Engl. J. Med. 260, 619 (1959).

— In Pulmonary hyaline membrane disease. A panel discussion. Californ. Med. 92, 4 (1960).

— The nature of the fibrinolytic-enzyme defect in hyaline-membrane disease. New Engl. J. Med. 265, 363 (1961).

— A unified concept and critical review of pulmonary hyaline membrane formation (Editorial). Amer. J. Med. 35, 443 (1963).

—, and F. KELLOGG: The fibrinolytic enzyme defect of hyaline membrane disease. Californ. Med. 95, 278 (1961).

LIND, J.: The closure of the ductus arteriosus at birth. Acta paediatr. 47, 632 (1957).

— The human foetal circulation and its changes following birth. In: Die physiologische Entwicklung des Kindes. Hrsg. F. LINNEWEH. Berlin-Göttingen-Heidelberg: Springer 1959.

— Die funktionelle Anpassung des Kreislaufs unmittelbar nach der Geburt. Pädiatr. Kreislaufkolloquium, Mainz, 11./12. 4. 1961.

— Blutmenge und Schock beim Neugeborenen. Pädiatr. Kreislaufkolloquium, Mainz, 22./23. 4. 1963.

—, T. PELTONEN, L. TÖRNWALL und C. WEGELIUS: Röntgenologische Lungenbefunde beim ersten Atemzug des Neugeborenen. Zschr. Kinderheilk. 87, 568 (1963).

LINDE, L. M., D. H. SIMMONS, N. A. LEWIS, and R. POWELL: The effects of CO_2 breathing on pulmonary and systemic hemodynamics. Amer. J. Dis. Child. 102, 551 (1961).

LINZBACH, A. J.: Funktionelle Anatomie des kindlichen Herzens. In: Die physiologische Entwicklung des Kindes. Hrsg. F. LINNEWEH. Berlin-Göttingen-Heidelberg: Springer 1959.

Liszkai, L.: Pathogenesis of neonatal hyaline membrane disease. Acta paediat. Acad. Sci. hung. 4, 113 (1963).

Lochner, W.: Toxische Wirkung hoher Sauerstoffdrucke auf den Menschen. Dtsch. med. Wschr. 1958, 187.

Love, W. G., and B. Tillery: New treatment for atelectasis of the newborn. Amer. J. Dis. Child. 86, 423 (1953).

Lynch, M. J. G.: Hyaline membrane disease of the lungs: further observations. J. Pediat. 48, 165 (1956).

—, L. D. Mellor, and A. Badgery: Hyaline membrane disease; its nature and etiology. The poisonous metabolic effects of excess oxygen. Neural control of electrolytes. J. Pediat. 48, 602 (1956).

MacKinney, L. G., I. D. Goldberg, F. E. Ehrlich, and K. C. Freymann: Chemical analyses of blood from the umbilical cord of the newborn: relation to fetal maturity and perinatal distress. Pediatrics 21, 555 (1958).

Mahaffey, L. W.: Pulmonary syndrome in newborn foals. In: Ciba Found. Sympos. on somatic stability in the newly born. London: Churchill 1961.

—, and P. D. Rossdale: A convulsive syndrome in newborn foals resembling pulmonary syndrome in the newborn infant. Lancet 1959/I, 1223.

Majewski, A.: Beobachtungen an Neugeborenen diabetischer Mütter. Geburtsh. Frauenheilk. 13, 25 (1953).

Malm, E.: Oxygen treatment of premature infants. In: Anoxia of the new-born infant. A symposium. Ed. by K. W. Cross, M. Lelong, and C. A. Smith. Oxford: Blackwell 1953.

Malorny, G.: Zum Mechanismus der Sauerstoffvergiftung. Med. Habilitationsschr., Kiel 1943.

Marks, M. B.: Subcutaneous adipose derangements of the newborn. Amer. J. Dis. Child. 104, 122 (1962).

Martin, J. F., and H. L. Friedell: The Roentgen-findings in atelectasis of the newborn. With special reference to changes in the cardiac silhouette. Amer. J. Roentgenol. 67, 905 (1952).

Martius, G.: Das Symptom des Ikterus in der Neugeborenenzeit. Dtsch. med. Wschr. 1957, 1422.

Marx: zit. n. Kloos und Wulf 1962.

Matsumura, T.: Experimental production and electronic-microscopic observation of the pulmonary hyaline membrane. X. Internat. Kongr. Pädiatr., Lissabon 1962.

Matzker, J.: „Pulmonales Syndrom der Neugeborenen" und Dysfunktion des Kehlkopfes. Dtsch. Med. Wschr. 1964, 2000.

Mayer, J. B.: Kinder diabetischer Mütter. Ergebn. inn. Med. Kinderheilk. NF 4, 368 (1953).

McCance, R. A.: Water and electrolyte metabolism of the foetus and the newborn. In: Nutricia Sympos. on adaptation of the newborn infant to extrauterine life. Ed. by Jonxis, Visser a. Troelstra. Leiden: Stenfert Kroese 1964.

—, and N. Hatemi: Control of acid-base stability in the newly born. Lancet 1961/I, 293.

—, and E. M. Widdowson: Blood-urea in the first nine days of life. Lancet 1947/I, 787.

— — Mineral metabolism of the foetus and new-born. Brit. med. Bull. 17, 132 (1961).

McIntosh, R., and W. A. Silverman: The effect of atmospheric humidity on survival of newly born premature infants. Ann. paediatr. fenn. 3, 193 (1957).

McKay, R. J., and C. A. Smith: Diseases of the newborn infant. In: Textbook of Pediatrics, 7th ed., ed. by W. E. Nelson. Philadelphia and London: Saunders 1959.

McMurray, L. G., J. H. Roe, and L. K. Sweet: Plasma protein studies on normal newborn and premature infants. Plasma protein values for normal full term and normal premature infants. Amer. J. Dis. Child. 75, 265 (1948).

Meesmann, W.: Die verschiedenen Leistungsbedingungen beider Herzkammern in Ruhe. Klin. Wschr. 35, 557 (1957).

Meessen, H.: Organveränderungen nach experimenteller Kohlendioxydvergiftung. Schweiz. med. Wschr. 1947, 1135.

— Die Atmung als Grundlage des Lebens. Dtsch. med. Wschr. 1962, 1840.

Mentzel, H.: Die Bedeutung des Kaliums während der postnatalen Periode Frühgeborener. 2. Arbeitstag. pädiat. Forsch., Marburg 27./28. 2. 1965.

Meves, H.: Die Wirkung der Wasserstoffionen und der Kohlensäure auf Gefäße und Muskulatur der Froschlunge. Pflügers Arch. Physiol. 257, 259 (1953).

Michelson, R. P.: Respiratory disturbances in the newborn and young infant. Laryngoscope 65, 786 (1955).

Miller, H. C.: Effect of high concentrations of carbon dioxide and oxygen on respiration of full term infants. Pediatrics 14, 104 (1954).

— Offsprings of diabetic and prediabetic mothers. Advanc. Pediat. 8, 137 (1956).

— Studies of respiratory insufficiency in newborn infants. Respiratory rates and birth weights of premature infants as guides to their survival and need for oxygen therapy. Pediatrics 20, 817 (1957).

— Respiratory distress syndrome of newborn infants. Diagnosis and incidence. J. Pediat. 61, 2 (1962 a).

— Respiratory distress syndrome of newborn infants. Clinical study of pathogenesis. J. Pediat. 61, 9 (1962 b).

— Respiratory distress syndrome of newborn infants. Statistical evaluation of factors possibly affecting survival of premature infants. Pediatrics 31, 573 (1963).

—, and F. C. Behrle: The effects of hypoxia on the respiration of newborn infants. Pediatrics 14, 93 (1954).

—, and L. A. Calkins: Neonatal respiratory morbidity. The use of quantitative clinical method in diagnosis and in predicting neonatal fatalities. Amer. J. Dis. Child. 101, 3 (1961).

—, and M. H. Jennison: Study of pulmonary hyaline-like material in 4117 consecutive births: Incidence, pathogenesis, diagnosis. Pediatrics 5, 7 (1950).

—, and H. R. Reed: The relation of serum bilirubin to respiratory function in premature infants. Pediatrics 21, 362 (1958).

—, F. C. Behrle, N. W. Smull, and R. D. Blim: Studies of respiratory insufficiency in newborn infants. Correlation of hydrogen-ion concentration, carbon dioxide tension, carbon dioxide content and oxygen saturation of blood with trend of respiratory rates. Pediatrics 19, 387 (1957).

— — — Respiratory activity and function in newborn infants dying with pulmonary hyaline membranes. Pediatrics 22, 665 (1958).

— — — Severe apnea and irregular respiratory rhythms among premature infants. A clinical and laboratory study. Pediatrics 23, 676 (1959).

— —, D. L. Hagar, and T. R. Denison: The effect of humidity on body temperature and oxygen consumption of newborn premature infants. Pediatrics 27, 740 (1961).

— —, J. H. Nieman, R. Driver, and B. A. Budding: Heat production and body temperature of newly born premature infants. X. Internat. Kongr. Pädiat., Lissabon 1962.

MINKOWSKI, A.: La résistance vasculaire du nouveau-né et la prévention des hémorragies cérébro-méningées du prématuré. Ann. paediat. **174**, 80 (1950).

—, J. DAVID, J. PINON et A. DEVISSAGUET: Les perfusions intraveineuses prolongées de glucose hypertonique chez les prématurés en détresse respiratoire. Régulation de la glycémie, de l'équilibre acido-basique et des électrolytes. Cah. Coll. Méd. Hôp. Paris **3**, 725 (1962).

MITCHELL, R. G.: Histidine decarboxylase in hyaline membrane disease. Arch. Dis. Childh. **39**, 73 (1964).

MOORE, C. E., J. L. KAY, M. M. DESMOND, and R. V. DUTTON: Transitional distress in infants of diabetic mothers. J. Pediat. **57**, 835 (1960).

MORISON, J. E.: Foetal and neonatal pathology. London: Butterworth 1952.

MORTIMER, N. W., and S. A. THOMSON: Rupture of the liver in children. Canad. J. Surg. **4**, 429 (1961).

MOSS, A. J., E. R. DUFFIE, and L. M. FAGAN: Respiratory distress syndrome in the newborn. Study on the association of cord clamping and the pathogenesis of distress. J. Amer. med. Assoc. **184**, 48 (1963 a).

—, G. EMMANOUILIDES, and E. R. DUFFIE: Closure of the ductus arteriosus in the newborn infant. Pediatrics **32**, 25 (1963 b).

—, E. R. DUFFIE, and G. EMMANOUILIDES: Blood pressure and vasomotor reflexes in the newborn infant. Pediatrics **32**, 175 (1963 c).

—, G. C. EMMANOUILIDES, F. H. ADAMS, and K. CHUANG: Response of ductus arteriosus and pulmonary and systemic arterial pressure to changes in oxygen environment in newborn infants. Pediatrics **33**, 937 (1964).

MOTT, J. C.: The stability of the cardiovascular system. In: Ciba Found. Sympos. on somatic stability in the newly born. London: Churchill 1961 (a).

— (1961 b): cit. by DAWES (1961 b).

MOURIQUAND, C.: Quelques données récentes sur l'histologie de la paroi alvéolaire. Poumon et coeur **19**, 235 (1963).

MÜLLER, E. und W. ROTTER: Über histologische Veränderungen beim akuten Höhentod. Beitr. pathol. Anat. **107**, 156 (1942).

MÜLLER, H.: Zur pathologischen Physiologie der hyalinen Membranen. Mschr. Kinderheilk. **107**, 131 (1959).

— Disk. zu GERHARD. In: Probleme der ersten Lebenstage. Hrsg. K. KLINKE. Stuttgart: Schattauer 1961.

— persönl. Mitteilg.

MÜRTZ, R.: Nutzen und Gefahren der Sauerstoffatmung. Dtsch. med. Wschr. **1962**, 2470.

MUNCK, W.: Aspiration of amniotic fluid in newborn. Ugeskr. laeger. **114**, 998 (1952).

NAEYE, R. L. and H. W. LETTS: The effects of prolonged neonatal hypoxemia on the pulmonary vascular bed and heart. Pediatrics **30**, 902 (1962).

NAHAS, G. G.: The clinical pharmacology of THAM (trishydroxymethylaminomethane). Clin. Pharmacol. Therap. **4**, 784 (1963).

NASRALLA, M., E. GAWRONSKA, and D. Y. HSIA: Studies on the relation between serum and spinal fluid bilirubin during early infancy. J. clin. Investig. **37**, 1403 (1958).

NELIGAN, G. A.: Hypoglycaemia in the newborn infant. In: Nutricia Sympos. on adaptation of the newborn infant to extra-uterine life. Ed. by JONXIS, VISSER a. TROELSTRA. Leiden: Stenfert Kroese 1964. (Einschließl. Diskussion.)

—, and C. A. SMITH: The blood pressure of newborn infants in asphyxial states and in hyaline membrane disease. Pediatrics **26**, 735 (1960).

Nelson, N. M., L. S. Prod'hom, P. J. Lipsitz, R. B. Cherry, and C. A. Smith: Ventilation and perfusion of the lung in normal infants and those with respiratory distress. Amer. J. Dis. Child. 102, 517 (1961).
— — R. B. Cherry, P. J. Lipsitz, and C. A. Smith: Pulmonary function in the newborn infant. Methods: ventilation and gaseous metabolism. Pediatrics 30, 963 (1962 a).
—, L. S. Prod'hom, R. B. Cherry, P. J. Lipsitz, and C. A. Smith: Pulmonary function in the newborn infant. Perfusion estimation by analysis of arterial-alveolar carbon dioxide difference. Pediatrics 30, 975 (1962 b).
Nicolopoulos, D. A., and C. A. Smith: Metabolic aspects of idiopathic respiratory distress (hyaline membrane syndrome) in newborn infants. Pediatrics 28, 206 (1961).
Niden, A. H.: The acute effects of atelectasis on the pulmonary circulation. J. clin. Invest. 43, 810 (1964).
Niemoeller, H., and K. E. Schaefer: Development of hyaline membranes and atelectasis in experimental chronic respiratory acidosis. Proc. Soc. exper. Biol. Med. 110, 804 (1962).
Nisell, O.: The influence of blood gases on the pulmonary vessels of the cat. Acta physiol. scandinav. 23, 85 (1951).
— Pulmonary reactions to anoxia and carbon dioxide with regard to their possible significance for the new-born. In: Anoxia of the new-born infant. A symposium. Ed. by K. W. Cross, M. Lelong, and C. A. Smith. Oxford: Blackwell 1953.
Norval, M. A.: Blood sugar values in premature infants. J. Pediat. 36, 177 (1950).
Obes-Polleri, J., and W. S. Hill: Hydrodynamic analysis of blood circulation of the newborn. X. Internat. Kongr. Pädiatr., Lissabon 1962. Wiss. Ausstellg.
—, A. L. Matteo, A. L. Petrucelli, and N. Toledo: Pulmonary hemorrhage in the newborn infant. Ann. paediat. fenn. 3, 727 (1957).
Odell, G. B.: The dissociation of bilirubin from albumin and its clinical implications. J. Pediat. 55, 268 (1959).
Oeberius-Kapteyn, J. L. T., G. G. Wolvius, and C. A. Wagenvoort: The pulmonary arteries and arterioles in hyaline membrane disease. Arch. Dis. Childh. 38, 468 (1963).
Oehme, J. und R. Haberland: Die Kapillarresistenz bei Kindern und älteren Erwachsenen. Ärztl. Wschr. 1957, 673.
Österlund, K.: A comparative investigation of the concentration of certain electrolytes in maternal and cord blood. Ann. paediat. fenn. 1, Suppl. 4 (1954/55).
—, and L. Hjelt: A possibility of clinical diagnosis of hyaline membranes in the newborn. Ann. paediatr. fenn. 5, 33 (1959).
—, and P. Rantakallio: Perinatal mortality in diabetic pregnancies. Ann. paediat. fenn. 10, 84 (1964).
Ogawa, J., and H. Vamguchi: Hyaline membrane in the lung of premature newborn mammals. Nagoya med. J. 7, 17 (1961), Zbl. Kinderheilk. 90, 23 (1964).
Oliver, T. K.: In: Thermoregulation of the newly born. Suppl. 2 to Report Ross Conf. Pediat. Research. Columbus/Ohio: Ross Laboratories 1964.
—, J. A. Demis, and G. D. Bates: Serial blood-gas tensions and acid-base balance during the first hour of life in human infants. Acta paediat. 50, 346 (1961).
—, and P. Karlberg: Gaseous metabolism in newly born human infants. The effects of environmental temperature and 15% oxygen in the inspired air. Amer. J. Dis. Child. 105, 427 (1963).
O'Neal, R. M., R. C. Ahlvin, W. C. Bauer, and W. A. Thomas: Development of fetal pulmonary arterioles. Arch. Pathol. (Chicago) 63, 309 (1957).

Opitz, H. und H. Plückthun: Die Plasmaeiweißkörper. In: Biologische Daten für den Kinderarzt. Hrsg. J. Brock. 2. Aufl. Berlin-Göttingen-Heidelberg: Springer 1954.

Osborn, G. R., and R. L. Flett: Laryngeal dysfunction and the pulmonary syndrome of the newborn. J. clin. Pathol. 15, 527 (1962).

Osler, M., and J. Pedersen: The body composition of newborn infants of diabetic mothers. Pediatrics 26, 985 (1960).

Pasternack, A., and L. Hjelt: Hepatic rupture in the newborn. Ann. paediat. fenn. 7, 131 (1961).

Pattle, R. E., A. E. Claireaux, P. A. Davies, and A. H. Cameron: Inability to form a lung-lining film as a cause of the respiratory distress syndrome in the newborn. Lancet 1962/II, 469.

Pedersen, J.: ref. by C. A. Smith, Problems of the newborn, J. Pediat. 57, 114 (1960).

—, D. Bojsen-Moller, and H. Poulsen: Blood sugar in newborn infants of diabetic mothers. Acta endocrinol. 15, 33 (1954).

Peiper, A.: Unreife, Lebensschwäche und Geburtstrauma. Mschr. Kinderheilk. 92, 188 (1943).

Peltonen, T.: Untersuchungen über das Einsetzen der Atmung sowie über den fetalen und neonatalen Blutkreislauf. Mschr. Kinderheilk. 109, 535 (1961).

— und L. Hirvonen: Die Veränderungen im Blutkreislauf und in der Atmung bei der Geburt. Zschr. Kinderheilk. 84, 422 (1960).

— und E. Kreiner: Untersuchungen über die in vitro zur Entfaltung von Neugeborenenlungen nötigen Druckwerte. Zschr. Kinderheilk. 86, 198 (1961).

Pendleton, M.: In: Respiratory problems in the premature infant. Report of the 15th M. a. R. Pediatric research Conference, Chicago 1954.

Peters, R. M.: Effect of unilateral carbon dioxide breathing on pulmonary blood flow. Amer. J. Physiol. 191, 399 (1957).

Peterson, H., and M. Pendleton: Contrasting roentgenographic pulmonary patterns of the hyaline membrane und the fetal aspiration syndromes. Amer. J. Roentgenol. 74, 800 (1955).

Pichotka, J.: Über die histologischen Veränderungen der Lunge nach Atmung von hochkonzentriertem Sauerstoff im Experiment. Zieglers Beitr. pathol. Anat. 105, 381 (1941).

— und H. A. Kühn: Experimentelle und morphologische Untersuchungen zur Sauerstoffvergiftung. Naunyns Arch. exper. Pathol. 204, 336 (1947).

Pincus, J. B., I. F. Gittleman, M. Saito, and A. E. Sobel: A study of plasma values of sodium, potassium, chloride, carbon dioxide, carbon dioxide tension, sugar, urea and the protein base-binding power, pH and hematocrit in prematures on the first day of life. Pediatrics 18, 39 (1956).

Piper, P. G., and L. W. Kleppe: Hyaline-membrane disease in the newborn associated with a lower accessory lung. Arch. Pathol. (Chicago) 65, 131 (1958).

Plückthun, H.: Die Plasmaproteine. In: Die physiologische Entwicklung des Kindes. Hrsg. F. Linneweh. Berlin-Göttingen-Heidelberg: Springer 1959.

Polacek, K.: The pathogenesis of hyaline membrane disease. Etudes néonat. 5, 31 (1956).

Polykovsky, T. S.: Hyaline Membranen in den Lungen von Neugeborenen. Zbl. Kinderheilk. 80, 12 (1961).

Potter, E.: Fetal and neonatal deaths in statistical analysis of 2000 autopsies. J. Amer. med. Assoc. 115, 996 (1940).

— Pulmonary pathology in the newborn. Advanc. Pediat. 6, 157 (1953).

POTTER, E.: Pathology of the fetus and the newborn. 3rd ed. Chicago: The Year Book Publishers 1957.

PROD'HOM, L. S.: Pulmonary and circulatory pathophysiology of respiratory distress. In: Nutricia Sympos. on adaptation of the newborn infant to extrauterine life. Ed. by JONXIS, VISSER a. TROELSTRA. Leiden: Stenfert Kroese 1964.

— et A. CATTI: Essai de traitement de l'hyperkaliémie au cours du syndrome de détresse respiratoire du nouveau-né. Jahresversammlg. Schweiz. Ges. Pädiat., Winterthur, 5.—7. 6. 1964.

—, R. B. CHERRY, N. M. NELSON, H. LEVISON, and C. A. SMITH: Oxygen and gas exchange in the lung. X. Internat. Kongr. Pädiat., Lissabon 1962. Wiss. Ausstellg.

—, H. LEVISON, R. B. CHERRY, J. E. DRORBAUGH, J. P. HUBBELL, and C. A. SMITH: Adjustment of ventilation, intrapulmonary gas exchange, and acid-base balance during the first day of life. Normal values in well infants of diabetic mothers. Pediatrics 33, 682 (1964).

RÄIHÄ, N. C. R.: Organic acids in fetal blood and amniotic fluid. Pediatrics 32, 1025 (1963).

RAHN, H.: In: Transactions of the second conference on physiology of prematurity. Ed. by J. T. LANMAN. New York: Macy 1958.

RAMON-GUERRA, A. U., C. E. ESCANDE, M. E. NARIO DE NIN und G. LAGUARDIA: Über die Kinder von zuckerkranken und zuckerprädisponierten Müttern. Zbl. Kinderheilk. 67, 20 (1959).

RANSTRÖM, S.: Disk. zu AHVENAINEN in Acta paediat. 40, Suppl 83, 71 (1951).

— On the effect of the hyaline membranes in the lungs of newborn infants. Acta paediat. 42, 323 (1953).

RAPPALLINI, C. y J. J. MURTAGH: El edema del prematuro. Acción de la espirolactona. Sem. med. (B. Aires) 119, 1067 (1961).

RAUTENBACH, M.: Pulmonale hyaline Membranen bei Drillingsfrühgeborenen. Ein Beitrag zur Pathogenese der pulmonalen hyalinen Membranen bei Neugeborenen. Zschr. Kinderheilk. 87, 579 (1963).

REARDON, H. S.: In: Adaption to extrauterine life. Report of the 31st Ross Conference on Pediatric Research. Columbus, Ohio: Ross Laboratories 1958.

— Fluid therapy in newborn infants. Pediat. Clin. N. Amer. 6, 181 (1959).

—, B. D. GRAHAM, J. L. WILSON, M. L. BAUMAN, M. U. TSAO, and M. MURAYAMA: Studies of acid-base equilibrium in premature infants. Pediatrics 6, 753 (1950).

—, M. L. BAUMAN, and E. J. HADDAD: Respiratory alkalosis — a frequent phenomenon observed in newborn infants. Amer. J. Dis. Child. 88, 371 (1954).

—, S. H. FIELD, and M. L. BAUMAN: Acidosis and hypoglycemia in infants of diabetic and prediabetic mothers. Amer. J. Dis. Child. 90, 648 (1955).

— —, L. VEGA, E. CARRINGTON, J. AREY, and M. L. BAUMAN: Treatment of acute respiratory distress in newborn infants of diabetic and prediabetic mothers. Amer. J. Dis. Child. 94, 558 (1957).

—, M. L. BAUMAN, and E. J. HADDAD: Chemical stimuli of respiration in the early neonatal period. J. Pediat. 57, 151 (1960).

REES, G. J.: Neonatal respiration. Brit. J. Anaesth. 26, 154 (1954).

REIFFERSCHEID, W. und R. SCHIEMANN: Röntgenographischer Nachweis der intrauterinen Atembewegung des Fetus. Zbl. Gynäkol. 63, 146 (1939).

REUSS, A.: Physiologie und Pathologie des Neugeborenen. 2. Aufl. München, Berlin: Urban und Schwarzenberg 1955.

REUTTER, F.: Über hyaline Membranen und Atelektasen der Neugeborenenlunge. Gynaecologia 137, 367 (1954).

RIND, H. J.: persönl. Mitteilg.

ROBERTSON, B.: The relationship between hyaline membranes of the newborn and the presence of other pulmonary lesions. Acta paediat. **52,** 569 (1963).

ROBILLARD, E., Y. ALARIE, P. DAGENAIS-PERUSSE, E. BARIL, and A. GUILBEAULT: Microaerosol administration of synthetic β-γ-dipalmitoyl-L-α-lecithin in the respiratory distress syndrome. Canad. Med. Ass. J. **90,** 55 (1964).

ROGERS, W. S., and P. GRUENWALD: Hyaline membranes in the lungs of premature infants. Amer. J. Obstetr. Gynecol. **71,** 9 (1956).

ROGNER, G.: Untersuchungen zur fibrinolytischen Aktivität im Plasma von reifen und unreifen Neugeborenen und Kindern mit Morbus haemolyticus neonatorum. Zschr. Kinderheilk. **90,** 14 (1964).

ROKOS, J.: Über hyaline Membranen in der Lunge von asphyktischen Neugeborenen. Zbl. Kinderheilk. **95,** 133 (1965).

ROOTH, G., S. SJÖSTEDT, and F. CALIGARA: Hydrogen concentration, carbon dioxide tension and acid base balance in blood of human umbilical cord and intervillous space of placenta. Arch. Dis. Childh. **36,** 278 (1961).

ROSE, V.: Infants of diabetic mothers: clinical and pathological features in a series of 25 cases. Canad. med. Assoc. J. **82,** 306 (1960).

ROSENTHAL, M.: The pulmonary lesions associated with intrauterine asphyxia. J. Pediat. **6,** 71 (1935).

ROSSIER, A. et S. SARRUT: Le syndrome de défaillance respiratoire aigue du nouveau-né. In: Actualités pédiatriques, Sér. 1. Hrsg. M. LELONG. Paris: Dorin 1959.

ROTHLIN, E., M. TAESCHLER und A. CERLETTI: Zur Dynamik der beiden Ventrikel bei experimenteller Herzinsuffizienz. Schweiz. med. Wschr. **1955,** 754.

ROVINSKI, J., J. MARTIN et R. SATGE: Essai de traitement des états de détresse respiratoire du prématuré et du nouveau-né par l'acétate de delta-hydrocortisone intra-rachidien. Pédiatrie **17,** 189 (1962).

ROWE, R. D., and L. S. JAMES: The normal pulmonary arterial pressure during the first year of life. J. Pediat. **51,** 1 (1957).

ROYER, P.: Renal elimination of electrolytes in the newborn. In: Die physiologische Entwicklung des Kindes. Hrsg. F. LINNEWEH. Berlin-Göttingen-Heidelberg: Springer 1959.

RUBEN, B. L., P. L. CALCAGNO, M. I. RUBIN, and D. H. WEINTRAUB: Renal defense response to induced acidosis in premature infants (ammonia production and titrable acid excretion). Amer. J. Dis. Child. **92,** 513 (1956).

RUBIN, M. I., P. L. CALCAGNO, and B. L. RUBEN: Renal excretion of hydrogen ions: A defense against acidosis in premature infants. J. Pediat. **59,** 848 (1961).

RUDOLPH, A. J., and C. A. SMITH: Idiopathic respiratory distress syndrome of the newborn. An international exploration. J. Pediat. **57,** 905 (1960).

—, J. P. HUBBELL, J. E. DRORBAUGH, R. B. CHERRY, P. A. M. AULD, and C. A. SMITH: Early versus late feeding of infants of diabetic mothers: a controlled study. Amer. J. Dis. Child. **98,** 496 (1959).

RUDOLPH, A. M.: Kreislaufuntersuchungen bei normalen Neugeborenen und bei Neugeborenen mit respiratory distress syndrome. Pädiatr. Kreislaufkolloquium, Mainz 11./12. 4. 1961.

—, J. E. DRORBAUGH, P. A. M. AULD, A. J. RUDOLPH, A. S. NADAS, C. A. SMITH, and J. P. HUBBELL: Studies on the circulation in the neonatal period. The circulation in the respiratory distress syndrome. Pediatrics **27,** 551 (1961).

RUMMEL, W.: Permeabilität. In: Die physiologische Entwicklung des Kindes. Hrsg. F. LINNEWEH. Berlin-Göttingen-Heidelberg: Springer 1959.

Ruppert, H.: Über anaesthesiebedingte Mortalität und Morbidität bei Kaiserschnittkindern. Anaesthesist 6, 22 (1957).

Saling, E.: Neue Untersuchungsergebnisse über den Kreislauf des Kindes unmittelbar nach der Geburt. Arch. Gynäkol. 194, 287 (1960).

— Die Amnioskopie, ein neues Verfahren zum Erkennen von Gefahrenzuständen des Feten bei noch stehender Fruchtblase. Geburtsh. Frauenheilk. 22, 830 (1962 a).

— Über die Möglichkeit des Einsatzes einer Herz-Lungen-Maschine bei Neugeborenen. Arch. Gynäkol. 197, 123 (1962 b).

Samartzis, E. A., C. D. Cook, and A. J. Rudolph: Fibrinolytic activity in the serum of infants with and without hyaline membrane syndrome. Acta paediatr. 49, 727 (1960).

Sarnoff, S. J., R. B. Case, P. E. Waithe, and J. P. Isaacs: Insufficient coronary flow and myocardial failure as complicating factor in late hemorrhagic shock. Amer. J. Physiol. 176, 439 (1954).

Scalamandre, A. e G. Bucci: L'equilibrio acido-base di neonati immaturi normali e con malattia da atelettasie e membrane ialine polmonari. Arch. ital. Pediat. 22, 396 (1962).

— — et M. Mendicini: Thérapie de la détresse respiratoire du prématuré. Jahresversammlg. Schweiz. Ges. Pädiatr., Winterthur, 5.—7. 6. 1964. (Siehe auch G. Bucci et al., Acta paediat. latin. 17, 361, 1964.)

Schäfer, K. H.: Die Geburt als Eingriff auf den kindlichen Organismus. Mschr. Kinderheilk. 101, 158 (1953).

— Über den Anteil der Stressreaktion am Funktionswandel der ersten Lebenszeit. In: Die physiologische Entwicklung des Kindes. Hrsg. F. Linneweh. Berlin-Göttingen-Heidelberg: Springer 1959.

Schellong, G.: Ikterus neonatorum, Untersuchungen über die physiologische Bilirubinämie des Neugeborenen. Stuttgart: Thieme 1962.

Schneck, S. A., and K. T. Neubuerger: Lesions of the brain in hyaline membrane disease of infants. Acta neuropathol. 2, 11 (1962).

Schneider, M.: Zur Pathophysiologie des Schocks. In: Schock und Plasmaexpander. Hrsg. H. Horatz und R. Frey, Berlin-Göttingen-Heidelberg: Springer 1964.

Schubel, B.: Die Häufigkeit pulmonaler hyaliner Membranen. Eine sektionsstatistische Untersuchung. Dtsch. Gesundh.-Wes. 19, 1013 (1964).

Schultze, G.: Chest film findings in neonatal respiratory distress. Radiology 70, 230 (1958).

Schwartz, P.: Birth injuries of the newborn. Basel, New York: Karger 1961.

Scribner, B. H., K. Fremonth-Smith, and J. M. Burnell: The effect of acute respiratory acidosis on the internal equilibrium of potassium. J. clin. Investig. 34, 1276 (1955).

Sedgwick, J. P., and M. R. Ziegler: The nitrogenous and sugar content of the blood of the newborn. Amer. J. Dis. Child. 19, 429 (1920).

Segal, S. et al.: cit. by James 1959.

Severinghaus, J.: CO_2-Spannung und Perfusion im Gewebe. Anaesthesist 9, 50 (1960).

Shanklin, D. R.: Cardiovascular factors in development of pulmonary hyaline membrane. Arch. Pathol. (Chicago) 68, 49 (1959).

Shelley, H. J.: Glycogen reserves and their changes at birth and in anoxia. Brit. med. Bull. 17, 137 (1961 a).

— Disk. zu Usher in: Ciba Found. Sympos. on somatic stability in the newly born. London: Churchill 1961 (b).

— Disk. zu Widdowson ibid (1961 c).

SHELLEY, H. J.: Carbohydrate reserves in the newborn infant. Brit. med. J. 1964/I, 273.

SHULMAN-SATIN, B. B.: Pulmonale hyaline Membranen bei Neugeborenen. Zbl. Kinderheilk. 80, 13 (1961).

SILVERMAN, W. A.: Care of the premature infant. Report of a round table. Pediatrics 21, 857 (1958).

— The effect of the atmospheric environment on the premature infant. Pediatrics 59, 581 (1961 a).

— Dunham's premature infants. 3rd ed. New York: Hoeber 1961 (b).

— In: Thermoregulation of the newly born. Suppl. 2 to Report Ross Conf. Pediat. Research. Columbus/Ohio: Ross Laboratories 1964 (a).

— Diskuss. zu TROELSTRA et al., Nutricia Sympos. 1964 (b).

—, and D. H. ANDERSEN: Controlled clinical trial on the effects of Alevaire mist on premature infants. J. Amer. med. Assoc. 157, 1093 (1955).

— — A controlled clinical trial of effects of water mist on obstructive respiratory signs, death rate and necropsy findings among premature infants. Pediatrics 17, 1 (1956).

—, and W. A. BLANC: The effect of humidity on survival of newly born premature infants. Pediatrics 20, 477 (1957).

—, J. W. FERTIG, and A. P. BERGER: The influence of the thermal environment upon the survival of newly born premature infants. Pediatrics 22, 876 (1958).

—, F. J. AGATE, and J. W. FERTIG: A sequential trial of the nonthermal effect of atmospheric humidity on survival of newborn infants of low birth weight. Pediatrics 31, 719 (1963).

SINAPIUS, D.: Zur Beurteilung hyaliner Membranen in den Lungen Neugeborener. Zschr. Kinderheilk. 84, 496 (1960).

SINGLETON, E. B., H. M. ROSENBERG, and L. SAMPER: Radiologic considerations of perinatal distress syndrome. Radiology 76, 200 (1961).

SIVANESAN, S.: Neonatal pulmonary pathology in Singapore. J. Pediat. 59, 600 (1961).

SISSON, T. R. C.: Changes in the blood volume of infants in the first hours of life. Pers. comm. to JAMES (1959).

SJÖSTEDT, S., and G. ROOTH: Low oxygen tension in the management of newborn infants. Arch. Dis. Childh. 32, 397 (1957).

SMITH, C. A.: The physiology of the newborn infant. 2nd ed., 2nd print. Springfield, Ill.: Thomas 1953.

— Physiologic basis of high humidity in prevention of neonatal morbidity. N. Y. St. J. Med. 55, 2051 (1955).

— Resuscitation and respiration in newborn infants. Ann. paediat. fenn. 4, 129 (1958 a).

— How we take care of newborn infants. Ann. paediatr. fenn. 4, 147 (1958 b).

— Circulatory factors in relation to idiopathic respiratory distress (hyaline membrane disease) in the newborn. J. Pediat. 56, 605 (1960 a).

— Problems of the newborn. J. Pediat. 57, 114 (1960 b).

— Disk. zu DAWES, in: Ciba Found. Sympos. on somatic stability in the newly born. London: Churchill 1961 (a).

— Disk. zu USHER. Ibid. (1961 b).

— Diagnosis and treatment: use and missuse of oxygen in treatment of prematures. Pediatrics 33, 111 (1964 a).

— Clinical aspects of respiratory difficulties in adaptation to extra-uterine life. In: Nutricia Sympos. on adaptation of the newborn infant to extra-uterine life. Ed. by JONXIS, VISSER and TROELSTRA. Leiden: Stenfert Kroese 1964 (b).

SMITH, C. A., and E. KAPLAN: Adjustment of blood oxygen levels in neonatal life. Amer. J. Dis. Child. **64**, 843 (1942).

—, S. YUDKIN, W. YOUNG, A. MINKOWSKI, and M. CUSHMAN: Adjustment of electrolytes and water following premature birth (with special reference to edema). Pediatrics **3**, 34 (1949).

SMULL, N. W.: Total body water and bromide space determinations in premature infants. Amer. J. Dis. Child. **96**, 494 (1958).

SNYDER, F. F.: Fetal respiration during the second stage of labor in rabbits and the origin of pulmonary hyaline membrane. Amer. J. Obstetr. Gynecol. **75**, 1231 (1958 a).

— Pulmonary hyaline membrane. Contamination of the lungs by fluid of the birth canal. Studies in rabbits demonstrating a hazard of obstetric analgesia. Obstetr. Gynecol. **11**, 599 (1958 b).

— Pulmonary hyaline membrane. Contamination of the lungs by blood-laden amniotic fluid in term infants delivered by cesarean section. Obstetr. Gynecol. **14**, 267 (1959 a).

— The origin of pulmonary hyaline membrane disease in premature infants delivered by cesarean section before labor. Obstetr. Gynecol. **14**, 730 (1959 b).

— Pulmonary hyaline membrane disease. Origin in premature infants delivered by cesarean section during lobar or after placenta previa or abruptio placentae. Obstetr. Gynecol. **18**, 677 (1961).

SPATZ, H.: Versuche zur Nutzbarmachung der E. Goldmann'schen Vitalfarbstoffversuche für die Pathologie des Zentralnervensystems (die Trypanblau-Meningitis). Arch. Psychiatr. **101**, 267 (1934).

STAHLMAN, M. T.: Pulmonary ventilation and diffusion in the human newborn infant. J. clin. Investig. **36**, 1081 (1957).

— zit. n. JAMES (1959).

— Treatment of cardiovascular disorders of the newborn. Pediat. Clin. N. Amer. **11**, 363 (1964).

—, V. S. LE QUIRE, W. C. YOUNG, R. E. MERRILL, R. T. BIRMINGHAM, G. A. PAYNE, and J. GRAY: Pathophysiology of respiratory distress in newborn lambs. Amer. J. Dis. Child. **108**, 375 (1964).

STAVE, U.: Über den perinatalen Sauerstoffmangel. In: Die physiologische Entwicklung des Kindes. Hrsg. F. LINNEWEH. Berlin-Göttingen-Heidelberg: Springer 1959.

STEELE, M. W.: Plasma volume changes in the neonate. Amer. J. Dis. Child. **103**, 10 (1962).

STENGER, K.: Die apnoischen Anfälle der Früh- und Neugeborenen. Mschr. Kinderheilk. **100**, 435 (1952).

STEVENSON, S. S., and L. E. LAUFE: Experimental production of the pulmonary hyaline membrane syndrome. J. Pediat. **47**, 40 (1955).

STOKES, B. M.: Pulmonary hyaline membrane treated by hibernation. Irish J. med. Sci. **1955**, 465.

STOWENS, D.: Vortrag Tagg. Coll. Amer. Pathol. and Amer. Soc. Clin. Pathol., Miami Beach 21. 10. 1964. Und persönl. Mitteilg.

STRANG, L. B.: Changes in the pulmonary circulation in the foetus and newly born. In: Nutricia Sympos. on the adaptation of the newborn infant to extra-uterine life. Ed. by JONXIS, VISSER and TROELSTRA. Leiden: Stenfert Kroese 1964.

—, and M. H. MacLEISH: Ventilatory failure and right-to-left shunt in newborn infants with respiratory distress. Pediatrics **28**, 17 (1961).

SUTHERLAND, J. M., T. E. OPPE, J. F. LUCEY, and C. A. SMITH: Leg volume changes observed in hyaline membrane disease. Amer. J. Dis. Child. **98**, 24 (1959).

Sutherland, J. M., M. Stahlman, and M. Saidleman: Ventilation of newborns in body respirators. J. Pediat. **61**, 304 (1962).

Swyer, P. R.: The problem of prematurity. Paediatric aspects. Canad. med. Assoc. J. **82**, 347 (1960).

—, and J. Wright: The control of supplemental oxygen by oxymetry. Canad. med. Assoc. J. **78**, 231 (1958).

Szekeres, L., G. Lichner und F. Varga: Über die verschiedene Empfindlichkeit der rechten und linken Herzkammermuskulatur gegenüber Hypoxie. Arch. Kreislaufforsch. **28**, 125 (1958).

Taylor, E. S., C. D. Govan, and W. C. Sott: Oxygen saturation of blood of newborn, as affected by maternal anesthetic agents. Amer. J. Obstetr. Gynecol. **61**, 840 (1951).

Taylor, P. M., T. J. Egan, E. L. Birchard, N. H. Bright, and J. H. Wolfson: Venous hypertension in the newborn infant associated with delayed clamping of the umbilical cord. Acta paediatr. **50**, 149 (1961).

Tegelaers, W. H. H.: Disk. zu Engelhardt, Nederl. T. Geneesk. **105**, 1813 (1961).

Thomas, H.: Beatmungsstörungen der Lunge. In: Krankheiten der Neugeborenen. Hrsg. A. Peiper. Leipzig: VEB Thieme 1958.

Tizard, J. P. M., and J. W. Scopes: Noradrenaline and heat production in the newborn. X. Internat. Kongr. Pädiat., Lissabon 1962.

Todd, W. R., E. G. Chuinard, and M. T. Wood: Blood calcium and phosphorus in newborn. Amer. J. Dis. Child. **57**, 1278 (1939).

Toivanen, P., M. Dahl, and A. Toivanen: Urinary excretion of pyruvic acid and lactic acid in premature and full-term newborn infants. Acta paediat. **52**, 564 (1963).

Tooley, W. H., T. N. Finley, and R. Gardner: Some effects on the lungs of blood from a pump oxygenator. Physiologist **4**, 124 (1961).

Tran-Dinh-De, and G. W. Anderson: Hyaline-like membranes associated with diseases of the newborn lungs. Obstetr. Gynecol. Surv. **8**, 1 (1953).

— — The experimental production of pulmonary hyaline-like membranes with atelectasis. Amer. J. Obstetr. Gynecol. **68**, 1557 (1954).

Tregillus, J.: The asphyxial membrane in the lungs of liveborn infants. J. Obstetr. Gynaecol. Brit. Emp. **58**, 406 (1951).

Troelstra, J. A., J. H. P. Jonxis, H. K. A. Visser, and J. J. van der Vlugt: Metabolism and acid-base regulation in respiratory distress syndrome; treatment with tris-hydroxymethyl-aminomethane (THAM). In: Nutricia Sympos. on the adaptation of the newborn infant to extra-uterine life. Ed. by Jonxis, Visser and Troelstra. Leiden: Stenfert Kroese 1964. Einschließl. Diskussion.

Tudvad, F., H. McNamara, and H. L. Barnett: Renal response of premature infants to administration of bicarbonate and potassium. Pediatrics **13**, 4 (1954).

Turner, E. J.: Fibrinolysin and hyaline membrane disease. Lancet 1961/I, 400.

Usher, R.: The respiratory distress syndrome of prematurity. Changes in potassium in the serum and the electrocardiogram and effects of therapy. Pediatrics **24**, 562 (1959).

— The metabolic changes in respiratory distress syndrome of prematurity seen as a failure of somatic compensations for asphyxia. In: Ciba Found. Sympos. on somatic stability in the newly born. London: Churchill 1961 (a).

— Disk. zu Dawes. Ibid. (1961 b).

— Disk. zu Mott. Ibid. (1961 c).

Usher, R.: Clinical investigation of the respiratory distress syndrome of prematurity. Interim report. N. Y. St. J. Med. **61**, 1677 (1961 d).
— The respiratory distress syndrome of prematurity. Pediat. Clin. N. Amer. **8**, 525 (1961 e).
— Controlled series trial of intravenous glucose and bicarbonate therapy for respiratory distress syndrome of prematurity. Amer. J. Dis. Child. **102**, 636 (1961 f).
— Reduction of mortality from respiratory distress syndrome of prematurity with early administration of intravenous glucose and sodium bicarbonate. Pediatrics **32**, 966 (1963).
—, F. McLean, and G. B. Maughan: Respiratory distress syndrome in infants delivered by cesarean section. Amer. J. Obstet. Gynec. **88**, 806 (1964).
Vedra, B.: Oxygen and lactate levels in the umbilical vein blood of normal and asphyxiated newborn infants. Amer. J. Obstet. Gynec. **88**, 802 (1964).
Veith, G.: Über die Albuminocholie bei Frühgeborenen und Säuglingen; ein Beitrag zum Problem der Unreife. Mschr. Kinderheilk. **105**, 53 (1957).
Vesterdal, J.: Glomerular filtration and renal water excretion. In: Die physiologische Entwicklung des Kindes. Hrsg. F. Linneweh. Berlin-Göttingen-Heidelberg: Springer 1959.
Villee, C. A.: The role of anaerobic metabolism in fetal and neonatal survival. Acta paediat. **49**, Suppl. 122, 5 (1960).
Vogel, M.: Neugeborenentod. Med. Diss., Freie Univ. Berlin 1964 (siehe auch K. Kloos).
Wade-Evans, T.: Thrombi in the hepatic sinusoids of the newborn and their relation to pulmonary hyaline membrane formation. Arch. Dis. Childh. **36**, 286 (1961 a).
— Pulmonary hyaline membranes, aspiration and pneumonia. Arch. Dis. Childh. **36**, 293 (1961 b).
— The formation of pulmonary hyaline membranes in the newborn baby. Arch. Dis. Childh. **37**, 470 (1962).
Wagner, J. C.: The histochemistry of pulmonary hyaline membrane in newborn infants and its interpretation. Lancet **1954/II**, 634.
Walker, J.: Oxygen levels in human umbilical cord blood. In: Anoxia of the newborn infant. A symposium. Ed. by K. W. Cross, M. Lelong, and C. A. Smith. Oxford: Blackwell 1953.
Wallgren, G., P. Karlberg, and J. Lind: Studies of the circulatory adaptation immediately after birth. Acta paediatr. **49**, 843 (1960).
Wang, C. S. C., H. Levison, D. M. Muirhead, R. W. Boston, and C. A. Smith: Relationship of blood lactate to acidosis and hypoxia in respiratory distress syndrome. J. Pediat. **63**, 732 (1963).
Warley, M. A., and D. Gairdner: Respiratory distress syndrome of the newborn-principles in treatment. Arch. Dis. Childh. **37**, 455 (1962).
Warren, S., and P. M. Le Compte: The pathology of diabetes mellitus. 3rd ed. Philadelphia: Lea and Fiebiger 1952.
Weber, H. W.: Über Pneumonien mit hyaliner bandförmiger Auskleidung der Lungenalveolen. Frankf. Zschr. Pathol. **64**, 357 (1953).
— Die Bedeutung der hyalinen Bänder für die Sterblichkeit der Neugeborenen. Verhandl. Dtsch. Ges. Pathol. **40**, 193 (1956).
— Die Bedeutung der hyalinen Membranen für die Sterblichkeit der Neugeborenen. Arch. Gynäkol. **189**, 57 (1957).
Weidtman, V.: Einflüsse auf den Säurebasehaushalt in den ersten Lebensstunden. Arch. Kinderheilk. **168**, 35 (1963).

WEISBROT, I. M., L. S. JAMES, C. E. PRINCE, D. A. HOLADAY, and V. APGAR: Acid-base homeostasis of the newborn infant during the first 24 hours of life. J. Pediat. **52**, 395 (1958).

WEISSER, K.: Syndrom der hyalinen Membranen. Praxis (Bern) **1961**, 627.

— Zur Pathologie des „Respiratory Distress Syndroms". Pädiatr. Prax. **2**, 376 (1963 a).

— Zur Pathophysiologie des „respiratory distress syndrome". Ann. paediatr. **200**, 81 (1963 b).

— et A. ROULET: Intratracheale Überdruckbeatmung beim Respiratory distress syndrome. Jahresversammlg. Schweiz. Ges. Pädiatr., Winterthur 5.—7. 6. 1964.

WENNER, J.: Über die O_2-Therapie im Kindesalter. Klin. Wschr. **36**, 474 (1958).

— Zur Pathophysiologie der perinatalen Hypoxie. In: Probleme der ersten Lebenstage. Hrsg. K. KLINKE. Stuttgart: Schattauer 1961.

WERDER-KIND, H.: Das Serumeiweißbild beim Frühgeborenen. Helvet. paediat. acta **18**, 450 (1963).

WESTIN, B. and G. ENHÖRNING: An experimental study of the human fetus with special reference to asphyxia neonatorum. Acta paediatr. **44**, Suppl. 103, 79 (1955).

—, R. NYBERG, J. A. MILLER, and E. WEDENBERG: Hypothermia and transfusion with oxygenated blood in the treatment of asphyxia neonatorum. Acta paediatr. **51**, Suppl. 139, 5 (1962).

WIDDOWSON, E. M.: Metabolic effects of fasting and food. In: Ciba Found. Sympos. on somatic stability in the newly born. London: Churchill 1961.

— Changes in the composition of the body at birth and their bearing on function and food requirements. In: Nutricia Sympos. on the adaptation of the newborn infants to extra-uterine life. Ed. by JONXIS, VISSER and TROELSTRA. Leiden: Stenfert Kroese 1964.

WILLI, H.: Die Blutungskrankheiten des Neugeborenen. Ergebn. inn. Med. Kinderheilk. NF **2**, 467 (1951).

— und F. LÜTHY: Schluckapnoe. Schweiz. med. Wschr. **82**, 397 (1952).

WILSON, J. and S. FARBER: Pathogenesis of atelectasis of the newborn. Amer. J. Dis. Child. **46**, 590 (1933).

WINTER, W. D., and S. S. GELLIS: Pulmonary hyaline membranes in infants of diabetic mothers. Amer. J. Dis. Child. **87**, 702 (1954).

WOLF, H.: Disk. in Mschr. Kinderheilk. **107**, 134 (1959).

WOLVIUS, G. G., G. J. VAN WEERDEN und J. ENGELHARDT: Lungenerektion und Sauerstoffatmung. Zbl. Kinderheilk. **80**, 14 (1961).

WRIGHT, R. C.: Prevention of hyaline-membrane disease in the term cesarean-section infant. Obstetr. Gynecol. **18**, 695 (1961).

WULF, H.: Pulmonale hyaline Membranen und Neugeborenenatmung. Med. Klin. **52**, 2246 (1957).

— Blutgaswerte und Neugeborenenatmung. Klin. Wschr. **36**, 234 (1958).

— Fortlaufende Atmungsanalysen bei Neugeborenen mit einem schnellanzeigenden Ultrarotabsorptionsschreiber. Med. Welt **1960**, 1006.

— Respirationsstörungen bei Neugeborenen. In: Probleme der ersten Lebenstage. Hrsg. K. KLINKE. Stuttgart: Schattauer 1961.

YLPPÖ, A.: Pathologisch-anatomische Studien bei Frühgeborenen. Zschr. Kinderheilk. **20**, 212 (1919 a).

— Zur Physiologie, Klinik und zum Schicksal der Frühgeborenen. Zschr. Kinderheilk. **24**, 1 (1919 b).

— Zum Entstehungsmechanismus der Blutungen bei Frühgeburten und Neugeborenen. Zschr. Kinderheilk. **38**, 32 (1924).

YLPPÖ, A.: Das Schädeltrauma bei der Geburt. Mschr. Kinderheilk. **34**, 502 (1926).
— Anoxie und Atemstörungen bei Föten und Neugeborenen. Arch. Kinderheilk. **149**, 110 (1954).
YOUNG, W. F., J. L. HALLUM, and R. A. McCANCE: Secretion of urine by premature infants. Arch. Dis. Childh. **16**, 243 (1941).
ZETTERSTRÖM, R.: The blood-brain barrier system. In: Die physiologische Entwicklung des Kindes. Hrsg. F. LINNEWEH. Berlin-Göttingen-Heidelberg: Springer 1959.
— Carbohydrate metabolism and the role of the liver. In: Ciba Found. Sympos. on somatic stability in the newly born. London: Churchill 1961.
—, and R. G. ARNHOLD: Impaired calcium-phosphate homeostasis in newborn infants of diabetic mothers. Acta paediat. **47**, 107 (1958).
ZIEGLER, H. K.: Die hyalinen Membranen im Rahmen der Lungenbefunde bei Frühgeborenen. Zschr. Kinderheilk. **79**, 433 (1957).
— Wie häufig werden hyaline Membranen überlebt? Zschr. Kinderheilk. **82**, 64 (1959).
ZINCK, K. H.: Organveränderungen bei Kohlensäureeinwirkung verschiedener Konzentration und Dauer auf das Meerschweinchen. Verhandl. Dtsch. Ges. Pathol. **33**, 89 (1950).
ZINKANN, U., V. WEIDTMAN und K. D. BACHMANN: Normalwerte von pH, Kohlensäure-Partialdruck und Standardbicarbonat im Nabelvenen-, Nabelarterien- und Capillarblut Neugeborener. 61. Tagg. Dtsch. Ges. Kinderheilk., Köln 1963. Wiss. Ausstellg. (s. a. U. MENNICKEN, Med. Diss., Köln 1964).
ZSEBÖK, Z.: Röntgenanatomie der Neugeborenen- und Säuglingslunge. Stuttgart: Thieme 1958.

Sachverzeichnis